全科医师必读丛书

人类病原生物学图传

The Atlas of Common Human Pathogens

——发现、形态及其致病性

修订版

主　　编　程明亮　江　滟
参　　编　（以姓氏笔画为序）
　　　　　王豫萍　刘咏梅　刘素琴　江　滟
　　　　　吴家红　吴渊明　余　芳　余　蕾
　　　　　张　权　易　旭　赵雪珂　费　樱
　　　　　蒋燕萍　程明亮　穆　茂
图片摄制　陈永平　张格举
作者单位　贵州医科大学附属医院

科学出版社

北京

内 容 简 介

　　本书是由具有丰富临床和教学经验的微生物学专家、寄生虫学专家和感染病学专家共同编写的参考书、工具书。全书共分为四个部分，分别是细菌、真菌、病毒和人体寄生虫，每个部分按照各自特征以临床类别或生物学类别进行分类，共包括171种常见的人类病原生物。本书以图谱形式使读者了解各种常见病原生物的形态特征，以"传记"形式使读者了解每一个病原生物的"前世今生"及其生物学特性、临床表现和防治原则，力求体现直观、全面、新颖、实用和横向等特点。

　　本书是面向临床医生、检验师和医学生的重要参考书，是全科医师的必读书目，期望对相关领域的基础研究、临床研究和教学工作有所裨益。

图书在版编目 (CIP) 数据

人类病原生物学图传：发现、形态及其致病性 / 程明亮，江滟主编 .
—北京：科学出版社，2017.5
ISBN 978-7-03-052279-5

Ⅰ.①人… Ⅱ.①程…②江… Ⅲ.①病原微生物 - 图谱 Ⅳ.① R37-64

中国版本图书馆 CIP 数据核字 (2017) 第 053107 号

责任编辑：赵炜炜　李国红 / 责任校对：郭瑞芝
责任印制：张欣秀 / 封面设计：陈　敬

科 学 出 版 社 出版
北京东黄城根北街 16 号
邮政编码：100717
http://www.sciencep.com

北京建宏印刷有限公司 印刷
科学出版社发行　各地新华书店经销
*

2017 年 5 月第 一 版　　开本：889×1194　1/16
2019 年 1 月修 订 版　　印张：12 1/2
2019 年 1 月第二次印刷　字数：390 000

定价：168.00 元

钟南山院士序

20世纪中叶，抗生素被发现并应用于临床，在抗生素应用早期有效控制了感染性疾病。这时，人们乐观地认为，感染性疾病被"征服"了……

但是，随着抗生素的广泛和不规范使用、病原生物发生变异，以及人类生产、生活行为破坏自然环境等因素造成了感染性疾病的广泛发生，再现或新现的病原生物不时出现。时至今日，感染性疾病仍是危害人类健康的主要疾病。认识引起人类疾病的病原生物的形态结构，了解这些病原生物的发现历史、致病特性和目前的防治措施，对于医学生和从事医疗工作的相关工作人员都是必不可少的。

《人类病原生物学图传》是一本图文并茂的病原生物学工具书，是一本集病原细菌学、病原真菌学、病毒学、人体寄生虫学的专门著作。而且我还注意到，每一种病原均有明确的参考资料出处。该书的出版，填补了综合介绍人类病原生物图文工具书的空白。本书稿件，我有幸先睹为快，受主编之邀，乐于作此序言，以向临床医生、检验师和医学生推荐此书。

钟南山
中国工程院院士
呼吸疾病国家临床医学研究中心主任
2018年3月28日

李兰娟院士序

  人类生活在纷繁复杂的自然环境中，与环境中的其他生物及周边环境相互依存，但是这些生物中，极少部分会引起人类感染疾病，以及威胁公共卫生安全，这就是病原生物。

  感染性疾病或是病原性生物在上千年前的史书中就已有记载，随着科学技术的进步和相关学科的发展，学术界、医疗界对于病原生物的探究取得了巨大进展，关于病原生物的图书很多，但是综合介绍各人类病原生物、并以图传形式编写的工具书或专著却很少见。这本由贵州医科大学程明亮、江滟教授主编的《人类病原生物学图传》正是这样一本有机结合图片和文字、全面介绍人类病原生物的工具书。全书分为细菌、真菌、病毒和寄生虫四个部分，涵盖了引起人类感染疾病的常见病原生物共计 171 种，对每一种病原生物的前世今生、流行病学、形态特征、致病性及其防治措施的最新进展都做了简要的介绍，具有较高实用价值。

  期望此书对在相关领域的医生、检验师、教师以及医学生的基础研究、临床研究和教学工作有所帮助，对大家在今后的工作、研究和学习中有所指导。

李兰娟

中国工程院院士

浙江大学传染病诊治国家重点实验室主任

2018 年 3 月 30 日

主 编 简 介

程明亮　贵州医科大学教授，博士生导师，现任感染病学教研室主任，中医药防治传染病国家重点研究室主任，中华医学杂志第24～28届编委，首届全国优秀科技工作者，国家百千万人才，全国杰出专业技术人才，卫生部有突出贡献中青年专家。先后主持国家及省（部）级重大科研课题12项，获省（部）级科技进步奖8项，国家发明专利2项。SCI收录期刊发表有影响论文56篇，著有中英文学术专著及教科书15部，其中主编了我国第一版传染病学英文教材及第一版传染病学（案例版）教材。2002年在美国出版 *The Basic Study And Clinical Research of Hepatic Fibrosis* 一书，被哈佛大学医学院肝病研究中心主任评价为"从事肝损伤和肝纤维化研究工作者的教科书"，并被收藏哈佛大学图书馆及NIH图书馆，深受读者和出版社的一致好评。

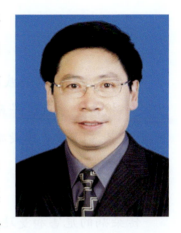

江　滟　贵州医科大学教授，病原生物学博士。中华医学会医学病毒学分会第九届委员会青年委员，长期从事病原生物学教学和科研工作，承担贵州医科大学本科生和研究生的多门病原生物学课程，科研方向主要是：流感病毒的致病机制及抗病毒多肽研究。先后主持和参与国家及省部级科研课题十余项，发表学术论文三十余篇，被评为贵州省优秀青年科技人才，曾获得贵州省科技进步奖及贵州省青年科技奖等奖励。

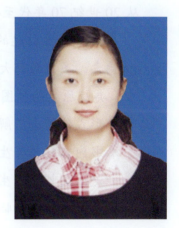

前　言
FOREWORD

　　由病原生物引起的疾病仍然是当今人类死亡的主要病因之一，据世界卫生组织（WHO）2017年报告，导致过早死亡排前十位的疾病感染性疾病占了三位。对人类危害最严重的48种疾病中，40种是传染病和寄生虫病，占总发病人数的85%。可见传染病仍然是严重威胁着人类健康的主要疾病。进入新世纪，一些古老的传染病尚未得到控制，而新的传染病还不断出现。

　　传染病的危害和蔓延引起了全球科学家、传染病学家、各级组织和政府的高度重视，纷纷进行了研究、反思和总结，发现人类的行为是促成传染病越演越烈的"元凶"。这些传染病的出现或扩散主要的条件包括：野生生物和环境互相影响致环境改变；病原体变异，适应性增强或毒力增加；社会、政治和经济因素的影响，如人口增加、政府变革和不能负担医药卫生的贫困人口增加；人或动物的相互作用；病原体或宿主基因变异；人类战争和自然灾害对公共卫生的破坏等等。

　　从20世纪70年代至今，已确认了四十余种新的病原生物及其所致疾病，涵盖了寄生虫、细菌、真菌及病毒引起的疾病。在21世纪，最显著的新现病原体有：人类免疫缺陷病毒、埃博拉病毒、多重耐药大肠埃希菌、SARS冠状病毒、禽流感病毒等。

　　《人类病原生物学图传》旨在以图谱形式使读者了解各种常见病原生物的形态特征，以"传记"形式使读者了解每一个病原生物的"前世今生"及其生物学特性、临床表现和防治原则。本书内容包括寄生虫、细菌、真菌和病毒，力求体现直观、全面、新颖、实用和横向等特点，是面向临床医生、检验师和医学生的重要参考书，是全科医师的必读书目，期望对相关领域的基础研究、临床研究和教学工作有所裨益。

程明亮　江　滟

2018年5月28日

目 录
CONTENTS

第一部分 细菌 BACTERIUM

一、化脓性细菌 ⋯⋯⋯⋯⋯⋯⋯⋯⋯⋯⋯⋯⋯⋯⋯⋯⋯⋯⋯⋯⋯⋯⋯⋯⋯⋯⋯⋯ 2
    1. 金黄色葡萄球菌　*Staphylococcus aureas* ⋯⋯⋯⋯⋯⋯⋯⋯⋯⋯⋯⋯⋯⋯ 2
    2. 甲型溶血性链球菌　α-hemolytic *Streptococcus* ⋯⋯⋯⋯⋯⋯⋯⋯⋯⋯⋯ 3
    3. 乙型溶血性链球菌　β-hemolytic *Streptococcus* ⋯⋯⋯⋯⋯⋯⋯⋯⋯⋯⋯ 3
    4. 肺炎链球菌（肺炎球菌）　*Streptococcus pneumoniae* ⋯⋯⋯⋯⋯⋯⋯⋯ 4
    5. 脑膜炎奈瑟菌（脑膜炎球菌）　*Neisseria meningitidis* ⋯⋯⋯⋯⋯⋯⋯ 5
    6. 淋病奈瑟菌（淋球菌）　*Neisseria gonorrhoeae* ⋯⋯⋯⋯⋯⋯⋯⋯⋯⋯ 6
    7. 铜绿假单胞菌（绿脓杆菌）　*Pseudomonas aeruginosa* ⋯⋯⋯⋯⋯⋯⋯ 7
    8. 鲍曼不动杆菌　*Acinetobacter baumannii* ⋯⋯⋯⋯⋯⋯⋯⋯⋯⋯⋯⋯⋯ 8
    9. 创伤弧菌　*Vibrio vulnificus* ⋯⋯⋯⋯⋯⋯⋯⋯⋯⋯⋯⋯⋯⋯⋯⋯⋯⋯⋯ 9
二、胃肠道感染细菌 ⋯⋯⋯⋯⋯⋯⋯⋯⋯⋯⋯⋯⋯⋯⋯⋯⋯⋯⋯⋯⋯⋯⋯⋯⋯ 11
    1. 肠出血性大肠埃希菌　Enterohemorrhagic *Escherichia coli*，EHEC ⋯ 11
    2. 福氏志贺菌（福氏痢疾杆菌）　*Shigella flexneri* ⋯⋯⋯⋯⋯⋯⋯⋯⋯⋯ 12
    3. 伤寒沙门菌（伤寒杆菌）　*Salmonella typhi* ⋯⋯⋯⋯⋯⋯⋯⋯⋯⋯⋯⋯ 13
    4. 甲型副伤寒沙门菌　*Salmonella paratyphi* A ⋯⋯⋯⋯⋯⋯⋯⋯⋯⋯⋯⋯ 14
    5. O139 霍乱弧菌　*Vibrio cholera* O139 ⋯⋯⋯⋯⋯⋯⋯⋯⋯⋯⋯⋯⋯⋯⋯ 14
    6. 幽门螺杆菌　*Helicobacter pylori* ⋯⋯⋯⋯⋯⋯⋯⋯⋯⋯⋯⋯⋯⋯⋯⋯⋯ 16
    7. 空肠弯曲菌　*Campylobacter jejuni* ⋯⋯⋯⋯⋯⋯⋯⋯⋯⋯⋯⋯⋯⋯⋯⋯ 17
    8. 黏质沙雷菌　*Serratia marcescens* ⋯⋯⋯⋯⋯⋯⋯⋯⋯⋯⋯⋯⋯⋯⋯⋯ 18
    9. 液化沙雷菌　*Serratia liquefaciens* ⋯⋯⋯⋯⋯⋯⋯⋯⋯⋯⋯⋯⋯⋯⋯⋯ 18
    10. 普通变形杆菌　*Proteus vulgaris* ⋯⋯⋯⋯⋯⋯⋯⋯⋯⋯⋯⋯⋯⋯⋯⋯ 19
三、厌氧性细菌 ⋯⋯⋯⋯⋯⋯⋯⋯⋯⋯⋯⋯⋯⋯⋯⋯⋯⋯⋯⋯⋯⋯⋯⋯⋯⋯⋯ 21
    1. 破伤风梭菌　*Clostridium tetani* ⋯⋯⋯⋯⋯⋯⋯⋯⋯⋯⋯⋯⋯⋯⋯⋯⋯ 21
    2. 产气荚膜梭菌　*Clostridium perfringens* ⋯⋯⋯⋯⋯⋯⋯⋯⋯⋯⋯⋯⋯ 22
    3. 肉毒梭菌　*Clostridium botulinum* ⋯⋯⋯⋯⋯⋯⋯⋯⋯⋯⋯⋯⋯⋯⋯⋯ 23
    4. 脆弱类杆菌　*Bacteroides fragilis* ⋯⋯⋯⋯⋯⋯⋯⋯⋯⋯⋯⋯⋯⋯⋯⋯ 23
四、呼吸道感染细菌 ⋯⋯⋯⋯⋯⋯⋯⋯⋯⋯⋯⋯⋯⋯⋯⋯⋯⋯⋯⋯⋯⋯⋯⋯⋯ 25
    1. 结核分枝杆菌　*Mycobacterium tuberculosis* ⋯⋯⋯⋯⋯⋯⋯⋯⋯⋯⋯⋯ 25
    2. 麻风分枝杆菌　*Mycobacterium leprae* ⋯⋯⋯⋯⋯⋯⋯⋯⋯⋯⋯⋯⋯⋯ 26
    3. 白喉棒状杆菌　*Corynebacterium diphtheriae* ⋯⋯⋯⋯⋯⋯⋯⋯⋯⋯⋯ 27
    4. 嗜肺军团菌　*Legionella pneumophila* ⋯⋯⋯⋯⋯⋯⋯⋯⋯⋯⋯⋯⋯⋯ 28
    5. 肺炎克雷伯菌　*Klebsiella pneumoniae* ⋯⋯⋯⋯⋯⋯⋯⋯⋯⋯⋯⋯⋯⋯ 29
五、动物源性细菌 ⋯⋯⋯⋯⋯⋯⋯⋯⋯⋯⋯⋯⋯⋯⋯⋯⋯⋯⋯⋯⋯⋯⋯⋯⋯⋯ 30

　　1. 炭疽芽胞杆菌（炭疽杆菌）　*Bacillus anthracis* ·······························30

　　2. 鼠疫耶尔森菌（鼠疫杆菌）　*Yersinia pestis* ································31

　　3. 马红球菌　*Rhodococcus equi* ···32

六、其他原核细胞型病原微生物···33

　　1. 放线菌　*Actinomycetes* ··33

　　2. 诺卡菌　*Nocardiosis* ··34

　　3. 支原体　*Mycoplasma* ···34

　　4. 衣原体　*Chlamydiae* ··35

　　5. 立克次体　*Rickettsia* ···37

　　6. 螺旋体　*Spirochetes* ··37

第二部分　真菌 FUNGUS

一、皮肤癣菌···40

　　1. 红色毛癣菌　*Trichophyton rubrum*（Castellani）Sabouraud 1911 ·········40

　　2. 须癣毛癣霉　*Trichophyton mentagrophytes*（Robin）Blanchard 1896 ······41

　　3. 断发毛癣菌　*Trichophyton tonsurans* Malmsten 1845 ····················42

　　4. 紫色毛癣菌　*Trichophyton violaceum* Bodin 1902 ·······················43

　　5. 絮状表皮癣菌　*Epidermophyton floccosum*（Harz）Lomgeron and Milochevitch 1930 ······44

　　6. 石膏样小孢子菌　*Microsporum gypseum*（Bodin）Guiart and Grigorikis 1928·····45

　　7. 犬小孢子菌　*Microsporum canis* Bodin 1902·····························46

二、假丝酵母菌和其他酵母菌··48

　　1. 白假丝酵母菌　*Candida albicans*（Robin）Berkhout 1923 ··············48

　　2. 克柔假丝酵母菌　*Candida krusei*（Cast）Berkh 1923 ··················49

　　3. 热带假丝酵母菌　*Candida tropicalis*（Castellani）Berkhout 1923········49

　　4. 近平滑热带假丝酵母菌　*Candida parapsilosis*（Ashford）Camargo 1934 ····50

　　5. 光滑假丝酵母菌　*Candida glabrata*（Anderson）Meyer & Yarrow 1978 ····51

　　6. 都柏林假丝酵母菌　*Candida dubliniensis* Sullivan 1995 ················52

　　7. 酿酒酵母菌　*Saccharomyces cerevisiae* Mayen ex hansen 1883 ··········52

　　8. 新生隐球酵母菌　*Cryptococcus neoformans*（Sanfelice）Vuillemin 1901 ···53

　　9. 糠秕马拉色菌　*Malassezia furfur*（Robin）Baillon 1889 ···············55

三、曲霉菌···57

　　1. 黄曲霉菌　*Aspergillus flavus* Link 1809 ·····························57

　　2. 烟曲霉菌　*Aspergillus fumigatus* Fresenius 1850 ·····················58

　　3. 土曲霉菌　*Aspergillus terreus* Thom 1918 ···························59

　　4. 杂色曲霉菌　*Aspergillus versicolor*（Vuillemin）Tiraboschi 1929 ·······59

四、暗色真菌···61

　　1. 裴氏着色霉菌　*Fonsecaea pedrosoi*（Brumpt）Negroni 1936 ···········61

　　2. 紧密着色霉菌　*Fonsecaea compacta* Carrion 1940 ····················61

　　3. 皮炎外瓶霉菌　*Exophiala dermatitidis*（Kano）do Hoog 1997 ·········62

　　4. 卡氏枝孢霉菌　*Cladophialophora carrionii* Trejos 1954 ···············63

　　5. 疣状瓶霉菌　*Phialophora verrucosa* Medlar 1915 ····················64

五、双相真菌···65

　　1. 申克孢子丝菌　*Sporothrix schenckii* Hektoen et Perkins 1900 ··········65

　　2. 马尼菲青霉菌　*Penicillium marneffei* Segretain 1959·················66

六、其他真菌 ···67
　　1. 串珠镰刀霉菌　*Fusarium moniliforme* Sheldon 1904 ··················67
　　2. 痂病镰刀菌　*Fusarium solani*（Mart）Saccardo emend Snyd et Hans 1941 ········67

第三部分　病毒 VIRUS

一、正黏病毒科 **Orthomyxoviridae** ···70
　　1. 人甲型流行性感冒病毒　Influenza A virus ····················70
　　2. 禽流行性感冒病毒　Avian influenza virus，AIV ·············71
二、副黏病毒科 **Paramyxoviridae** ··73
　　1. 麻疹病毒　Measles virus ··73
　　2. 腮腺炎病毒　Mumps virus ··74
　　3. 副流感病毒　Parainfluenza virus，PIV ·······················75
　　4. 呼吸道合胞病毒　Respiratory syncytial virus，RSV ··········75
　　5. 亨德拉病毒　Hendra virus ··76
　　6. 尼帕病毒　Nipah virus，NV ······································77
三、痘病毒科 **Poxviridae** ···79
　　1. 天花病毒　Smallpox virus ···79
　　2. 牛痘病毒　Cowpox virus ··79
　　3. 传染性软疣病毒　Molluscum contagiosum virus ··············80
四、疱疹病毒科　**Herpesviridae** ··82
　　1. 单纯疱疹病毒　Herpes simplex virus，HSV ···················82
　　2. 人疱疹病毒 8 型 / 卡波西肉瘤相关疱疹病毒　Human herpesvirus 8，HHV-8/Kaposis
　　　 sarcoma-associated herpesvirus，KSHV ························83
　　3. 水痘 - 带状疱疹病毒　Varicella-zoster virus，VZV ···········84
　　4. 人巨细胞病毒　Human cytomegalovirus，HCMV ··············85
　　5. EB 病毒　Epstein-Barr virus，EBV ·····························85
五、腺病毒科 **Adenoviridae** ···87
　　腺病毒　Adenovirus，AdV ··87
六、乳头瘤病毒科 **Papillomaviridae** ··89
　　人乳头状瘤病毒　Human papillomavirus，HPV ·················89
七、多瘤病毒科 **Polyomaviridae** ··90
　　1. JC 病毒　JC virus，JCV ···90
　　2. BK 病毒　BK virus，BKV ···91
八、细小病毒科 **Parvoviridae** ··92
　　人细小病毒 B19　Human parvovirus B19 ·························92
九、嗜肝 DNA 病毒科 **Hepadnaviridae** ·····································93
　　乙型肝炎病毒　Hepatitis B virus，HBV ··························93
十、逆转录病毒科 **Retroviridae** ··95
　　1. 人类免疫缺陷病毒　Human immunodeficiency virus，HIV ····95
　　2. 人类嗜 T 淋巴细胞病毒　Human T cell leukemia virus，HTLV ····96
十一、呼肠孤病毒科 **Reoviridae** ···98
　　1. 科罗拉多蜱传热病毒　Colorado tick fever virus，CTFV ······98
　　2. 正呼肠孤病毒　Orthoreovirus ····································98
　　3. 环状病毒　Orbivirus ···99

4. 人轮状病毒　Human rotavirus ··· 100

十二、博尔纳病毒科 Bornaviridae ·· 102

博尔纳病病毒　Borna disease virus，BDV ··································· 102

十三、弹状病毒科 Rhabdoviridae ·· 103

1. 狂犬病病毒　Rabies virus ··· 103

2. 水疱性口炎病毒　Vesicular stomatitis virus，VSV ····················· 104

3. 金迪普拉病毒　Chandipura virus，CHPV ································ 105

十四、丝状病毒科 Filoviridae ·· 106

1. 埃博拉病毒　Ebola virus，EBOV ··· 106

2. 马尔堡病毒　Marburg virus ·· 107

十五、布尼亚病毒科 Bunyaviridae ··· 108

1. 布尼亚病毒和新型布尼亚病毒　Bunia virus ····························· 108

2. 汉坦病毒　Hantavirus，HV ··· 108

3. 内罗毕病毒　Nairovirus ··· 109

十六、沙粒病毒科 Arenaviridae ·· 111

淋巴细胞脉络丛脑膜炎病毒　Lymphocytic choriomeningitis virus，LCMV ··· 111

十七、小 RNA 病毒科 Picornaviridae ·· 112

1. 甲型肝炎病毒　Hepatitis A virus，HAV ·································· 112

2. 脊髓灰质炎病毒　Poliovirus ·· 112

3. 柯萨奇病毒　Coxsackie virus ··· 113

4. 埃可病毒　Echovirus ··· 114

5. 肠道病毒 71 型　Enterovirus 71 ·· 115

6. 人鼻病毒　Human rhinovirus，HRV ······································ 116

十八、杯状病毒科 Caliciviridae ·· 117

1. 人杯状病毒　Human calicivirus，HuCV ·································· 117

2. 诺沃克病毒　Norwalk virus ··· 117

十九、星状病毒科 Astroviridae ··· 119

人星状病毒　Human astrovirus，HAstV ····································· 119

二十、冠状病毒科 Coronaviridae ·· 120

1. 人冠状病毒　Human corona virus，HCoV ································ 120

2. SARS 冠状病毒　SARS coronavirus，SARS-CoV ······················ 120

3. 中东呼吸综合征冠状病毒　MERS corona virus，MERS-CoV ·········· 121

二十一、披膜病毒科 Togaviridae ··· 123

1. 辛德毕斯病毒　Sindbis virus，SINV ······································ 123

2. 基孔肯雅病毒　Chikungunya virus，CHIKV ···························· 123

3. 风疹病毒　Rubella virus ··· 124

二十二、黄病毒科 Flaviviridae ··· 126

1. 黄热病病毒　Yellow fever virus ·· 126

2. 登革病毒　Dengue virus ·· 127

3. 丙型肝炎病毒　Hepatitis C virus，HCV ·································· 127

4. 流行性乙型脑炎病毒 / 日本脑炎病毒　Epidemic type B encephalitis virus / Japanese
B encephalitis virus ·· 128

5. 西尼罗病毒　West nile virus ·· 129

6. 寨卡病毒　Zika virus，ZIKV ··· 130

二十三、分类未定病毒 ·· 132
 1. 戊型肝炎病毒 Hepatitis E virus，HEV ·· 132
 2. 朊粒 Prion ·· 132

第四部分　人体寄生虫 HUMAN PARASITE

一、医学原虫 ·· 135
 1. 阴道毛滴虫 *Trichomonas vaginalis* ·· 135
 2. 蓝氏贾第鞭毛虫 *Giardia lamblia* ·· 135
 3. 溶组织内阿米巴 *Entamoeba histolytica* ······································ 136
 4. 结肠内阿米巴 *Entamoeba coli* ·· 138
 5. 利什曼原虫 *Leishmania spp.* ·· 138
 6. 疟原虫 *Plasmodium spp.* ·· 140
 7. 刚地弓形虫 *Toxoplasma gondii* ·· 143
 8. 隐孢子虫 *Cryptosporidium spp.* ·· 145
 9. 肉孢子虫 *Sarcocystis spp.* ··· 146
 10. 等孢球虫 *Isospora spp.* ··· 147
二、医学线虫 ·· 148
 1. 似蚓蛔线虫 *Ascaris lumbricoides* ··· 148
 2. 毛首鞭形线虫 *Trichuris trichiura* ·· 150
 3. 钩虫 *Hookworm* ··· 152
 4. 蛲虫 *Enterobius vermicularis* ·· 153
 5. 班氏丝虫与马来丝虫 *Wuchereria bancrofti & Brugia malayi* ············· 154
 6. 旋毛虫 *Trichinella spiralis* ··· 155
 7. 粪类圆线虫 *Strongyloides stercoralis* ·· 156
 8. 广州管圆线虫 *Angiostrongylus cantonensis* ································· 157
 9. 结膜吸吮线虫 *Thelazia callipaeda* ··· 158
 10. 肾膨结线虫 *Dioctophyma renale* ·· 159
 11. 猪巨吻棘头虫 *Macracanthorhynchus hirudinaceus* ························ 160
 12. 东方毛圆线虫 *Trichostrongylus orientalis* ··································· 161
 13. 美丽筒线虫 *Gongylonema pulchrum* ··· 161
 14. 棘颚口线虫 *Gnathostoma spinigerum* ······································· 162
 15. 艾氏小杆线虫 *Rhabditis axei* ·· 162
三、医学吸虫 ·· 164
 1. 华支睾吸虫 *Clonorchis sinensis* ·· 164
 2. 布氏姜片吸虫 *Fasciolopsis buski* ··· 165
 3. 肝片形吸虫 *Fasciola hepatica* ·· 166
 4. 血吸虫 *Schistosome* ·· 167
四、医学绦虫 ·· 170
 1. 曼氏迭宫绦虫 *Spirometra mansoni* ·· 170
 2. 阔节裂头绦虫 *Diphyllobothrium latum* ·· 171
 3. 猪带绦虫和牛带绦虫 *Taenia solium* ··· 171
 4. 亚洲带绦虫 *Taenia asiatica* ·· 175
 5. 细粒棘球绦虫和多房棘球绦虫 *Echinococcus granulosus & E.multilocularis* ····· 176

6. 微小膜壳绦虫 *Hymenolepis nana* ··· 177

7. 克氏假裸头绦虫 *Pseudanoplocephala crawfordi* ·· 178

8. 线中殖孔绦虫 *Mesocestoides lineatus* ··· 179

9. 司氏伯特绦虫 *Bertiella studeri* ··· 180

五、医学节肢动物 ·· 181

1. 恙螨 Chigger mite ··· 181

2. 革螨 Gamasid mite ·· 181

3. 蠕形螨 Demodex mite ·· 182

4. 尘螨 Dust mite ··· 182

5. 疥螨 *Sarcoptes scabiei* ·· 183

6. 虱 Louse ··· 184

01

第一部分
细菌
BACTERIUM

　　自从 1676 年荷兰人列文·虎克用自制的原始显微镜观察到自然界污水、牙垢等标本中的细菌并称之为"微小生物"，1877 年德国学者科赫首次从标本中分离出病原菌并证实其是致病菌后，随着培养技术的发展，能够引起人类细菌性传染病的病原菌不断被发现。1973 年以来，新发现的病原菌有 30 多种，如 1982 年，澳大利亚学者 Barry J. Marshall 和 J. Robin Warren 发现了幽门螺杆菌，1992 年自印度的霍乱流行中分离出霍乱弧菌 O139 血清型新流行病株等。目前，细菌的耐药现象逐渐严重，如耐甲氧西林金黄色葡萄球菌（MRSA）、产超广谱 β- 内酰胺酶（ESBLs）革兰阴性杆菌、产 NDM-1 的大肠埃希菌等，使细菌性感染治疗愈加困难。条件致病菌（如鲍曼不动杆菌）引起的内源性感染是当今医院内最常见、最重要的感染，对抗菌药物耐药问题也越来越严重。因此，需掌握病原菌的微生物学特性、致病性和感染性疾病，为临床细菌感染性疾病的诊断、治疗和预防提供科学依据。

一、化脓性细菌

1. 金黄色葡萄球菌 *Staphylococcus aureas*

金黄色葡萄球菌属于微球菌科葡萄球菌属，此属现有细菌 30 余种，其中凝固酶阳性的有 8 种，主要致病菌为金黄色葡萄球菌；凝固酶阴性的有 28 种。葡萄球菌在医院内可交叉传播而造成流行，在 20 世纪 50 年代医院内感染与葡萄球菌感染已成为同义词；60 年代葡萄球菌感染在医院内流行稍有下降。目前，葡萄球菌仍是院内感染的主要病因，而且耐甲氧西林金黄色葡萄球菌（MRSA）院内感染率亦逐渐上升。

金黄色葡萄球菌菌细胞直径 0.8 ~ 1.2 μm，革兰染色阳性，显微镜下排列成葡萄串状。无芽胞、鞭毛，大多数无荚膜。营养要求不高，在普通培养基上生长良好，需氧或兼性厌氧，最适生长温度 37℃，普通培养基上形成直径 2 ~ 3 mm 不透明的圆形凸起菌落，可产生金黄色脂溶性色素。在血琼脂平板上菌落周围形成透明溶血环（β溶血）。金黄色葡萄球菌的基因组包括一条约 2800 kb 的环状 DNA 链，以及前噬菌体、质粒和转座子。

金黄色葡萄球菌所致人类疾病有侵袭性和毒素性两种类型。侵袭性疾病：以脓肿形成为主的各种化脓性炎症，一般发生在皮肤软组织（毛囊炎、疖、痈、伤口脓肿等），也可发生于深部组织器官（气管炎、肺炎、脓胸、心内膜炎、脑膜炎、骨髓炎等），甚至波及全身（败血症、脓毒血症）。毒素性疾病：由外毒素引起的中毒性疾病，可表现为食物中毒、烫伤样皮肤综合征或毒性休克综合征，分别由某些菌株产生的外毒素引起。抗生素治疗原则：甲氧西林敏感菌株可选用苯唑西林等耐酶青霉素类、头孢唑林等一代头孢菌素；耐甲氧西林金黄色葡萄球菌（MRSA）首选万古霉素，替换药物为利奈唑胺、替考拉林或达托霉素，部分第四代头孢菌素如头孢吡肟、头孢匹罗对金黄色葡萄球菌也显出较好活性。伴有脓肿的金黄色葡萄球菌感染还需充分引流脓液（图 1-1-1，图 1-1-2）。

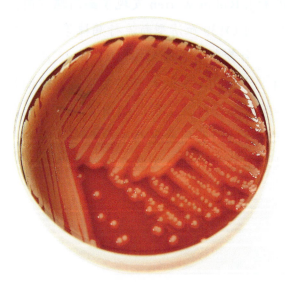

图 1-1-1 金黄色葡萄球菌血琼脂平板上的生长现象
金黄色葡萄球菌在血琼脂平板上菌落周围有透明溶血环

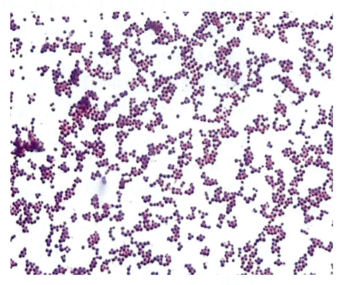

图 1-1-2 金黄色葡萄球菌的镜下形态（革兰染色，1000×）
金黄色葡萄球菌革兰染色阳性，排列成葡萄串状

文献

1. 马亦林，李兰娟. 传染病学. 第 5 版. 上海：上海科学技术出版社，2011.

2. Bennett JE, Dolin R, Blaser MJ. Mandell, Douglas, and Bennett's Principles and Practice of Infectious Diseases. 8th ed. Philadelphia：Elsevier，2015.

3. Demerec M. Production of *Staphylococcus* strains resistant to various concentrations of penicillin. Proc Natl Acad Sci USA,

1945，31（1）：16-24.

4. Campbell KA，Cunningham C，Hasan S，et al. Risk factors for developing *Staphylococcus aureus* nasal colonization in spine and arthroplasty surgery. Bull Hosp Jt Dis，2015，73（4）：276-281.

5. Proctor RA. Recent developments for *Staphylococcus aureus* vaccines：clinical and basic science challenges. Eur Cell Mater，2015，30：315-326.

6. Locke JB，Zuill DE，Scharn CR，et al. Linezolid-resistant *Staphylococcus aureus* strain 1128105，the first known clinical isolate possessing the cfr multidrug resistance gene. Antimicrob Agents Chemother，2014，58（11）：6592-6598.

2. 甲型溶血性链球菌　α-hemolytic *Streptococcus*

　　甲型溶血性链球菌属于微球菌科、链球菌属，是直径小于 2 μm 的球形或卵圆形革兰阳性球菌，呈链状排列。该菌营养要求高，兼性厌氧，最适生长温度 35 ~ 37℃，在血平板上形成灰白色、透明或半透明、表面光滑的小菌落，有 α 溶血环，溶血环呈草绿色，因此又称为草绿色链球菌。

　　甲型溶血性链球菌是人体口腔、上呼吸道、消化道、女性生殖道的正常菌群，可侵入人体无菌部位造成机会性感染，是感染性心内膜炎的主要病原体，偶可致脑膜炎、心包炎、腹膜炎、口面部感染、牙源性感染、中耳炎等。抗菌治疗以青霉素为首选，头孢菌素、林可霉素类、大环内酯类等可作为青霉素的替代药物。治疗心内膜炎时需联合庆大霉素等氨基糖苷类。耐多药菌感染者宜选用万古霉素联合第三代头孢菌素（图 1-1-3，图 1-1-4）。

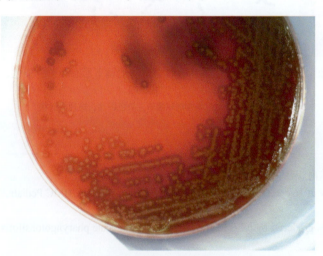
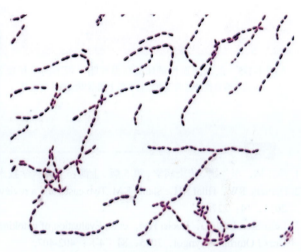

图 1-1-3　甲型溶血性链球菌在血琼脂平板上的生长现象　　　　图 1-1-4　甲型溶血性链球的镜下形态（革兰染色，1000×）
甲型溶血性链球菌血琼脂平板菌落周围有 α 溶血环　　　　　　　甲型溶血性链球菌革兰染色阳性，排列成链状

文献

1. 马亦林，李兰娟 . 传染病学 . 第 5 版 . 上海：上海科学技术出版社，2011.

2. Chebbi W，Berriche O. Polymorphic erythema secondary to alpha hemolytic *streptococcus* infection in Behçet disease. Pan Afr Med J，2014，18：211.

3. Meng T，Li X，Ao X，et al. Hemolytic *Streptococcus* may exacerbate kidney damage in IgA nephropathy through CCL20 response to the effect of Th17 cells. PLoS One，2014，9（9）：e108723.

4. He L，Peng Y，Liu H，et al. Th1/Th2 polarization in tonsillar lymphocyte form patients with IgA nephropathy. Ren Fail，2014，36（3）：407-412.

3. 乙型溶血性链球菌　β-hemolytic *Streptococcus*

　　乙型溶血性链球菌属于微球菌科链球菌属，菌体呈球形或椭圆形，直径 0.6 ~ 1.0 μm，呈链状排列，链长短不一，革兰染色阳性。乙型溶血性链球菌为需氧或兼性厌氧菌，营养要求较高，需在培养基中加入血清、血液。最适生长温度 35 ~ 37℃，最适 pH 为 7.4 ~ 7.6。在血清肉汤中易成长链，呈絮状或颗粒状沉淀生长。在血平板上形成灰白色、半透明、表面光滑、边缘整齐、直径 0.5 ~ 0.75 mm 的细小菌落，可有 β 溶血环。

　　乙型溶血性链球菌致病力强，可通过直接接触、空气飞沫传播或皮肤伤口感染。可引起人体三种类型的疾病：①化脓性炎症：皮肤、皮下组织的化脓性炎症及急性咽炎、急性扁桃体炎。局部化脓性病灶常常出现脓液稀薄、边界不清、容易扩散的特点；②毒素性疾病：猩红热、链球菌毒素休克综合征；③变态反应性疾病：风湿热和急性肾小球肾炎等。治疗首选青霉素，也可选用第一代、第二代头孢菌素、红霉素和阿奇霉素（图 1-1-5，图 1-1-6）。

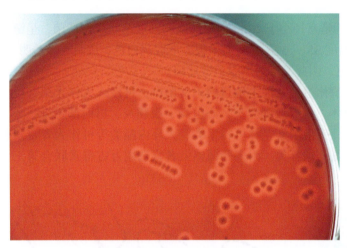

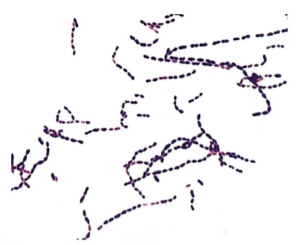

图 1-1-5　乙型溶血性链球菌在血琼脂平板上的生长现象
乙型溶血性链球菌在血琼脂平板上菌落周围有 β 溶血环

图 1-1-6　乙型溶血性链球菌的镜下形态（革兰染色，
1000 ×）
乙型溶血性链球菌革兰染色阳性，排列成链状

文献

1. 马亦林，李兰娟 . 传染病学 . 第 5 版 . 上海：上海科学技术出版社，2011.
2. Danielle RW，Hilal AH，Shaun KM. Two cases and a review of *Streptococcus* pyogenes endocarditis in children. BMC Pediatr，2014，14：227.
3. Leão SC，Leal IO，Rocha HM，et al. Evaluation of cytokines produced by β-hemolytic *Streptococcus* in acute pharyngotonsillitis. Braz J Otorhinolaryngol，2015，81（4）：402-407.
4. Chang LY，Lai CC，Chen CJ，et al. Recent trends in prescribing antibiotics for acute tonsillitis in pediatric ambulatory care in Taiwan，2000-2009：A nationwide population-based study. J Microbiol Immunol Infect，2015，pii：S1684-1182（15）00844-0.
5. Boyanton BL Jr，Darnell EM，Prada AE，et al. Evaluation of the Lyra direct strep assay to detect group a *Streptococcus* and β-hemolytic groups C/G *Streptococcus* from pharyngeal specimens. J Clin Microbiol，2015，pii：JCM. 02405-15.
6. Subashini B，Anandan S，Balaji V. Evaluation of a rapid antigen detection test for the diagnosis of group-A beta-hemolytic *Streptococcus* in pharyngotonsillitis. J Glob Infect Dis，2015，7（2）：91-92.

4. 肺炎链球菌（肺炎球菌） *Streptococcus pneumoniae*

　　肺炎链球菌属于链球菌科肺炎链球菌属，是人体正常寄殖菌之一，在 5% ~ 10% 的健康成人和 20% ~ 40% 的健康儿童鼻咽部可分离到肺炎链球菌。

　　肺炎链球菌为球形或椭圆形，直径 0.6 ~ 1.0 μm，呈链状排列，长短不一，革兰染色阳性，呈毛尖状，宽端相对，尖端向外，成双排列，无芽胞、无动力，能形成荚膜和黏液层。该菌为需氧或兼性厌氧菌，营养要求较高，需在培养基中加入血清、血液，最适生长温度 35 ~ 37℃，最适 pH 为 7.4 ~ 7.6，有 α 溶血环（草绿色溶血环）。因产生自溶酶，培养 48 小时后出现"脐窝状"菌落。

肺炎链球菌常寄居于正常人的鼻咽部，可直接入侵肺部、鼻窦、中耳等部位引起感染，还可经血流播散导致中枢神经系统、腹腔、心包、心瓣膜、关节等无菌部位的侵袭性肺炎链球菌病。肺炎链球菌感染发病率和病死率均较高。全球每年肺炎链球菌感染病例数为 1400 余万例，其中中国约为 170 万例；全球肺炎链球菌感染死亡人数成人和 5 岁以下儿童分别超过 100 万人。近 20 年来，全球绝大部分地区分离的肺炎链球菌对青霉素和头孢菌素的耐药性呈上升趋势，对大环内酯类抗菌药物也明显增加。目前治疗仍首先青霉素，也可选用第 1 或第 2、3 代头孢菌素及莫西沙星等。肺炎链球菌疫苗接种是预防感染的有效手段（图 1-1-7，图 1-1-8）。

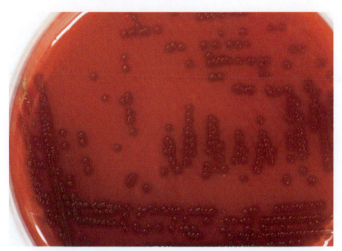

图 1-1-7　肺炎链球菌在血琼脂平板上的生长现象
肺炎链球菌血琼脂平板上菌落周围有 α 溶血环

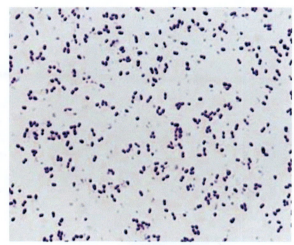

图 1-1-8　肺炎链球菌的镜下形态（革兰染色，1000×）
肺炎链球菌革兰染色阳性，成双排列

文献

1. 陈灏珠，林果为，王吉耀 . 实用内科学 . 第 14 版 . 北京：人民卫生出版社，2013.
2. O'Brien KL，Wolfson LJ，Watt JP，et al. Burden of disease caused by *Streptococcus pneumoniae* in children younger than 5 years：globe estimates. Lancet，2009，374（9693）：893-902.
3. Kunwar R，Sidana N. Mass chemoprophylaxis in control of pneumococcal pneumonia outbreak in a military training centre. Indian J Public Health，2015，59（2）：109-114.
4. Gomez JC，Yamada M，Martin JR，et al. Mechanisms of interferon-γ production by neutrophils and its function during *Streptococcus pneumoniae* pneumonia. Am J Respir Cell Mol Biol，2015，52（3）：349-364.
5. Ho DK，Sawicki C，Grassly N. Antibiotic resistance in *Streptococcus pneumoniae* after azithromycin distribution for trachoma. J Trop Med，2015，917370.
6. Ahmadi K，Akya A，Numanpour B，et al. Frequency of *Streptococcus pneumoniae* infection in patients with suspected meningitis in Imam Reza Hospital of Kermanshah in the west of Iran. Iran J Microbiol，2015，7（1）：12-17.

5. 脑膜炎奈瑟菌（脑膜炎球菌）*Neisseria meningitidis*

脑膜炎奈瑟菌属于奈瑟菌属，简称脑膜炎球菌。脑膜炎奈瑟菌为革兰染色阴性、常呈双排列、直径约为 0.8 μm 的双球菌，单个菌体呈肾形。成双排列时，两个凹面相对。无鞭毛，不形成芽胞，有菌毛，新分离菌株有荚膜。专性需氧，营养要求高。最常用的培养基是巧克力琼脂培养基。初次分离培养时，需 5% ~ 10% CO_2 气体。培养 48 小时后，脑膜炎奈瑟菌在培养基上形成圆形隆起、表面有光泽、透明或半透明、直径 1 ~ 5 mm 的露滴样黏液型菌落，无色素形成，血平板上无溶血现象（图 1-1-9，图 1-1-10）。

流行性脑脊髓膜炎是由脑膜炎奈瑟菌引起的急性化脓性脑膜炎。本病遍及世界各国，呈流行性或散发性发作，尤以赤道以北的中部非洲国家为甚，该地带被称为"脑膜炎地带"。在我国，1896 年首次在武昌有检验证实的病例报道，此后在许多省市均有大小流行。本病有周期性流行的特点，我国在 1957 年、1967 年、1977 年均有较大流行发生。从 1985 年为儿童普遍接种 A 群 Nm 多糖菌苗以后，发病率已明显降低。如今全国的发病率已降到 0.25/10 万以下。流行性脑脊髓膜炎的传染源是带菌者和流脑患者。脑膜炎奈瑟菌主要经咳嗽、打喷嚏借飞沫由呼吸道直接传播。主要临床表现是突发高热、剧烈头痛、频繁呕吐、皮肤黏膜瘀点、瘀斑及脑膜刺激征，严重者可有败血症休克和脑实质损坏，危及生命。抗菌药物包括：大剂量青霉素、三代头孢菌素、氯霉素等。预防接种 A+C 群流脑多糖疫苗具有很高的保护率。

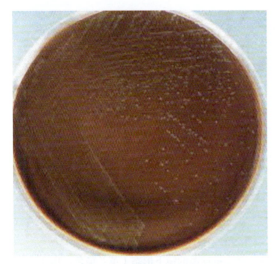

图 1-1-9　脑膜炎奈瑟菌在巧克力琼脂平板上的生长现象

脑膜炎奈瑟菌在巧克力琼脂平板上呈露滴样黏液型菌落

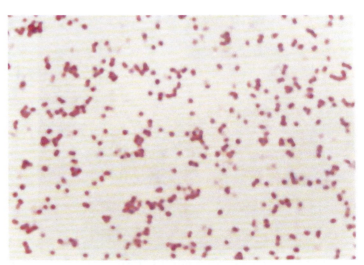

图 1-1-10　脑膜炎奈瑟菌的镜下形态（革兰染色，1000×）

脑膜炎奈瑟菌革兰染色阴性，成双排列

文献

1. 马亦林，李兰娟. 传染病学. 第 5 版. 上海：上海科学技术出版社，2011.
2. 罗明仪，盛家琪，王其南. 流行性脑脊髓膜炎 400 例临床分析. 中华传染病学杂志，1984，2（2）：218.
3. 李新武，胡绪敬，高立蕙，等. 我国不同流行周期脑膜炎奈瑟菌的亚型和流行病学意义. 中国公共卫生学报，1991，10（4）：211.
4. Shan X，Zhou H，Zhang J，et al. Application of multiple-locus variable number tandem repeat analysis to identify outbreak-associated *Neisseria meningitides* serogroup C sequence type 4821 in China. PLoS One，2015，10（1）：e0116422.
5. Antunes A，Golfieri G，Ferlicca F，et al. HexR controls glucose-responsive genes and central carbon metabolism in *Neisseria meningitidis*. J Bacteriol，2015，pii：JB. 00659-15.
6. Mustapha MM，Marsh JW，Krauland MG，et al. Genomic epidemiology of hypervirulent serogroup W，ST-11 *Neisseria meningitidis*. EBio Medicine，2015，2（10）：1447-1455.

6. 淋病奈瑟菌（淋球菌）　*Neisseria gonorrhoeae*

　　淋病奈瑟菌属于奈瑟菌属，引起泌尿生殖系统的化脓性感染，俗称淋病，是常见的性传播疾病。淋病是一种古老的传染病，《黄帝内经·素问》中已有"膀胱不利为癃"的描述。17 世纪 Boswell 曾记述了他本人患淋病的症状、治疗、重复感染和并发症的全过程，最终他死于此病。1728 ～ 1793 年 John Hunter 将一名淋病患者的脓液接种到自己身上，以证实他认为可根据感染部位来区别疾病类型的设想，即淋病是发生在黏膜上，梅毒软下疳发生在皮肤上，结果由于合并感染淋病和梅毒，他最后死于梅毒主动脉炎。1879 年 Neisser 从 35 例急性尿道炎、阴道炎及新生儿急性结膜炎患者的分泌物中发现双球菌，并相继被许多学者证实，因而淋病双球菌现称为奈瑟球菌。1882 年 Leistikow 等在 37℃培养的血清动物胶上发现淋球菌生长。1885 年 Bumn 等在人、牛或羊的凝固血清上培养淋病奈瑟菌获得成功，并接种健康人的尿道内也产生同样的症状，从而确立了淋病奈瑟菌是淋病病原体的结论。

淋病奈瑟菌为革兰阴性双球菌，菌体直径 0.6 ~ 1.5 μm，形似双肾或咖啡豆样，凹面相对，无芽胞，无动力，部分菌种形成荚膜（图 1-1-11）。营养要求高，需在培养基中添加羊血、兔血或血清。需氧生长，初次分离培养时，还需提供 5% ~ 10% 的 CO_2 气体。血琼脂平板或巧克力平板上呈光滑、湿润、透明、不溶血的圆形灰蓝色菌落。

人类是淋病奈瑟菌的唯一宿主。临床表现为尿频、尿痛、尿道流脓、宫颈脓性分泌物。淋病奈瑟菌主要通过性接触感染或分娩时通过产道感染新生儿。治疗药物包括头孢曲松和大观霉素。青霉素、四环素和氟喹诺酮的耐药菌株比率很高，已不推荐使用。

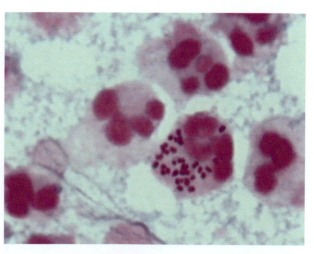

图 1-1-11　淋病奈瑟菌的镜下形态（革兰染色，1000×）
淋病病人泌尿道分泌物涂片染色显示中性粒细胞内革兰阴性成双排列的球菌

文献

1. 马亦林，李兰娟. 传染病学. 第 5 版. 上海：上海科学技术出版社，2011.
2. 彭文伟. 现代感染性和传染病学. 北京：科学出版社，2000.
3. Zughaier SM，Kandler JL，Balthazar JT，et al. Phosphoethanolamine modification of *Neisseria gonorrhoeae* lipid a reduces autophagy flux in macrophages. PLoS One，2015，10（12）：e0144347.
4. Chow EP，Lee D，Tabrizi SN，et al. Detection of *Neisseria gonorrhoeae* in the pharynx and saliva：implications for gonorrhoea transmission. Sex Transm Infect，2015，pii：sextrans-2015-052399.
5. Bharat A，Martin I，Zhanel GG，et al. In vitro potency and combination testing of antimicrobial agents against *Neisseria gonorrhoeae*. J Infect Chemother，2015，pii：S1341-321X（15）00242-1.
6. Mlynarczyk-Bonikowska B，Kujawa M，Mlynarczyk G，et al. Susceptibility to ceftriaxone and occurrence of penicillinase plasmids in *Neisseria gonorrhoeae* strains isolated in Poland in 2012-2013. Folia Microbiol（Praha），2015，11（23）：383.

7. 铜绿假单胞菌（绿脓杆菌）　*Pseudomonas aeruginosa*

铜绿假单胞菌属于假单胞菌属，其引起感染的报道最早见于 19 世纪的文献，当时有医生发现绷带上出现蓝绿色变色现象并伴有特殊的气味。1869 年 Fordos 首次给出了这种变色的原因，他提取出了一种叫作绿脓素的蓝色晶状色素。1882 年 Gessard 分离出病原体，起初被命名为绿脓杆菌。1894 年 Williams 提供了首例绿脓杆菌感染的病例报告。1940 年 Haynes 描述了详细的铜绿假单胞菌的微生物学特点。到了 20 世纪 90 年代中期，铜绿假单胞菌备受关注，成为与烧伤及战争伤口感染有密切联系的病原体。

铜绿假单胞菌为革兰阴性、较细长的杆菌，直或微弯，散在排列，有端鞭毛或丛鞭毛。专性需氧，营养无特殊要求，可产生绿脓素等水溶性灰绿色色素，在血琼脂平板上可形成透明溶血环（图 1-1-12，图 1-1-13）。

土壤、水、空气，正常人的皮肤、呼吸道和肠道等都有该菌存在。本菌为条件致病菌，是医院内感染的主要病原菌之一。免疫功能低下，或烧伤、外伤、手术后或气管切开、留置导尿管等操作后的患者易感染本菌。该菌可引起呼吸道、尿路、心内膜、消化道、中枢神经系统等部位的感染以及脓毒血症。抗菌药物包括头孢他啶（耐药率较高），哌拉西林/他唑巴坦、头孢哌酮/舒巴坦、亚胺培南/西司他丁、阿米卡星等，临床发现的耐药菌株越来越多，常需抗生素联合应用（图 1-1-12，图 1-1-13）。

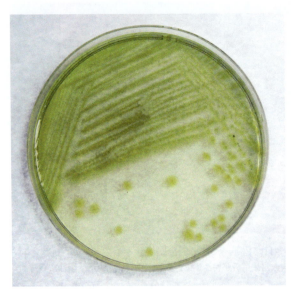

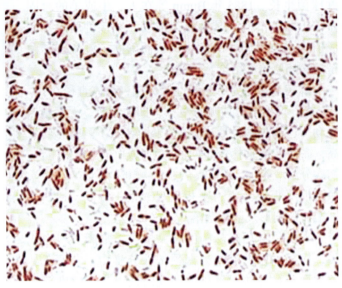

图 1-1-12 铜绿假单胞菌在普通平板上的生长现象
铜绿假单胞菌在普通平板上呈绿色菌落，且培养基亦染上绿色

图 1-1-13 铜绿假单胞菌的镜下形态（革兰染色，1000×）
铜绿假单胞菌镜下形态呈革兰染色阴性，散在排列

文献

1. Bennett JE，Dolin R，Blaser MJ. Mandell，Douglas，and Bennett's Principles and Practice of Infectious Diseases. 8th ed. Philadelphia：Elsevier，2015.
2. Villavicencio RT. The history of blue pus. J Am Coll Surg，1998，187：212-216.
3. Rice SA，van den Akker B，Pomati F，et al. A risk assessment of *Pseudomonas aeruginosa* in swimming pools：a review. J Water Health，2012，10：181-196.
4. Mishra M1，Ressler A2，Schlesinger LS，et al. Identification of OprF as a complement component C3 binding acceptor molecule on the surface of *Pseudomonas aeruginosa*. Infect Immun，2015，83（8）：3006-3014.
5. Ece G，Samlioglu P，Atalay S，et al. Evaluation of the in vitro colistin susceptibility of *Pseudomonas aeruginosa* and *Acinetobacter baumannii* strains ata tertiary care centre in Western Turkey. Infez Med，2014，22（1）：36-40.
6. Kato K，Lillehoj EP，Kim KC. *Pseudomonas aeruginosa* stimulates tyrosine phosphorylation of and TLR5 association with the MUC1 cytoplasmic tail through EGFR activation. Inflamm Res，2015，12（8）：49.

8. 鲍曼不动杆菌 *Acinetobacter baumannii*

不动杆菌属细菌是一类不发酵类的革兰阴性杆菌，近年来通过 DNA 杂交技术将不动杆菌分为 32 种。其中 17 个已命名。不动杆菌广泛存在于自然界中，主要在水和土壤中；牛奶、奶制品、家禽和冷冻食品亦可检出本菌；从健康人体皮肤、唾液、咽部、眼、耳、呼吸道、泌尿道等部位可分离到本菌。该菌属中最常见的病原菌是鲍曼不动杆菌。

鲍曼不动杆菌为革兰阴性球杆菌，成双排列，无鞭毛，无动力，无芽胞。专性需氧菌，对营养要求一般，血琼脂培养基上培养 18 ~ 24 小时，可形成圆形、灰白色、光滑、边缘整齐直径 2 ~ 3 mm 的菌落。

鲍曼不动杆菌是条件致病菌，是医院感染的重要病原菌，其耐药性日益严重，对危重患者、CCU 及 ICU 中的患者威胁很大。主要引起呼吸道感染，也可引发血液感染、泌尿系感染、继发性脑膜炎、手术部位感染等。治疗上可根据药敏选用头孢哌酮舒巴坦、碳青霉烯类、氨基糖苷类、氟喹诺酮类、多黏菌素 B 或替加环素等（图 1-1-14，图 1-1-15）。

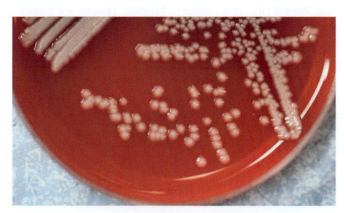

图 1-1-14　鲍曼不动杆菌在血平板上的生长现象
鲍曼不动杆菌在血平板上呈灰白色、圆形菌落

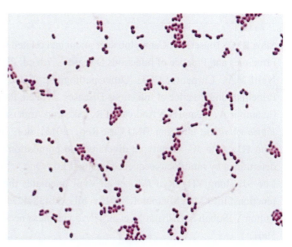

图 1-1-15　鲍曼不动杆菌的镜下形态（革兰染色，
1000×）
鲍曼不动杆菌呈革兰阴性球杆菌，成双排列

文献

1. 马亦林，李兰娟 . 传染病学 . 第 5 版 . 上海：上海科学技术出版社，2011.
2. Peleg AY，Seifert H，Paterson DL. *Acinetobacter baumannii*：emergency of a successful pathogen. Clin Microbiology Reviews，2008，21（3）：538-582.
3. Huang C，Long Q，Qian K，et al. Resistance and integron characterization of *Acinetobacter baumannii* in a teaching hospital in Chongqing，China. New Microbes New Infect，2015，8：103-108.
4. 韩洁，刘宝，万珊，等 .2008—2014 年某医院鲍曼不动杆菌的临床分布与耐药性变迁 . 贵阳医学院学报，2016，41（2）：197-201.
5. Kanamori H，Parobek CM，Weber DJ，et al. Next-generation sequencing and comparative analysis of sequential outbreaks caused by multidrug-resistant *Acinetobacter baumannii* at a large academic burn center. Antimicrob Agents Chemother，2015，pii：AAC. 02014-15.
6. Konstantinidis T，Kambas K，Mitsios A，et al. Immunomodulatory role of clarithromycin in *Acinetobacter baumannii* infection via neutrophil extracellular traps formation. Antimicrob Agents Chemother，2015，pii：AAC. 02063-15.

9. 创伤弧菌　*Vibrio vulnificus*

　　创伤弧菌为革兰阴性菌，呈逗点状，单端极生鞭毛，无芽胞，该菌生长的最适条件为 30℃，1% ～ 2% NaCl，pH7.0，在 TCBS（硫代硫酸盐柠檬酸盐胆盐蔗糖琼脂培养基）上呈凸面、平滑乳脂状的蓝绿色菌落。

　　创伤弧菌是普遍生存在海洋中的一种细菌，在全球分布。如果伤口暴露在含有这种细菌的海水中，创伤弧菌会在伤口上繁殖，可能引发溃烂，发展为蜂窝组织炎和肌肉发炎，甚至导致组织坏死、菌血症和原发性败血症，大约 50% 的菌血症患者或重症患者死亡。首例报道创伤弧菌感染死亡的几个病人，是在美国路易斯安那州和得克萨斯州卡特里娜飓风后出现的。因为感染的进展快速，常常需要在确诊之前就用适当的抗生素进行治疗（图 1-1-16）。

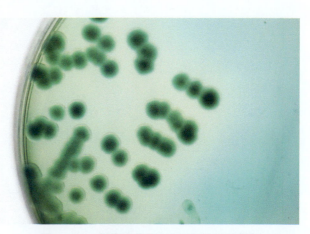

图 1-1-16　创伤弧菌在 TCBS 上的生长现象
创伤弧菌在 TCBS 上呈绿色菌落

文献

1. Allos BM，Blaser MJ. Campylobacter jejuni and related species.//Mandell GL，et al（editor）. Mandell，Douglas and Bennett's Principles and Practice of Infectious Diseases，7th ed. Philadelphia：Elsevier，2010.

2. Neill MA，Carpenter CCJ：Other pathogenic *vibrios*.//Mandell GL，et al（editors）. Mandell，Douglas and Bennett's Principles and Practice of Infectious Diseases，7th ed. Philadelphia：Elsevier，2010.

3. Emamifar A，Asmussen Andreasen R，Skaarup Andersen N，et al. Septic arthritis and subsequent fatal septic shock caused by *Vibrio vulnificus* infection. BMJ Case Rep，2015，doi：10. 1136/bcr-2015-212014.

4. Kim HJ，Cho JC. Genotypic diversity and population structure of *Vibrio vulnificus* strains isolated in Taiwan and Korea as determined by multilocus sequence typing. PLoS One，2015，10（11）：e0142657.

5. Lee SJ，Jung YH，Ryu JM，et al. VvpE mediates the intestinal colonization of *Vibrio vulnificus* by the disruption of tight junctions. Int J Med Microbiol，2015，pii：S1438-4221（15）30016-3.

6. Kotton Y，Soboh S，Bisharat N，et al. *Vibrio vulnificus* necrotizing fasciitis associated with acupuncture. Infect Dis Rep，2015，7（3）：5901.

二、胃肠道感染细菌

1. 肠出血性大肠埃希菌　Enterohemorrhagic *Escherichia coli*，EHEC

大肠埃希菌属于肠杆菌科、埃希菌属。1885 年德国医师 Theodore Esherich 首次从婴儿粪便中分离发现，故得名大肠埃希菌，习惯称为大肠杆菌。大多数大肠埃希菌为人类正常寄生菌群。致病性大肠埃希菌包括肠致病性大肠埃希菌（EPEC）、肠产肠毒素性大肠埃希菌（ETEC）、肠侵袭性大肠埃希菌（EIEC）、肠出血性大肠埃希菌（EHEC）和肠黏附性（集聚性）大肠埃希菌（EAEC）。

肠出血性大肠埃希菌为革兰阴性，直短杆状，多数有鞭毛。兼性厌氧，营养要求不高，在普通营养琼脂上生产良好，形成较大的圆形、光滑、湿润、灰白色的菌落，不发酵或迟缓发酵山梨醇。抗原成分由菌体（O）抗原、鞭毛（H）抗原和表面（K）抗原组成。EHEC 最具代表性的血清型是 O157 ∶ H7。

1982 年美国俄勒冈和密歇根州发生由快餐连锁店食物污染造成的出血性肠炎暴发，从患者粪便中首次分离到大肠埃希菌 O157 ∶ H7。20 世纪 80 年代后美国、加拿大、日本发生多起 O157 ∶ H7 结肠炎。2007 年苏格兰也发生了 O157 ∶ H7 大肠埃希菌引起食物中毒的暴发流行，并有 9 例死亡。我国自 1986 年在江苏首次检出 O157 ∶ H7 大肠埃希菌感染的患者后，已在山东、北京等少数地区检出了个别散发病例，尚未有大的暴发或流行。肠出血性大肠埃希菌可通过食用污染的食物、水而传播，引起食源性细菌性腹泻、出血性肠炎，严重者可合并溶血性尿毒综合征、脑神经障碍等，危及生命。治疗包括肠黏膜保护剂（蒙脱石散）、微生态制剂（双歧杆菌、乳酸菌）、口服补液盐或静脉补液。目前，对是否使用抗生素有两种不同的看法，一种认为应该使用抗生素以杀灭细菌；另一种认为使用抗生素杀伤细菌后，可使细菌毒素释放，堵塞毛细血管，诱发溶血性尿毒综合征。而且根据对患者临床资料的研究发现，出血性肠炎为一种自限性疾病，抗生素的使用并不能够缩短病程或住院时间，因而不主张使用抗生素（图 1-2-1，图 1-2-2）。

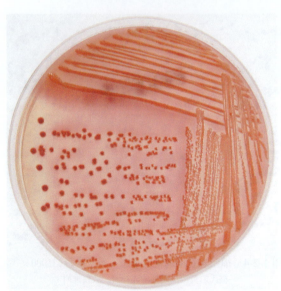

图 1-2-1　肠出血性大肠埃希菌在麦康凯平板上的生长现象

肠出血性大肠埃希菌在麦康凯平板上呈红色菌落

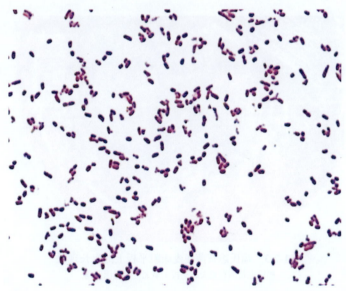

图 1-2-2　肠出血性大肠埃希菌镜下形态（革兰染色，1000×）

肠出血性大肠埃希菌镜下形态呈革兰阴性杆菌，散在排列

文献

1. 马亦林，李兰娟 . 传染病学 . 第 5 版 . 上海：上海科学技术出版社，2011.
2. Goldwater PN. Treatment and prevention of Enterohemorrhagic *Escherichia coli* infection and hemolytic uremic syndrome.

Expert Rev Anti Infect Ther，2007，5（4）：653-663.

3. Shimizu T，Ichimura K，Noda M. The surface sensor NlpE of Enterohemorrhagic *Escherichia coli* contributes to regulation of the type III secretion system and flagella by the Cpx response to adhesion. Infect Immun，2015，pii：IAI. 00881-15.

4. Hua Y，Sun Q，Wang XY，et al. Construction of Enterohemorrhagic *Escherichia coli* O157：H7 strains with espF gene deletion and complementation. Nan Fang Yi Ke Da Xue Xue Bao，2015，35（11）：1546-1551.

5. Kendall MM. Interkingdom chemical signaling in Enterohemorrhagic *Escherichia coli* O157：H7. Adv Exp Med Biol，2016，874：201-213.

6. 张帅，费樱，焦彦朝 . 2008—2013 年大肠埃希菌检出情况及耐药性分析 . 贵阳医学院学报，2015，40（1）：48-51.

2. 福氏志贺菌（福氏痢疾杆菌）　*Shigella flexneri*

　　志贺菌也称痢疾杆菌，属于肠杆菌科、志贺菌属。根据生化反应和 O 抗原的不同将志贺菌属分为 4 个血清型：痢疾志贺菌、福氏志贺菌、鲍氏志贺菌和宋内志贺菌。志贺菌为革兰阴性短小杆菌，无芽胞、荚膜和鞭毛，有菌毛。兼性厌氧，营养要求不高，在肠道鉴别培养基上形成乳糖不发酵、中等大小、无色半透明的菌落。有 K 和 O 抗原而无 H 抗原。

　　志贺菌感染称为细菌性痢疾，简称菌痢，是由志贺菌引起的一种常见肠道传染病。痢疾是一个古老的传染病，我国周朝（公元前 11 世纪前后）即有本病的记载。2600 多年前的《黄帝内经·至真要大论》中说："民病，泻泄赤白"。晋代葛洪的《肘后方》中有"天行诸痢"的描述，更认为与夏季饮食不调、风冷入胃肠有关。公元前 4 世纪 Hippocrates 将腹痛、腹泻及脓血便称为"痢疾"。历史上"痢疾"一词曾包括现在的"阿米巴痢疾"和"细菌性痢疾"，直至 19 世纪末 20 世纪初，溶组织内阿米巴和志贺菌相继被发现，才使两种疾病得以彻底分开。目前，全世界每年死于志贺菌感染的人数约为 60 万。

　　细菌性痢疾的传染源为急、慢性患者及带菌者。主要经粪 - 口途径传播。急性菌痢临床上主要表现为发热、腹痛、腹泻、排黏液脓血便伴里急后重。治疗药物首选喹诺酮类，也可选择三代头孢菌素和匹美西林等（图 1-2-3，图 1-2-4）。

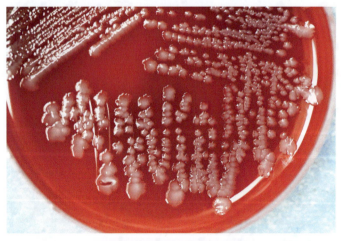

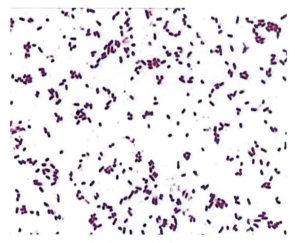

图 1-2-3　福氏志贺菌在麦康凯平板上的生长现象
福氏志贺菌在麦康凯平板上呈无色半透明菌落

图 1-2-4　福氏志贺菌的镜下形态（革兰染色，1000×）
福氏志贺菌呈革兰阴性杆菌，散在排列

◤ 文献

1. 马亦林，李兰娟 . 传染病学 . 第 5 版 . 上海：上海科学技术出版社，2011.

2. Kotloff KL，Winickoff JP，Ivanoff B，et al. Global burden of *Shigella* infections：implications for vaccine development and implementation of control strategies. Bull World Health Organ，1999，77（8）：651-666.

3. Knirel YA，Sun Q，Senchenkova SN，et al. O-antigen modifications providing antigenic diversity of *Shigella flexneri* and underlying genetic mechanisms. Biochemistry（Mosc），2015，80（7）：901-914.

4. Bolla PA，Abraham AG，Pérez PF，et al. Kefir-isolated bacteria and yeasts inhibit *Shigella flexneri* invasion and modulate pro-

inflammatory response on intestinal epithelial cells. Benef Microbes，2015，27：1-8.

5. Liu X，Lu L，Liu X，et al. Comparative proteomics of *Shigella flexneri* 2a strain 301 using a rabbit ileal loop model reveals key proteins for bacterial adaptation in host niches. Int J Infect Dis，2015，40：28-33.

6. Chang CW，Tran EN，Ericsson DJ，et al. Structural and biochemical analysis of a single amino-acid mutant of WzzBSF that alters lipopolysaccharide O-antigen chain length in *Shigella flexneri*. PLoS One，2015，10（9）：e0138266.

3. 伤寒沙门菌（伤寒杆菌）　*Salmonella typhi*

伤寒沙门菌属于沙门菌属，为革兰阴性直杆菌，较细长，多具有周鞭毛，无芽胞和荚膜。兼性厌氧，对营养要求不高，在肠道选择性培养基上菌落小至中等，透明或半透明，乳糖不发酵，发酵葡萄糖产酸不产气，能产生硫化氢，在 SS 琼脂上形成黑色中心的菌落。可和 A-F-O 多价、D 群抗血清凝集。

1880 年 Eberth 首先发现伤寒杆菌，1885 年 Salmon 分离到猪霍乱杆菌，由于 Salmon 发现本属细菌的时间较早，在研究中的贡献较大，遂定名为沙门菌属。沙门菌属有 2000 多种血清型。伤寒是由伤寒沙门菌引起的急性肠道传染病。我国 2600 多年前的《黄帝内经·素问》中记载："冬伤于寒，春必病温"。伤寒在中医学中属于"湿温"病范畴，与西医的伤寒和副伤寒具有不同的含义。

伤寒的传染源为带菌者或患者，通过粪 - 口途径传播，典型临床表现为持续发热、表情淡漠、相对缓脉、玫瑰疹、肝脾大和白细胞减少等。有时可出现肠出血、肠穿孔等严重并发症。首选药物为第三代喹诺酮类药物，儿童和孕妇宜选用第三代头孢菌素（图 1-2-5，图 1-2-6）。

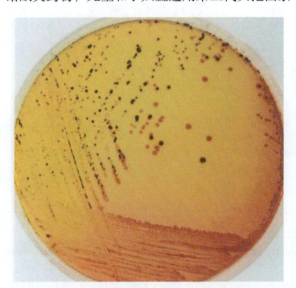

图 1-2-5　伤寒沙门菌在 SS 平板上的生长现象
伤寒沙门菌在 SS 平板上形成中心呈黑色菌落

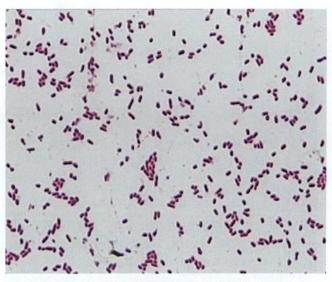

图 1-2-6　伤寒沙门菌的镜下形态（革兰染色，1000×）
伤寒沙门菌镜下形态呈革兰阴性杆菌，散在排列

文献

1. Foley SL，Lynne AM. Food animal-associated *Salmonella* challenges：pathogenicity and antimicrobial resistance. J Anima Sci，2008，86（14）：173-187.

2. Crump JA，Kretsinger K，Gay K，et al. Clinical response and outcome of infection with *Salmonella* enteric serotype Typhi with decreased susceptibility to fluoroquinolones：a United States food net multicenter retrospective cohort study. Antimicrob Agents Chemother，2008，52（4）：1278-1284.

3. Rouahi N，Zouhdi M. Antibioresistance of Moroccan strains of *Salmonella typhi*：a need for updating the standardized treatment of typhoïd fever set on 1994. Ann Biol Clin（Paris），2015，73（6）：749-750.

4. Shrestha P，Mohan S，Roy S. Bug on the back：vertebral osteomyelitis secondary to fluoroquinolone resistant *Salmonella typhi* in an immunocompetent patient. BMJ Case Rep，2015，pii：bcr2015212503.

5. Fusari M，Fallarini S，Lombardi G，et al. Synthesis of di-and tri-saccharide fragments of *Salmonella typhi* Vi capsular

polysaccharide and their zwitterionic analogues. Bioorg Med Chem, 2015, 23（23）: 7439-7447.

6. 程明亮，刘仁才. 肾上腺皮质激素在伤寒肠出血时应用. 中华传染病杂志，1992，10（3）：163-164.

4. 甲型副伤寒沙门菌 *Salmonella paratyphi* A

副伤寒沙门菌分为甲型、乙型和丙型三种型别，分别引起甲、乙和丙型副伤寒，临床上将伤寒和副伤寒统称为肠热症。

副伤寒沙门菌为革兰阴性杆菌，有周身鞭毛，有菌毛，营养要求不高，在 SS 琼脂和麦康凯琼脂培养基上 37℃ 24 小时可形成直径 2 ~ 4 mm 的半透明菌落，发酵葡萄糖产酸产气。可和 A-F-O 多价、A 群抗血清凝集。

副伤寒和伤寒的临床过程和处理措施大致相同（图 1-2-7，图 1-2-8）。

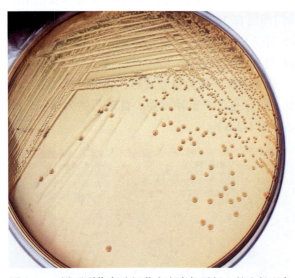 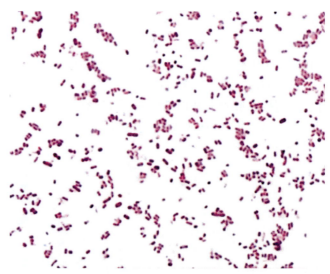

图 1-2-7　甲型副伤寒沙门菌在麦康凯平板上的生长现象　　图 1-2-8　甲型副伤寒沙门菌的镜下形态（革兰染色，1000×）

甲型副伤寒沙门菌在麦康凯平板上呈无色半透明菌落　　　　甲型副伤寒沙门菌镜下形态呈革兰阴性杆菌，散在排列

文献

1. 马亦林，李兰娟. 传染病学. 第 5 版. 上海：上海科学技术出版社，2011.

2. Yamaguchi T, Iida K, Shiota S, et al. Filament formation of *Salmonella paratyphi* A accompanied by FtsZ assembly impairment and low level ppGpp. Can J Microbiol, 2015, 61（12）: 955-964.

3. Sood S. Breast abscess by *Salmonella paratyphi* A: case report and literature review. J Clin Diagn Res, 2015, 9（9）: DD03-4.

4. Ravenscroft N, Cescutti P, Gavini M, et al. Structural analysis of the O-acetylated O-polysaccharide isolated from *Salmonella paratyphi* A and used for vaccine preparation. Carbohydr Res, 2015, 404: 108-116.

5. Tennant SM, Toema D, Qamar F, et al. Detection of typhoidal and paratyphoidal *Salmonella* in blood by real-time polymerase chain reaction. Clin Infect Dis, 2015, 61 Suppl 4: S241-50.

6. Yan M, Yang B, Wang Z, et al. A large-scale community-based outbreak of paratyphoid fever caused by hospital-derived transmission in southern China. PLoS Negl Trop Dis, 2015, 9（7）: e0003859.

5. O139 霍乱弧菌 *Vibrio cholera* O139

霍乱弧菌属于弧菌属，根据生化性状、O 抗原的特异性和致病性等不同，霍乱弧菌被分为 3 群：① O1 群霍乱弧菌，包括古典生物型霍乱弧菌和埃尔托生物型霍乱弧菌。前者是 19 世纪从患者粪便中分离出来的弧菌；后者为 20 世纪初从埃及西奈尔岛埃尔托检站发现的溶血弧菌。② 非 O1 群霍乱弧菌，可分为 137 个血清群（O2 ～ O138），既往认为非 O1 群霍乱弧菌仅引起散发的胃肠炎性腹泻，而不引起暴发流行。但 1992 年在印度和孟加拉等地发生霍乱暴发流行，后经证实此流行菌群并非以往所确认的 138 个血清群，而是一种新的血清群，Shimada 等命名为 O139 群霍乱弧菌。由于所分离的新菌株来自沿着孟加拉海湾，故又称为 Bengal 型。③ 不典型 O1 群霍乱弧菌，本群弧菌在体内外均不产生肠毒素，没有致病性。

霍乱弧菌为革兰阴性弧菌，菌体短小呈逗点状，有菌毛，部分有荚膜。一端有一根粗而长的鞭毛，运动活泼。取患者米泔水样粪便作悬滴观察，可见该菌呈穿梭样运动。液体培养物滴片染色镜检，可见排列如"鱼群状"。耐碱不耐酸，初分离时常选用 pH 8.4 ～ 8.6 的碱性蛋白胨水，37℃培养 18 ～ 24 小时，在液体表面大量繁殖形成菌膜，常用的选择性培养基为 TCBS 琼脂平板，霍乱弧菌发酵蔗糖产酸，菌落呈黄色。可与 O139 霍乱弧菌血清发生凝集。

霍乱弧菌所致疾病——霍乱是烈性肠道传染病，被列为国境检疫的传染病。从 1817 年至 1923 年的百余年间，共发生 6 次世界性霍乱大流行，每次大流行都曾波及我国。第 5 次霍乱大流行，波及了埃及，应埃及政府邀请，德国细菌学家科勒在当地进行了研究，发现了霍乱的致病菌——"逗号"杆菌即霍乱弧菌，1905 年他因此获得了诺贝尔生理学或医学奖。

患者和带菌者是霍乱的主要传染源。人类在自然情况下是霍乱弧菌的唯一易感者，主要通过污染的水源或饮食物经口传染。临床表现为急性起病，剧烈的腹泻、呕吐，以及由此引起的脱水、肌肉痉挛，严重者导致循环衰竭和急性肾衰竭。治疗原则是严格隔离、及时补液是关键，辅以抗菌和对症治疗（图 1-2-9，图 1-2-10）。

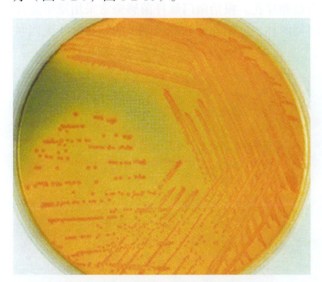

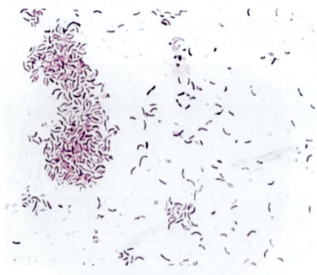

图 1-2-9　霍乱弧菌在 TCBS 上的生长现象　　　　　图 1-2-10　霍乱弧菌的镜下形态（革兰染色，1000×）
霍乱弧菌在 TCBS 上呈黄色菌落　　　　　　　　　霍乱弧菌镜下形态呈革兰阴性，菌体短小逗点状

文献

1. 马亦林，李兰娟. 传染病学. 第 5 版. 上海：上海科学技术出版社，2011.

2. Sack DA，Sack RB，Nair GB，et al. Siddique AK：Cholera. Lancet，2004，363：223-233.

3. Richard L. Guenant Cholera-Still teaching hard lessons. N Engl，2006，354（23）：2500-2502.

4. Bier N，Schwartz K，Guerra B，et al. Survey on antimicrobial resistance patterns in *Vibrio vulnificus* and *Vibrio cholerae* non-O1/non-O139 in Germany reveals carbapenemase-producing *Vibrio cholerae* in coastal waters. Front Microbiol，2015，6：1179.

5. Chowdhury F，Mather AE，Begum YA，et al. *Vibrio cholerae* serogroup O139：isolation from cholera patients and asymptomatic household family members in Bangladesh between 2013 and 2014. PLoS Negl Trop Dis，2015，9（11）：e0004183.

6. Soliman SE，Ková P. Synthesis of a conjugation-ready，phosphorylated，tetrasaccharide fragment of the O-PS of *Vibrio cholerae* O139. J Org Chem，2015，80（22）：1227-1232.

6. 幽门螺杆菌　*Helicobacter pylori*

　　早在 1893 年，Bizzozero 首次报道在狗的胃腺内观察到一种螺旋状微生物。之后，Kreintz 和 Rosenow 在人胃内也发现了螺旋体。1979 年，Warren 发现慢性胃炎和消化性溃疡患者的多数胃黏膜活检标本上定居有弯曲菌样细菌。1982 年，Barry J. Marshall 和 J. Robin Warren 首次成功分离到这种细菌，其形状类似弯曲菌属，暂命名为"未鉴定的弯曲状杆菌"。他们同时证明该细菌感染胃部会导致胃炎、胃溃疡和十二指肠溃疡。从此引起医学界广泛兴趣和深入研究，其后发现此菌许多特性与弯曲菌相似，而命名为"幽门弯曲菌"。然而该菌在超微结构、脂肪酸组成，尤其是 16S rRNA 基因同源性上与弯曲菌属有明显区别，1989 年 Goodwin 等建议成立一个新的属，即 *Helicobacter* 属，并把幽门弯曲菌更名为幽门螺杆菌。Barry J. Marshall 和 J. Robin Warren 因其卓越贡献被授予 2005 年诺贝尔生理学或医学奖。

　　幽门螺杆菌为革兰阴性，菌体弯曲呈螺形、S 形或海鸥型。菌细胞一端或两端可有多根鞭毛，运动活泼。该菌为微需氧菌，在 5% O_2、10% CO_2、85% N_2 的环境中生长良好。营养要求较高，一般需含血液或血清才能生长。具有大量高活力的胞外脲酶。

　　幽门螺杆菌寄生于胃部及十二指肠的各区域内，与胃窦炎、胃及十二指肠溃疡、胃腺癌和胃黏膜相关 B 细胞淋巴瘤的发生密切相关。传染源主要是患者，主要通过粪 - 口途径传播，临床表现的有反酸、嗳气、恶心、呕吐、中上腹反复发作节律性疼痛等，可并发出血和穿孔。根治幽门螺杆菌感染常采用质子泵抑制剂或铋剂为基础联合应用 2 个抗生素（克拉霉素、阿莫西林、甲硝唑或呋喃唑酮）的三联疗法或四联疗法（图 1-2-11，图 1-2-12）。

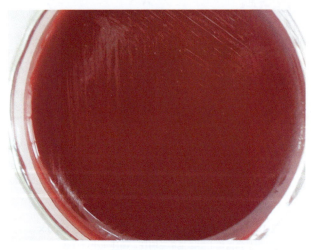 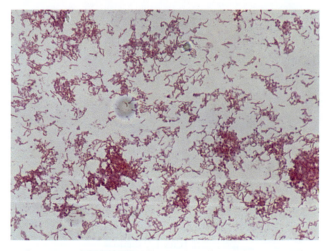

图 1-2-11　幽门螺杆菌在血琼脂平板上的生长现象　　　　图 1-2-12　幽门螺杆菌的镜下形态（革兰染色，1000×）
幽门螺杆菌在血琼脂平板上呈无色透明的细小菌落　　　　　幽门螺杆菌镜下形态呈革兰染色阴性，菌体弯曲

文献

1. 马亦林，李兰娟. 传染病学. 第 5 版. 上海：上海科学技术出版社，2011.
2. 胡伏莲. 中国幽门螺杆菌研究现状. 胃肠病学，2007，12（9）：516-518.
3. Bartfeld S，Clevers H. Organoids as model for infectious diseases：culture of human and murine stomach organoids and microinjection of *Helicobacter pylori*. J Vis Exp，2015，11（12）：379-383.
4. Yu M，Zhang XY，Yu Q. Detection of oral *Helicobacter pylori* infection using saliva test cassette. Pak J Med Sci，2015，31（5）：1192-1196.
5. Shaikh RU，Dawane AA，Pawar RP，et al. Inhibition of *Helicobacter pylori* and its associate urease by labdane diterpenoids isolated from andrographis paniculata. Phytother Res，2015，doi：10. 1002/ptr. 5542.

6. Gaddy JA, Radin JN, Cullen TW, et al. *Helicobacter pylori* resists the antimicrobial activity of calprotectin via lipid A modification and associated biofilm formation. MBio, 2015, 6（6）. pii：e01349-15.

7. 空肠弯曲菌　*Campylobacter jejuni*

空肠弯曲菌为革兰染色阴性，菌体轻度弯曲似逗点状、弧形、S 形、螺旋形或海鸥展翅形。菌体一端或两端有鞭毛，运动活泼，在暗视野镜下观察呈投镖样或螺旋样前进。微需氧菌，最佳气体环境为含 5% O_2、10% CO_2 和 85 %N_2。本菌在普通培养基上难以生长，在凝固血清和血琼脂培养基上培养 36 小时可见无色半透明毛玻璃样小菌落，单个菌落呈中心凸起，周边不规则，无溶血现象。

弯曲菌曾被归类为弧菌，1963 年 Sebald 等提出用新名词——弯曲菌来命名这类微需氧生物。自 1972 年 Dekeyser 和 Butzler 首次从腹泻患者大便样品中成功分离到弯曲菌以来，已被确认为人类腹泻的主要致病菌之一，在腹泻患者分离到的菌株中弯曲菌属占 65% 以上。空肠弯曲菌和结肠弯曲菌是人类弯曲菌病的主要致病菌，有 80% ~ 90% 的弯曲菌病是由空肠弯曲菌引起的。

空肠弯曲菌是多种动物如牛、羊、狗及禽类的正常寄居菌。在它们的生殖道或肠道有大量细菌，故可通过分娩或排泄物污染食物和饮水，被易感者食入而引起感染。空肠弯曲菌感染为人兽共患疾病，是引起细菌性腹泻的最常见致病菌之一。主要症状为痉挛性腹痛、腹泻、血便或果酱样便。抗菌药物首选红霉素，也可选用阿奇霉素和克拉霉素（图 1-2-13，图 1-2-14）。

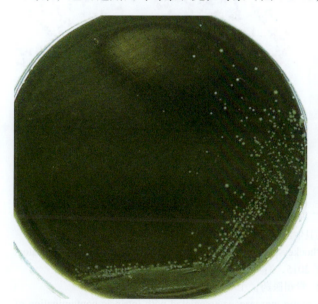

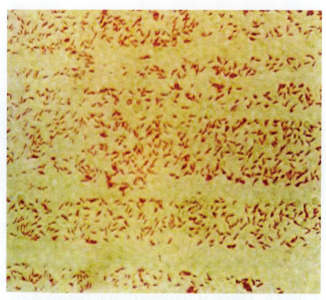

图 1-2-13　空肠弯曲菌在 CCDA 培养基上的生长现象
空肠弯曲菌在 CCDA 培养基上呈灰色、扁平、圆形菌落

图 1-2-14　空肠弯曲菌的镜下形态（革兰染色，1000×）
空肠弯曲菌镜下形态呈革兰染色阴性，菌体轻度弯曲似逗点状、弧形

文献

1. 马亦林，李兰娟. 传染病学. 第 5 版. 上海：上海科学技术出版社，2011.

2. Masdor NA, Altintas Z, Tothill IE. Sensitive detection of *Campylobacter jejuni* using nanoparticles enhanced QCM sensor. Biosens Bioelectron, 2015, 78：328-336.

3. Zeng X, Gillespie B, Lin J. Important role of a putative lytic transglycosylase Cj0843c in β-lactam resistance in *Campylobacter jejuni*. Front Microbiol, 2015, 6：1292.

4. Poly F, Serichantalergs O, Kuroiwa J, et al. Updated *Campylobacter jejuni* capsule PCR multiplex typing system and its application to clinical isolates from south and southeast Asia. PLoS One, 2015, 10（12）：e0144349.

5. Pan H, Ge Y, Xu H, et al. Molecular characterization, antimicrobial resistance and caco-2 cell invasion potential of *Campylobacter jejuni/coli* from young children with diarrhea. Pediatr Infect Dis J, 2015, 11：379.

6. Culotti A, Packman AI. *Pseudomonas aeruginosa* facilitates *Campylobacter jejuni* growth in biofilms under oxic flow conditions.

FEMS Microbiol Ecol，2015，91（12）. pii：fiv136.

8. 黏质沙雷菌　*Serratia marcescens*

　　黏质沙雷菌属于肠杆菌科、沙雷菌属，为革兰阴性小杆菌，是细菌中最小者，可用于评价除菌滤器的除菌效果。该菌有周身鞭毛，能运动。兼性厌氧，营养要求不高，在营养琼脂上能够生长，形成不透明、白色或有色（红色、粉红色）的菌落。在麦康凯培养基上呈稍大而黏稠的菌落。

　　该菌曾认为是无害的环境污染菌，现已成为一种重要的条件致病菌。可引起肺部感染、脑膜炎、心内膜炎、尿路感染、败血症等，免疫低下者易感染，可引起医院内感染的暴发流行。抗菌治疗可选用哌拉西林/他唑巴坦、头孢哌酮舒巴坦、氟喹诺酮类、氨基糖苷类、碳青霉烯类、多黏菌素等（图 1-2-15，图 1-2-16）。

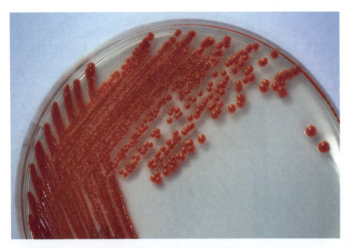

图 1-2-15　黏质沙雷菌在营养琼脂培养基上的生长现象
黏质沙雷菌在营养琼脂培养基上呈红色、稍大而黏稠的菌落

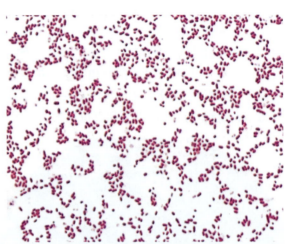

图 1-2-16　黏质沙雷菌的镜下形态（革兰染色，
1000×）
黏质沙雷菌镜下形态呈革兰染色阴性，杆状，散在排列

文献

1. 陈灏珠，林果为，王吉耀. 实用内科学. 第 14 版. 北京：人民卫生出版社，2013.
2. Shanks RM，Stella NA，Brothers KM，et al. Exploitation of a "hockey-puck" phenotype to identify pilus and biofilm regulators in *Serratia marcescens* through genetic analysis. Can J Microbiol，2015，3：1-11.
3. 程明亮，周莉，王守法. 从胸水和胆汁中分离出黏质沙雷氏菌. 贵州医药，1988，12（4）：196-197.
4. Hervé B，Chomali M，Gutiérrez C，et al. Outbreak due to *Serratia marcescens* associated with intrinsic contamination of aqueous chlorhexidine. Rev Chilena Infectol，2015，32（5）：517-522.
5. Chojniak J，Jałowiecki，Dorgeloh E，et al. Application of the BIOLOG system for characterization of *Serratia marcescens* ss marcescens isolated from onsite wastewater technology（OSWT）. Acta Biochim Pol，2015，12（3）：171.
6. Martins HF，Raposo A，Baptista I，et al. *Serratia marcescens* osteomyelitis in Cushing's disease. BMJ Case Rep，2015，pii：bcr2015212872.

9. 液化沙雷菌　*Serratia liquefaciens*

　　液化沙雷菌属于肠杆菌科、沙雷菌属，为革兰阴性小杆菌，有周身鞭毛，能运动。兼性厌氧，营养要求不高，无色素。该菌在自然界分布广泛，对环境的抵抗力强。在临床上引起条件致病性院内感染日趋增多。

　　液化沙雷菌引起感染的临床特点和处理措施与黏质沙雷菌大致相同（图 1-2-17）。

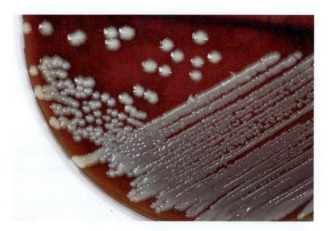

图 1-2-17　液化沙雷菌在营养琼脂培
养基上的生长现象
液化沙雷菌在营养琼脂培养基上呈灰白色、稍
大而黏稠的菌落

文献

1. 陈灏珠，林果为，王吉耀. 实用内科学. 第 14 版. 北京：人民卫生出版社，2013.
2. Schuerger AC，Ulrich R，Berry BJ，Nicholson WL. Growth of *Serratia liquefaciens* under 7 mbar，0℃，and CO₂-enriched anoxic atmospheres. Astrobiology，2013，13（2）：115-131.
3. 姜岩，苏维奇，孔繁荣，等. 沙雷菌属细菌医院感染的分布特点及耐药性分析. 中国实验诊断学，2008，12（10）：1301-1303.
4. Remuzgo-Martínez S，Lázaro-Díez M，Mayer C，et al. Biofilm formation and quorum sensing molecule production in clinical isolates of *Serratia liquefaciens*. Applied & Environmental Microbiology，2015，81（10）：3306-3315.
5. Taira E，Iiyama K，Mon H，et al. Draft genome sequence of Entomopathogenic *Serratia liquefaciens* strain FK01. Genome Announc，2014，2（3）：e00609-14.
6. Remuzgo-Martínez S，Aranzamendi-Zaldunbide M，Pilares-Ortega L，et al. Interaction of macrophages with a cytotoxic *Serratia liquefaciens* human isolate. Microbes & Infection，2013，15（s 6-7）：480-490.

10. 普通变形杆菌　*Proteus vulgaris*

　　普通变形杆菌属于肠杆菌科、变形杆菌属，为革兰阴性杆菌，两端钝圆，有明显的多形性，呈球形或丝状。有周身鞭毛，运动活泼。兼性厌氧。在普通固体培养基上菌落呈迁徙生长，此现象可被 0.1% 苯酚或 0.01% 叠氮化钠抑制。在肠道选择培养基上可形成圆形、无色半透明、乳糖不发酵的菌落，在 SS 培养基上菌落中心呈黑色。脲酶阳性。

　　普通变形杆菌广泛存在于水、土壤腐败的有机物以及人和动物的肠道中，为条件致病菌，多为继发感染，可引起伤口感染、肺炎、泌尿道感染和血流感染等医院获得性感染。治疗药物同黏质沙雷菌（图 1-2-18）。

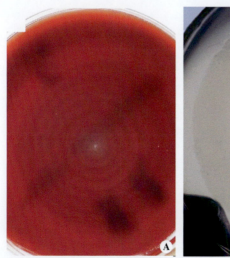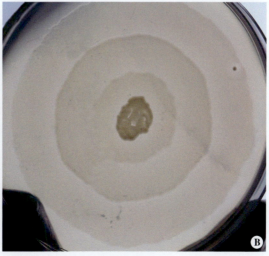

图 1-2-18　普通变形杆菌的迁徙生长现象
A. 普通变形杆菌在血琼脂平板上迁徙生长；B. 普通变形杆菌在营养琼脂培养基上呈迁徙生长

文献

1. 陈灏珠，林果为，王吉耀 . 实用内科学 . 第 14 版 . 北京：人民卫生出版社，2013.

2. Lee YJ，Jung IO，Oh DY. A rare case of ecthyma gangrenosum caused by *Proteus vulgaris* and *Candida albicans* in a patient with castleman disease. Arch Plast Surg，2015，42（6）：805-807.

3. Palusiak A，Siwińska M，Zabłotni A. *Proteus mirabilis* RMS 203 as a new representative of the O13 *Proteus serogroup*. Acta Biochim Pol，2015，12（8）：79-93.

4. Wu YL，Liu KS，Yin XT，et al. GlpC gene is responsible for biofilm formation and defense against phagocytes and imparts tolerance to pH and organic solvents in *Proteus vulgaris*. Genet Mol Res，2015，14（3）：10619-10629.

5. Chen Z，Li Y，Yuan Q. Expression，purification and thermostability of MBP-chondroitinase ABC I from *Proteus vulgaris*. Int J Biol Macromol，2015，72：6-10.

6. Biswa P，Doble M. Production of acylated homoserine lactone by a novel marine strain of *Proteus vulgaris* and inhibition of its swarming by phytochemicals. Microbiology，2014，160（10）：2170-2177.

三、厌氧性细菌

1. 破伤风梭菌 *Clostridium tetani*

破伤风梭菌属于芽胞杆菌科、梭菌属，菌体细长，有周鞭毛，芽胞正圆形，比菌体大，位于菌体顶端，似鼓槌状，是本菌形态上的特征。初期培养物为革兰染色阳性，带上芽胞的菌体易转为革兰染色阴性。专性厌氧，普通培养基上不易生长，在血琼脂平板上有明显溶血环，最适生长温度为37℃ pH 7.0～7.5，营养要求不高，在普通琼脂平板上培养24～48小时后，可形成直径1 mm以上不规则的菌落，中心紧密，周边疏松，似羽毛状菌落，易在培养基表面迁徙扩散。在疱肉培养基中培养，肉汤浑浊，肉渣部分被消化，微变黑，产生气体，生成甲基硫醇（有腐败臭味）及硫化氢。

破伤风梭菌是破伤风的病原菌，为外源性感染。当机体受到外伤，创口被污染，或分娩时使用不洁器械剪断脐带等情况下，该菌可侵入。破伤风梭菌致病条件包括机体缺乏特异性免疫力和局部形成厌氧微环境。临床典型症状是咀嚼肌痉挛所造成的苦笑貌、牙关紧闭及角弓反张。自主神经系统功能紊乱可产生心律不齐、血压波动和大量出汗。治疗包括正确处理伤口，注射破伤风抗毒素或人抗破伤风免疫球蛋白进行特异性治疗，选用红霉素行抗菌治疗。我国已将百日咳菌苗、白喉类毒素和破伤风类毒素混合为三联疫苗列入儿童计划免疫（图1-3-1，图1-3-2）。

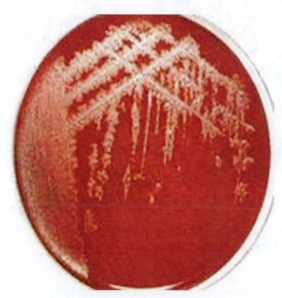

图 1-3-1　破伤风梭菌在血平板上的生长现象
破伤风梭菌在血平板上呈疏松羽毛状菌落

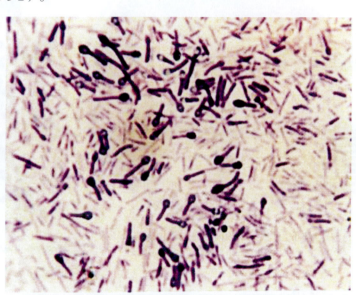

图 1-3-2　破伤风梭菌的镜下形态（革兰染色，1000×）
破伤风梭菌镜下形态呈革兰染色阳性，鼓槌状

文献

1. 马亦林，李兰娟. 传染病学. 第5版. 上海：上海科学技术出版社，2011.

2. Mcinyre PB，Burgess MA，Egan A，et al. Booster vaccination of adults with reduced-antigen-content diphtheria，tetanus and pertussis vaccine：immunogenicity 5 yeras post-vaccination. Vaccine，2009，27（7）：1062-1066.

3. Ganesh M，Sheikh NK1，Shah P，et al. Detection of *Clostridium tetani* in human clinical samples using tetX specific primers targeting the neurotoxin. J Infect Public Health，2015，pii：S1876-0341（15）00141-0.

4. Hanif H，Anjum A，Ali N，et al. Isolation and antibiogram of *Clostridium tetani* from clinically diagnosed tetanus patients. Am J Trop Med Hyg，2015，93（4）：752-756.

5. Brüggemann H，Brzuszkiewicz E，Chapeton-Montes D，et al. Genomics of *Clostridium tetani*. Res Microbiol，2015，166（4）：326-331.

6. Fournier PE，Levy PY，Million M，et al. Genome of a chronic osteitis-causing *Clostridium tetani*. New Microbes New Infect，2014 Jan，2（1）：25-26.

2. 产气荚膜梭菌　*Clostridium perfringens*

　　产气荚膜梭菌属于芽胞杆菌科、梭菌属，为革兰阳性粗短大杆菌，菌体两端钝圆，单个或成双排列，偶见链状。芽胞椭圆形，位于菌体中央或次极端，芽胞直径不大于菌体。厌氧，但要求不严格，血琼脂平板可有双层溶血环。糖发酵能力强，产酸产气。本菌的特征之一是在牛乳培养基中呈暴烈发酵现象。

　　产气荚膜梭菌可产生外毒素和多种侵袭性酶类，可破坏细胞膜、血管内皮细胞和分解糖类，导致细胞坏死、组织水肿、充气等病变。该菌是引起气性坏疽的主要病原菌，致病条件与破伤风梭菌相似。第一次和第二次世界大战时分别有 5% 和 0.3% ~ 0.7% 的创伤发生气性坏疽。朝鲜战争和越南战争时的发生率分别降至 0.2% 和 0.0002%，反映了战伤中强调迅速彻底清创、改进战伤处理所取得的成绩。临床表现为组织胀痛剧烈、水气夹杂，触诊有捻发感，大块组织坏死并有恶臭，毒素入血引起脓毒血症和休克。食入被该菌污染的食物可引起食物中毒。治疗包括扩创手术、大剂量注射青霉素、注射气性坏疽多价抗毒素和高压氧舱法（图 1-3-3，图 1-3-4）。

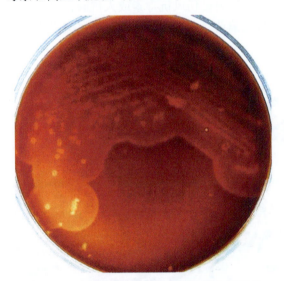

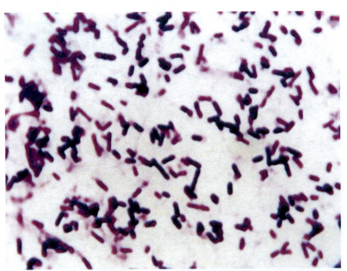

图 1-3-3　产气荚膜梭菌在血平板上的生长现象
产气荚膜梭菌在血平板上可见双层溶血环

图 1-3-4　产气荚膜梭菌的镜下形态（革兰染色，1000×）
产气荚膜梭菌镜下呈革兰阳性粗短大杆菌，两端钝圆

文献

1. 马亦林，李兰娟. 传染病学. 第 5 版. 上海：上海科学技术出版社，2011.
2. Doblecki-Lewis S，Palaios E，Bejarano PA，et al. Hepatic gas gangrene following orthotopic liver transplantation：three cases treated with re-transplantation and a review of the literature. Transpl Infect Dis，2008，10：280-285.
3. Latorre JD，Hernandez-Velasco X，Kuttappan VA，et al. Selection of *Bacillus spp.* for cellulase and xylanase production as direct-fed microbials to reduce digest viscosity and *Clostridium perfringens* proliferation using an in vitro digestive model in different poultry diets. Front Vet Sci，2015，2：25.
4. Oda M，Terao Y，Sakurai J，et al. Membrane-binding mechanism of *Clostridium perfringens* alpha-toxin. Toxins（Basel），2015，7（12）：5268-5275.
5. Dolan GP，Foster K，Lawler J，et al. An epidemiological review of gastrointestinal outbreaks associated with *Clostridium perfringens*，North East of England，2012-2014. Epidemiol Infect，2015，16：1-8.
6. Wisniewski JA，Traore DA，Bannam TL，et al. TcpM，a novel relaxase that mediates transfer of large conjugative plasmids from *Clostridium perfringens*. Mol Microbiol，2015，doi：10. 1111/mmi. 13270.

3. 肉毒梭菌 *Clostridium botulinum*

肉毒梭菌属于芽胞杆菌科、梭菌属，为革兰阳性粗短杆菌，单独或成双排列，有周身鞭毛，20 ~ 25℃时在菌体次级端形成椭圆形芽胞，芽胞大于菌体，使细菌呈汤匙状或网球拍状。严格厌氧，在血平板上有 β 溶血，在乳糖卵黄牛奶平板上，菌落周围出现浑浊圈。

肉毒梭菌产生的神经毒素即肉毒毒素，是最强的神经麻痹毒素之一，是该菌主要的致病物质。食入被肉毒毒素污染的食物引起神经型食物中毒，称为肉毒中毒。常见引起中毒的食品有腊肠、香肠、鱼及罐头制品及发酵豆制品等。临床上以出现运动中枢神经系统麻痹和延髓麻痹为特征，很少见肢体瘫痪，一般不发热，神志清楚。早期注射 A、B、E 三型多价抗毒素血清对本病有特效，尽早用5%碳酸氢钠或1：4000高锰酸钾溶液洗胃，维持呼吸功能，防止肺部感染的发生可挽救生命（图 1-3-5，图 1-3-6）。

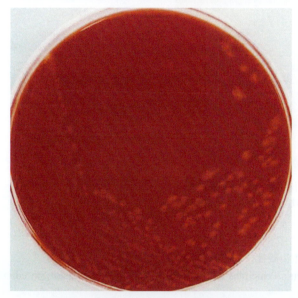 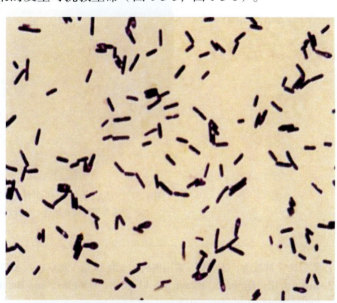

图 1-3-5　肉毒梭菌在血平板上的生长现象
肉毒梭菌在血平板上可见 β 溶血环

图 1-3-6　肉毒梭菌的镜下形态（革兰染色，1000×）
肉毒梭菌镜下形态呈革兰染色阳性，杆菌，呈汤匙状或网球拍状

文献

1. 陈灏珠，林果为，王吉耀．实用内科学．第 14 版．北京：人民卫生出版社，2013.
2. Bennett JE，Dolin R，Blaser MJ. Mandell，Douglas，and Bennett's Principles and Practice of Infectious Diseases. 8th ed. Philadelphia：Elsevier，2015
3. Eswaramoorthy S，Sun J，Li H，et al. Molecular assembly of *Clostridium botulinum* progenitor M complex of type E. Sci Rep，2015，5：17795.
4. Hospital XF，Hierro E，Stringer S，et al. A study on the toxigenesis by *Clostridium botulinum* in nitrate and nitrite-reduced dry fermented sausages. Int J Food Microbiol，2015，218：66-70.
5. Zeiller M，Rothballer M，Iwobi AN，et al. Systemic colonization of clover（Trifolium repens）by *Clostridium botulinum* strain 2301. Front Microbiol，2015，6：1207.
6. Skarin H，Lindgren Y，Jansson DS. Investigations into an outbreak of botulism caused by *Clostridium botulinum* type C/D in laying hens. Avian Dis，2015，59（2）：335-340.

4. 脆弱类杆菌 *Bacteroides fragilis*

脆弱类杆菌属于拟杆菌科、类杆菌属，为革兰染色阴性，着色不均，两端圆而浓染，中间不着色或染色较浅，似空泡，无芽胞，部分有菌毛，专性厌氧，能分解胆汁七叶苷。

　　脆弱类杆菌正常寄居于人和动物的肠道、口腔、上呼吸道和生殖道，为条件致病菌。产肠毒素脆弱类杆菌能够引起脓毒血症、脑脓肿、口腔感染、呼吸道感染、尿路感染、腹腔内感染、女性生殖道和盆腔感染等。治疗包括切开引流、抗菌治疗（甲硝唑、亚胺培南、克林霉素、头孢西丁等）及高压氧舱法（图 1-3-7）。

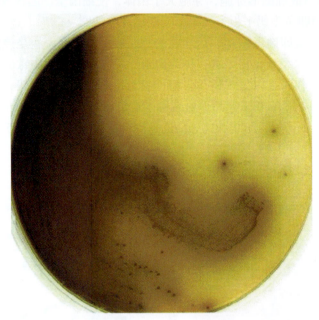

图 1-3-7　脆弱类杆菌在胆汁七叶苷培养基上的生长现象
脆弱类杆菌在胆汁七叶苷培养基上呈黑色菌落

文献

1. 陈灏珠，林果为，王吉耀 . 实用内科学 . 第 14 版 . 北京：人民卫生出版社，2013.

2. Bennett JE，Dolin R，Blaser MJ. Mandell，Douglas，and Bennett's Principles and Practice of Infectious Diseases. 8th ed. Philadelphia：Elsevier，2015.

3. Risse J，Thomson M，Patrick S，et al. A single chromosome assembly of *Bacteroides fragilis* strain BE1 from illumina and minION nanopore sequencing data. Gigascience，2015，4：60.

4. Tomoyose T，Nakachi S，Nishi Y，et al. Giant septic lymphadenitis with marked gas formation caused by *Bacteroides fragilis* in a patient with adult T-cell leukemia/lymphoma. Intern Med，2015，54（22）：2919-2922.

5. Aitchison A，Frizelle FA，Keenan JI. PCR detection of *Bacteroides fragilis* enterotoxin gene relies on robust primer design. J Clin Microbiol，2015，pii：JCM. 02785-15.

6. Hsieh CY，Chang MY，Chen KH，et al. Concurrent *Cytomegalovirus colitis* and *Bacteroides fragilis* peritonitis in a peritoneal dialysis patient. Perit Dial Int，2015，35（5）：587-588.

四、呼吸道感染细菌

1. 结核分枝杆菌 *Mycobacterium tuberculosis*

结核分枝杆菌属于分枝杆菌属，菌体为细长略带弯曲的杆状。细菌细胞壁脂质含量较高而不易染色，所以一般不用革兰染色法，分枝杆菌一般用齐尼（Ziehl-Neelsen）抗酸染色法，分枝杆菌呈红色，其他细菌和背景为蓝色。专性需氧，营养要求较高，常用的有罗氏（Lowenstein-Jensen，L-J）固体培养基，内含蛋黄、甘油、马铃薯、无机盐和孔雀绿等。最适温度为37℃，生长缓慢。结核分枝杆菌每分裂一代需时18～24小时，在固体培养基上培养2～5周才出现肉眼可见的菌落，典型的菌落为粗糙型，如菜花样（图1-4-1，图1-4-2）。

1882年，德国科学家科赫（Koch）首先从结核病人的痰中发现了结核分枝杆菌，并证实结核病的病原菌是结核分枝杆菌。结核病是由结核分枝杆菌引起的全身慢性感染性疾病。结核病存在至少有5000年历史。1922年Calmettee和Guerin发现卡介苗接种用于预防结核病，1944年前后链霉素、异烟肼、利福平等抗结核药物相继问世，结核病的诊断、治疗、控制方面已进入一个新的时期。在世界卫生组织2015年全球结核病报告中，全世界有20亿人感染过结核分枝杆菌，2014年约有960万新发病例，150万人死于结核病。结核病对全人类生命健康的威胁仍然十分严峻，尤其是出现的结核分枝杆菌和艾滋病毒的合并感染（结核/艾滋病毒）以及耐多药和广泛耐药结核病，使结核病控制活动更趋复杂、更为艰巨。

结核病的传染源是排菌的患者和动物，可通过多途径传播，以呼吸道传播为主。结核病以肺结核最为常见，临床多呈慢性过程，表现为低热、盗汗、咳痰、咯血等。病菌还可侵袭浆膜腔、淋巴结、泌尿生殖系统、肠道、肝脏、骨关节和皮肤等多种脏器和组织。抗结核药物有异烟肼、利福平、吡嗪酰胺、链霉素、乙胺丁醇等，直接督导下的短程化疗（DOTS）是目前控制结核战略的核心要素。在结核病有效疫苗研制成功前，卡介苗仍是目前进行特异性防治的首选疫苗。世界卫生组织将3月24日定为世界防治结核病日，呼吁为全球防治结核病做出新的承诺和采取新的行动。

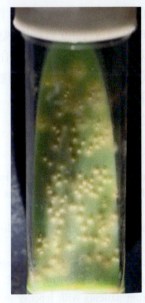

图1-4-1　结核分枝杆菌在L-J培养基上的
生长现象

结核分枝杆菌在L-J培养基上呈粗造型、菜花样菌落

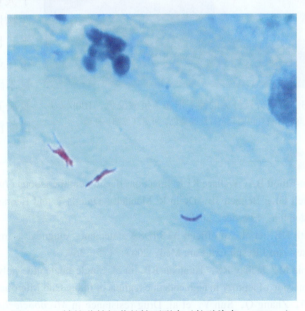

图1-4-2　结核分枝杆菌的镜下形态（抗酸染色，1000×）

结核分枝杆菌镜下形态抗酸染色呈红色，散在或成簇排列，背景呈蓝色

文献

1. 马亦林，李兰娟 . 传染病学 . 第 5 版 . 上海：上海科学技术出版社，2011.

2. Bennett JE，Dolin R，Blaser MJ. Mandell，Douglas，and Bennett's Principles and Practice of Infectious Diseases. 8th ed. Philadelphia：Elsevier，2015.

3. Padhi S，Ravichandran K，Sahoo J，et al. Hemophagocytic lymphohistiocytosis：An unusual complication in disseminated *Mycobacterium tuberculosis*. Lung India，2015，32（6）：593-601.

4. 谷俊莹，钟筑宁，胡贤荣，等 . 结核杆菌对小鼠巨噬细胞吞噬功能的影响观察 . 贵州医药，2005，29（12）：1129-1131.

5. 王豫萍，王和 . 结核分枝杆菌稳定 L 型致病性的研究 . 检验医学，2001，16（z1）：14-16.

6. Liao YC，Liu TT，Chang JR，et al. Draft genome sequence of *Mycobacterium tuberculosis* clinical strain W06, a prevalent Beijing genotype isolated in Taiwan. Genome Announc，2015，3（6）pii：e01460-15.

2. 麻风分枝杆菌　*Mycobacterium leprae*

麻风分枝杆菌最初由挪威学者 Hansen 在 1873 年从麻风患者的皮肤结节中发现。该菌菌体细长、略带弯曲，较结核分枝杆菌短而粗，常呈束状排列（图 1-4-3）。抗酸染色着色均匀。麻风分枝杆菌是一种典型胞内寄生菌，病人渗出物标本涂片中可见大量麻风分枝杆菌存在于细胞内，这种细胞胞浆呈泡沫状，称为麻风细胞。麻风分枝杆菌在体外人工培养至今仍未成功。犰狳可自然感染麻风杆菌，在感染麻风杆菌的犰狳或人体组织中可发现独特的 O-diphenoloxidase，或许是麻风杆菌感染的特征。

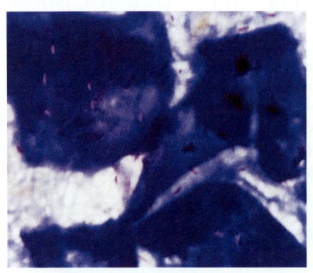

图 1-4-3　麻风分枝杆菌的镜下形态（抗酸染色，1000×）
麻风分枝杆菌组织刮片抗酸染色，可见红色细长杆菌

麻风分枝杆菌是麻风的病原菌，麻风是一种慢性传染病，麻风可分为麻风结节型和结核样型。麻风分枝杆菌主要侵犯组织是皮肤、浅部神经、鼻咽喉部、眼睛、睾丸等，晚期可侵犯深部组织和器官。病理表现为皮肤、黏膜和神经末梢的损害，深部组织形成肉芽肿，少数极端未治疗病例可出现由于皮肤浸润感染和神经功能紊乱导致的容貌损毁。据研究，麻风病的传播最可能是由于儿童期长时间暴露于大量麻风分枝杆菌中，鼻腔分泌物是主要的传染性物质，暴露的儿童发病率约 10%，潜伏期 2 ~ 10 年。目前，全球有超过 1000 万例麻风病人，主要分布在亚洲。临床治疗麻风病需要长期治疗，砜类（如氨苯砜）是一线选用药物，其他有效药物包括利福平、氯法齐明、二甲胺四环素、克拉霉素、氟喹诺酮等。目前没有特异性预防方法。

文献

1. Brown-Elliott BA，Wallace RJ Jr. Infections due to nontuberculous *Mycobacteria* other than *Mycobacterium* avium-intracellulare// Mandell GL，Bennett JE，Dolin R. Mandell，Douglas，and Bennett's Principles and Practice of Infectious Diseases. 7th ed. Philadelphia：Elsevier，2010.

2. Griffith DE，et al. An official ATS/IDSA statement：diagnosis，treatment，and prevention of nontuberculous mycobacterial diseases. Am J Respir Crit Care Med，2007，175：367.

3. Lavania M，Jadhav RS，Turankar RP，et al. Single nucleotide polymorphisms typing of *Mycobacterium leprae* reveals focal transmission of leprosy in high endemic regions of India. Clin Microbiol Infect，2013，19（11）：1058-1062.

4. Liu D，Zhang Q，Sun Y，et al. Drug resistance in *Mycobacterium leprae* from patients with leprosy in China. Clin Exp Dermatol，2015，40（8）：908-911.

5. Gayathriy B，Maria P，Rahul S，et al. The armadillo as an animal model and reservoir host for *Mycobacterium leprae*. Clin Dermatol，2015，33（1）：108-115.

6. Jenny LRF，Alexis D，Anayma EE，et al. Comparison of four DNA extraction methods for the detection of *Mycobacterium leprae* from Ziehl-Neelsen-stained microscopic slides. International Journal of Mycobacteriology，2015，4（4）：284-289.

3. 白喉棒状杆菌　*Corynebacterium diphtheriae*

白喉棒状杆菌属于棒状杆菌属，为革兰阳性杆菌，菌体大小、长短不一，排列成 V、L 等字母状，一端或两端膨大呈棒状。Albert 染色可见异染颗粒。营养要求较高，需吕氏血清斜面、亚碲酸钾血琼脂平板培养，在吕氏血清斜面上菌落为小灰白色，亚碲酸血琼脂平板上呈现黑色的典型菌落（图 1-4-4，图 1-4-5）。

白喉棒状杆菌是白喉的病原菌，白喉棒状杆菌存在于白喉患者及带菌者的鼻腔、咽喉部，随飞沫或污染的物品传播。白喉毒素是主要致病物质，致黏膜上皮细胞坏死和局部炎症反应，毒素进入血流可造成多个器官组织的毒性反应，常见心肌坏死、脂肪浸润、肝脏、肾脏和肾上腺细胞受损和出血。坏死的上皮细胞和渗出物在咽喉部可形成灰白色假膜，不易剥离，强行剥离可致出血。

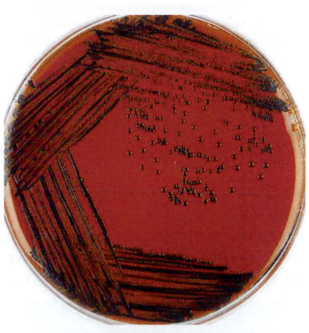

图 1-4-4　白喉棒状杆菌在亚碲酸钾血琼脂平板上的生长现象
白喉棒状杆菌在亚碲酸钾血琼脂平板上呈黑色菌落

白喉是一种儿童急性呼吸道传染病，好发年龄为 6～8 岁，约 75% 病例在发展中国家。有效预防白喉的措施主要是进行人工免疫，疫苗是白喉类毒素，常结合破伤风类毒素和百日咳疫苗制备成三联疫苗，给儿童接种。白喉抗毒素可用于紧急预防和特异性治疗，也可选用红霉素和四环素。虽然敏感抗生素可抑制白喉棒状杆菌生长，但对病程几无影响。

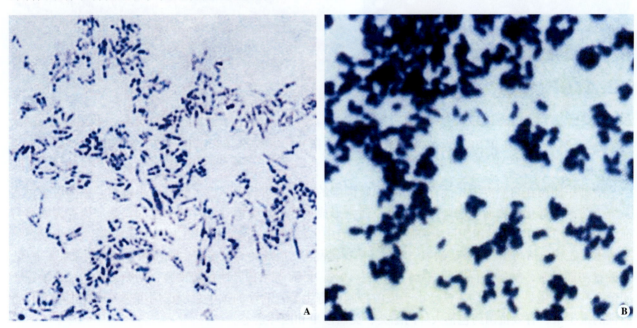

图 1-4-5　白喉棒状杆菌的镜下形态（1000×）
白喉棒状杆菌革兰染色阳性，呈棒状（A）；亚甲基蓝染色可见深染的异染颗粒（B）

文献

1. Funke G，et al. Clinical microbiology of *Coryneform bacteria*. Clin Microbiol Rev，1997，10：125.
2. Bhagat S，Grover SS，Gupta N，et al. Persistence of *Corynebacterium diphtheriae* in Delhi & National Capital Region（NCR）. Indian J Med Res，2015，142（4）：459-461.

3. Zasada AA. *Corynebacterium diphtheriae* infections currently and in the past. Przegl Epidemiol，2015，69（3）：439-444.

4. Sangal V，Blom J，Sutcliffe IC，et al. Adherence and invasive properties of *Corynebacterium diphtheriae* strains correlates with the predicted membrane-associated and secreted proteome. BMC Genomics，2015，16（1）：765.

5. Sing A，Konrad R，Meinel DM，et al. *Corynebacterium diphtheriae* in a free-roaming red fox：case report and historical review on diphtheria in animals. Infection，2015，Sep 30.

6. Reardon-Robinson ME，Osipiuk J，Jooya N，et al. A thiol-disulfide oxidoreductase of the Gram-positive pathogen *Corynebacterium diphtheriae* is essential for viability，pilus assembly，toxin production and virulence. Mol Microbiol，2015，doi：10. 1111/mmi. 13172.

4. 嗜肺军团菌 *Legionella pneumophila*

1976 年美国宾夕法尼亚州退伍军人军团在费城一个旅馆开会，约 4400 名代表及家属中共有 221 人相继发生肺炎，其中 34 人死亡。6 个月后分离并鉴定出病原体同一种过去未曾加以分类的细菌，遂命名为嗜肺军团菌。嗜肺军团菌为革兰阴性杆菌，无芽胞，无荚膜（图 1-4-6，图 1-4-7）。严格需氧，营养要求苛刻，生长缓慢，在活性炭酵母提出物（BCYE）琼脂培养基上、pH6.7 ～ 7.0、35℃含 2.5% ～ 5% 的 CO_2 的空气中缓慢生长，培养 3 ～ 5 天可形成 1 ～ 5 mm 的白色菌落，并有特殊臭味。

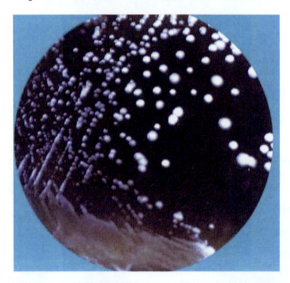

图 1-4-6　嗜肺军团菌在 BCYE 平板上的生长现象
嗜肺军团菌在 BCYE 平板上呈白色菌落

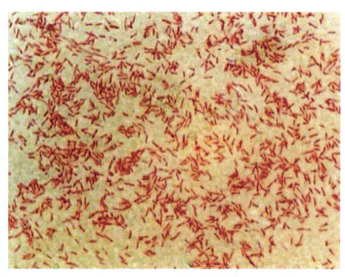

图 1-4-7　嗜肺军团菌的镜下形态（革兰染色，1000×）
嗜肺军团菌革兰染色阴性，呈杆菌

嗜肺军团菌在自然界中广泛存在，喜温暖潮湿的环境，可与阿米巴一起形成生物膜。该菌可经供水系统、溶洞和雾化吸入而引起肺炎型感染，通常形成大叶性、节段性或片状肺浸润，病理检查无明显特征。嗜肺军团菌可在人肺组织巨噬细胞和单核细胞中生长繁殖，造成细胞核组织破坏。临床表现发病急、病情重，症状包括高热、干咳、缺氧、腹泻、精神错乱等，临床检查可能有白细胞增多、低钠血症、血尿，或肝肾功能异常，暴发流行期间，死亡率可达 10%。目前尚无特异性预防措施，切断传播途径、消除军团菌存在的环境是主要预防方法。由于该菌是胞内寄生菌，治疗的抗生素须选用可进入巨噬细胞并具备活性的抗生素，有效抗菌药包括大环内酯类、莫西沙星和四环素等。

文献

1. Tomizawa Y，Hoshino Y，Sasaki F，et al. Diagnostic utility of splenial lesions in a case of *Legionnaires' Disease* due to *Legionella pneumophila* serogroup 2. Intern Med，2015，54（23）：3079-3082.

2. Rhoads WJ，Ji P，Pruden A，et al. Water heater temperature set point and water use patterns influence *Legionella pneumophila* and associated microorganisms at the tap. Microbiome，2015，3（1）：67.

3. Bugalhão JN，Mota LJ，Franco IS. Identification of regions within the *Legionella pneumophila* VipA effector protein involved in

actin binding and polymerization and in interference with eukaryotic organelle trafficking. Microbiologyopen，2015，doi：10. 1002/mbo3. 316.

4. He J，Zhang J，He Y，et al. Construction of recombinant Mip-FlaA dominant epitope vaccine against *Legionella pneumophila* and evaluation of the immunogenicity and protective immunity. Immunol Res，2015，Nov 25.

5. Abbott ZD，Flynn KJ，Byrne BG，et al. csrT represents a new class of csrA-like regulatory genes associated with integrative conjugative elements of *Legionella pneumophila*. J Bacteriol，2015，pii：JB. 00732-15.

6. Pancer KW. Cross-reactions in IgM ELISA tests to *Legionella pneumophila* sg1 and Bordetella pertussis among children suspected of legionellosis；potential impact of vaccination against pertussis? Cent Eur J Immunol，2015，40（2）：180-187.

5. 肺炎克雷伯菌 *Klebsiella pneumoniae*

　　肺炎克雷伯菌属于肠杆菌科、克雷伯菌属，为革兰阴性杆菌，无鞭毛和芽胞，有荚膜。兼性厌氧，营养要求不高，菌落大而厚实、光亮，相邻菌落融合，接种针可挑出长丝状，在麦康凯培养基上成黏液性、红色的菌落（图1-4-8）。

　　肺炎克雷伯菌存在于人体上呼吸道和肠道，当机体抵抗力降低时引起肺炎、尿路感染等，约5%的细菌性肺炎是由肺炎克雷伯菌引起的，是重要条件致病菌和医源性感染菌，是十大医源性感染菌之一。也是院内感染败血症的重要病原菌，病死率较高。抗菌治疗首选第三代头孢菌素如头孢哌酮/舒巴坦、头孢他啶，或联用氨基糖苷类。近年来肺炎克雷伯

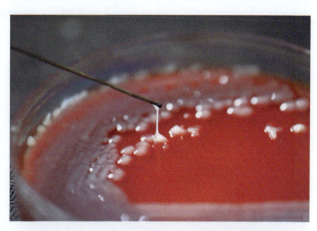

图 1-4-8 肺炎克雷伯菌在血平板上的生长现象
肺炎克雷伯菌在血平板上形成灰白色、黏液状的菌落和拉丝现象

菌产超广谱酶（ESBL）逐渐增多，对第三代头孢菌素耐药性增加，可选用碳青霉烯类、头霉素类或带酶抑制剂药物。重症肺炎多有肺组织损伤，慢性病例有时需行肺叶切除。

文献

1. Abbott S. *Klebsiella*，*Enterobacter*，*Citrobacter*，*Serratia*，*Plesiomonas*，and other Enterobacteriaceae//Murray PR et al（editors）. Manual of Clinical Microbiology，9th ed. Washington：ASM Press，2007.

2. Fraenkel-Wandel Y，Raveh-Brawer D，Wiener-Well Y，et al. Mortality due to blaKPC *Klebsiella pneumoniae* bacteraemia. J Antimicrob Chemother，2015，pii：dkv414.

3. García C，Astocondor L，Rojo-Bezares B，et al. Molecular characterization of extended-spectrum β-lactamase-producer *Klebsiella pneumoniae* isolates causing neonatal sepsis in Peru. Am J Trop Med Hyg，2015，pii：15-0373.

4. 万珊，费樱，杨焕婕，刘宝. 1051株临床肺炎克雷伯菌的药敏分析. 中华医院感染学杂志，2011，20：4374-4375.

5. Candan ED，Aksöz N. *Klebsiella pneumoniae*：characteristics of carbapenem resistance and virulence factors. Acta Biochim Pol，2015，Dec 4

6. Marsh JW，Krauland MG，Nelson JS，et al. Genomic epidemiology of an endoscope-associated outbreak of *Klebsiella pneumoniae* carbapenemase（KPC）-producing K. pneumoniae. PLoS One，2015，10（12）：e0144310.

五、动物源性细菌

1. 炭疽芽胞杆菌（炭疽杆菌） *Bacillus anthracis*

炭疽芽胞杆菌是最早发现的人类致病菌之一，1850 年就在病死绵羊的血中发现本菌，1877 年由 Robert Koch 纯培养成功，1881 年 Pasteur 制备了炭疽减毒活疫苗。炭疽芽胞杆菌是致病菌中最大的革兰阳性杆菌，两端平切，排列似竹节状，无鞭毛，无动力，本菌在氧气充足，温度适宜（25～30℃）的条件下易形成芽胞。本菌专性需氧，在普通培养基中易培养，菌落呈毛玻璃状，边缘不整齐，呈卷发状，有毒株在 $NaHCO_3$ 平板，$10\% CO_2$ 培养下，形成黏液状菌落（有荚膜），用接种针挑取时呈黏丝状（图 1-5-1，图 1-5-2）。

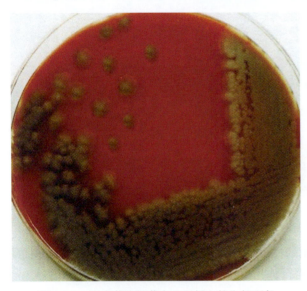

图 1-5-1　炭疽芽胞杆菌在血平板上的生长现象
炭疽芽胞杆菌在血平板上呈毛玻璃状，卷发样菌落

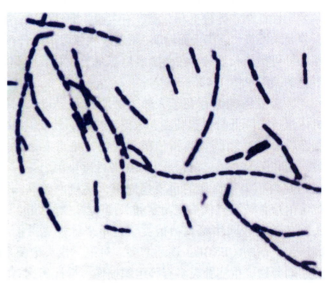

图 1-5-2　炭疽芽胞杆菌的镜下形态（革兰染色，1000×）
革兰阳性杆菌，呈竹节状排列

炭疽芽胞杆菌能引起羊、牛、马等动物及人类的炭疽病，人类感染主要是通过接触受感染的动物或其产品。炭疽杆菌孢子通过受伤皮肤（引起皮肤炭疽）或黏膜（引起胃肠炭疽），或芽胞被吸入到肺（引起肺炭疽），其中以皮肤炭疽最常见。侵入机体的孢子在侵入组织局部出芽，生长繁殖，产生炭疽毒素，导致组织水肿和充血，繁殖的炭疽杆菌可通过淋巴管扩散到血液，引起败血症导致死亡。常在牧区暴发流行，疾病有明显的职业性和地区性。人类大约 95% 的病例是皮肤炭疽和 5% 的吸入性炭疽，胃肠道炭疽热是非常罕见的，仅有少量报道来自非洲、亚洲和美国等地，因吃了受感染动物的肉而被感染。1979 年，乌克兰 Sverdlovsk 曾发生吸入性炭疽疫情，造成至少 79 人感染，68 人死亡。炭疽杆菌还可被作为生物武器，2001 年美国曾发生"炭疽邮件攻击"事件，导致 22 人受到感染，5 人死亡。

土壤中污染的炭疽芽胞可存活几十年，人炭疽病的控制措施包括：处理动物尸体（焚烧或深埋在石灰坑）；对可能污染的动物产品和物品进行灭菌处理；用减毒活疫苗主动免疫家畜和职业风险高的人员。青霉素为首选，同时可加用四环素、链霉素及氯霉素等，必须早期治疗。

文献

1. Fekete F. Bacillus species and related genera other than *Bacillus anthracis*//Mandell GL，Bennett JE，Dolin R（editors）. Mandell，Douglas and Bennett's Principles and Practice of Infectious Diseases，6th ed. New York. Churchill Livingstone，2005.
2. Campbell JD，Clement KH，Wasserman SS，et al. Safety，reactogenicity，and immunogenicity of a recombinant protective antigen anthrax vaccine given to healthy adults. Human Vaccines，2007，3：205-211.

3. McComb RC, Martchenko M. Neutralizing antibody and functional mapping of *Bacillus anthracis* protective antigen-the first step toward a rationally designed anthrax vaccine. Vaccine, 2015, pii: S0264-410X（15）01667-9.

4. Lekota KE, Mafofo J, Madoroba E, et al. Draft genome sequences of two south African *Bacillus anthracis* strains. Genome Announc, 2015, 3（6）. pii: e01313-15.

5. Bozue JA, Welkos S, Cote CK. The *bacillus anthracis* exosporium: What's the Big "Hairy" Deal?Microbiol Spectr, 2015, 3（5）. doi: 10. 1128/microbiolspec. TBS-0021-2015.

6. Sutton M, Kane SR, Wollard JR. Methyl iodide fumigation of *Bacillus anthracis* spores. J Environ Health, 2015, 78（2）: 14-19.

2. 鼠疫耶尔森菌（鼠疫杆菌） *Yersinia pestis*

鼠疫耶尔森菌是革兰阴性球杆菌，两端浓染，有荚膜（图 1-5-3）。该菌兼性厌氧，最适生长温度为 25 ~ 28℃，初次分离需在培养基中加入动物血液，亚硫酸钠等以促进生长，血琼脂上培养 48 小时后形成黏稠的粗糙菌落，在肉汤培养基中 24 小时表现为沉淀生长，48 小时在液体表面形成菌膜，稍加摇动后菌膜呈钟乳石状下垂。

鼠疫耶尔森菌是引起甲类传染病鼠疫的病原菌。1894 年香港鼠疫流行时，法国学者耶尔森和日本学者北里几乎同时从鼠尸和鼠疫患者尸体中分离出本菌，并明确是鼠疫的病原体。鼠疫是自然疫源性疾病，人与啮齿类感染动物接触或通过鼠蚤而受到感染，可通过气溶胶传播，严重程度和高死亡率均高。鼠疫耶尔森菌进入机体后，可在多形核白细胞和巨噬细胞中生长繁殖，抵抗吞噬作用，进入淋巴组织，造成淋巴结肿大和强烈的炎症反应，并能进入血流广泛扩散。出血性坏死可能会出现在多个组织和器官，常是致死原因。鼠疫曾经是引起数次全球性大流行的传染病——"黑死病"，造成数以百万计的人死亡，该菌是一个潜在的生物武器。鼠疫死亡率可能接近 50%，肺鼠疫死亡率接近 100%。链霉素和氨基糖苷类药物治疗是有效的，强调早期治疗。

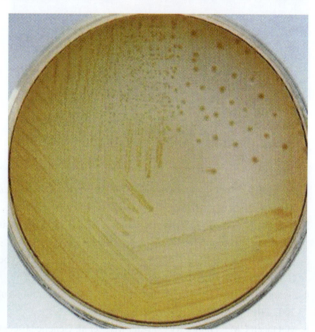

图 1-5-3 鼠疫耶尔森菌在麦康凯平板上的生长现象
鼠疫耶尔森菌在麦康凯平板上形成无色半透明的菌落

文献

1. Dennis DT, Mead PS. *Yersinia species*, including plague//Mandell GL, Bennett JE, Dolin R（editors）. Mandell, Douglas, and Bennett's Principles and Practice of Infectious Diseases, 7th ed. Philadelphia: Elsevier, 2010.

2. Wanger A. *Yersinia*//Murray PR et al（editors）. Manual of Clinical Microbiology. 9th ed. Washington: ASM Press, 2007.

3. Kislichkina AA, Bogun AG, Kadnikova LA, et al. Nineteen whole-genome assemblies of *Yersinia pestis* subsp. microtus, including representatives of *Biovars caucasica*, *talassica*, *hissarica*, *altaica*, *xilingolensis*, and *ulegeica*. Genome Announc, 2015, 3（6）. pii: e01342-15.

4. Leiser OP, Merkley ED, Clowers BH, et al. Investigation of *Yersinia pestis* laboratory adaptation through a combined genomics and proteomics approach. PLoS One, 2015, 10（11）: e0142997.

5. Mayboroda O, Benito AG, Del Rio JS, et al. Isothermal solid-phase amplification system for detection of *Yersinia pestis*. Anal Bioanal Chem, 2015, Nov 13.

6. Nozadze M, Zhgenti E, Meparishvili M, et al. Comparative proteomic studies of *Yersinia pestis* strains isolated from natural foci in the Republic of Georgia. Front Public Health, 2015, 3: 239.

3. 马红球菌 *Rhodococcus equi*

第一株马红球菌是于 1923 年在瑞典从马驹肺脏中分离得到，曾一度被归为棒状杆菌属，后发现有些不符合棒状杆菌属的特性，因而在 1986 年出版的《伯杰氏细菌学分类手册》第 2 卷中被列入红球菌属。马红

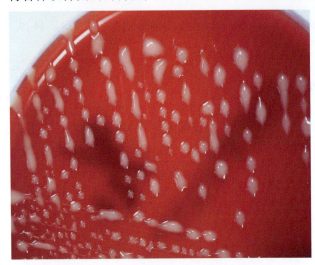

球菌是革兰染色阳性、抗酸染色弱阳性的多形性杆菌，直径 0.5 mm 左右。形成不透明圆形隆起的黏液状菌落，24 小时后可见产生的红色色素，颜色从粉红到大红均有，大部分菌落产生橘红、橙红色素（图 1-5-4），48 ~ 72 小时后菌落大至 1 ~ 2 mm，易乳化。

该菌在自然界主要存在于土壤和食草动物的粪便中，是马、猪、牛等动物的致病菌，过去引起人类致病极为罕见。近年来，从人类感染性标本中检出本菌的报道呈上升趋势，偶尔可见引起细胞免疫异常患者（如长期使用免疫抑制剂或 AIDS 病人）的坏死性肺炎等感染，被认为是人类机会致病菌。抗菌治疗首选万古霉素和环丙沙星，次选阿米卡星、亚胺培南、红霉素等敏感抗生素，早期大剂量应用，并配合大量输液。

图 1-5-4 马红球菌在血平板上 生长现象
马红球菌在血平板上呈黏液菌落

文献

1. Giguère S，Cohen ND，Keith Chaffin M，et al. *Rhodococcus equi*：clinical manifestations，virulence，and immunity. J Vet Intern Med，2011，Nov 25（6）：1221-1230.

2. Giguère S，Cohen ND，Keith Chaffin M，et al. Diagnosis，treatment，control，and prevention of infections caused by *Rhodococcus equi* in foals. J Vet Intern Med，2011，25（6）：1209-1220.

3. Makrai L，Fodor L，Hajtós I，et al. Three new serotypes of *Rhodococcus equi* in Prescott's serotyping system-short communication. Acta Vet Hung，2015，63（3）：265-270.

4. Fenton CS，Buckley TC. Minimum inhibitory concentrations of erythromycin and rifampin for *Rhodococcus equi* during the years 2007-2014. Ir Vet J，2015，68：23.

5. McQueen CM，Dindot SV，Foster MJ，et al. Genetic susceptibility to *Rhodococcus equi*. J Vet Intern Med，2015，29（6）：1648-1659.

6. Varotti G，Barabani C，Dodi F，et al. Unusual extrapulmonary *rhodococcus equi* infection in a kidney transplant patient. Exp Clin Transplant，2015，doi：10. 6002/ect. 2014. 0176.

六、其他原核细胞型病原微生物

1. 放线菌　*Actinomycetes*

1876 年 Bollinger 最初观察到牛放线菌病，由 Harz 于 1877 年确认该病的病原体是放线菌。1877 年 Israel 首次报告了人体放线菌病解剖病例，由 Wolff 和 Israel 运用厌氧培养法，首次成功培养人型放线菌，继而陆续发现和分离到各种放线菌。放线菌革兰染色阳性，无芽胞、荚膜和鞭毛（图 1-6-1，图 1-6-2）。在放线菌感染的脓汁标本中可见硫磺样颗粒，将其压片或制作组织切片，镜下可见放射状排列。放线菌因菌落呈放线状而得名，在自然界中分布很广，主要以孢子繁殖。放线菌 DNA 中鸟嘌呤和胞嘧啶含量高，有的放线菌的 G + C 含量可高达 70%。放线菌是土壤中的优势菌，与人类的生产和生活关系极为密切，目前广泛应用的抗生素约 70% 是各种放线菌所产生。

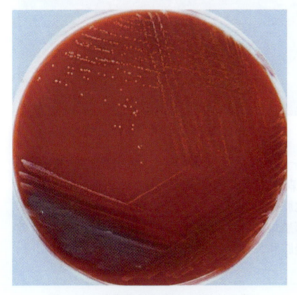

图 1-6-1　放线菌在血平板上的生长现象

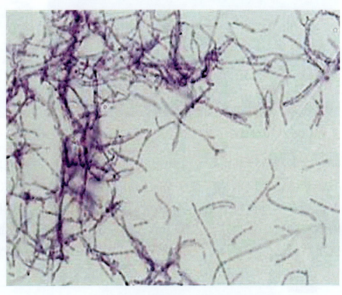

图 1-6-2　放线菌的镜下形态（革兰染色，1000×）
革兰染色阳性，丝状

放线菌大多存在于正常人口腔、上呼吸道、胃肠道等与外界相通的腔道，当机体抵抗力减弱、拔牙等，引起软组织的化脓性炎症，常伴有多发性瘘管形成。对人致病的放线菌主要有衣氏放线菌（*Actinomyces israelii*）、牛型放线菌（*Actinomyces bovis*）、内氏放线菌（*Actinomyces naeslundii*）、黏液放线菌（*Actinomyces viscosus*）和龋齿放线菌（*Actinomyces odontolyticus*）等。

文献

1. Conville PS，Witebsky FG. *Nocardia*，*Rhodococcus*，*Gordonia*，*Actinomadura*，*Streptomyces*，and other aerobic Actinomycetes//Murray PR et al.（editors）. Manual of Clinical Microbiology，9th ed. Washington：ASM Press，2007.
2. Goodfellow AM，Williams ST. Ecology of *Actinomycetes*. Annual Review of Microbiology，1983，37（3）：189-216.
3. Allansmith MR. Medical mycology. the pathogenic fungi and the pathogenic *Actinomycetes*. American Journal of Ophthalmology，1975，79（23）：528.
4. Sundqvist G，Reuterving CO. Isolation of *Actinomyces* israelii from periapical lesion. Journal of Endodontics，1980，6（6）：602-606.
5. Pinilla I，Martín-Hervás C，Gil-Garay E. Primary sternal osteomyelitis caused by *Actinomyces israelii*. Southern Medical Journal，2015，48（1）：96-97.
6. Pine L，Jr HA，Watson SJ. Studies of the morphological，physiological，and biochemical characters of *Actinomyces bovis*. Journal of General Microbiology，1960，23（3）：403-424.

2. 诺卡菌　*Nocardiosis*

　　1889 年，Nocard 从牛鼻疽病分离到一种需氧耐酸性放线菌，命名为鼻疽杆菌。1890 年，Eppinger 首次报告了一例伴有转移性脑脓肿的肺部感染病例，肺部呈"假结核"样改变，标本镜检见分支状菌丝，该菌后来被命名为星形诺卡菌（*Nocardia asteroides*）。诺卡菌是革兰阳性杆菌，有细长的菌丝，菌丝末端不膨大（图 1-6-3）。色素小颗粒压碎染色镜检，可见色素颗粒呈菊花状，抗酸染色为弱阳性。诺卡菌是专性需氧菌，在普通培养基或沙氏琼脂培养基中可缓慢生长，需 5 ~ 7 天可见菌落大小不等，表面有皱褶，颗粒状；不同种类可产生不同色素，如橙红、粉红、黄、黄绿、紫以及其他颜色（图 1-6-4）。

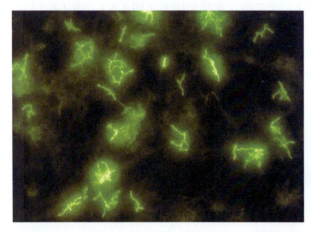
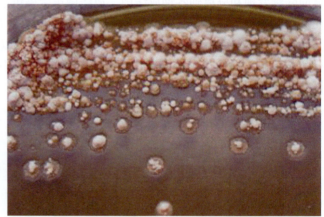

图 1-6-3　诺卡菌的镜下形态（荧光染色，1000 ×）　　　　图 1-6-4　诺卡菌在 SDA 平板上的生长现象

　　诺卡菌广泛分布于土壤和水中,常见感染人的是鼻疽诺卡菌(*Nocardia farcinica*)、星形诺卡菌(*Nocardia asteroides*)、巴西诺卡菌（*Nocardia brasiliensis*）和盖尔森基兴诺卡菌（*Nocardia cyriacigeorgica*）。诺卡菌病多为外源性感染，可因吸入肺部或侵入创口引起化脓感染，临床上更常见机会性感染。星形诺卡菌主要通过呼吸道进入人体引起人的原发性、化脓性肺部感染。临床治疗首选甲氧苄氨嘧啶，其他有效抗生素包括：阿米卡星、亚胺培南、二甲胺四环素、利奈唑胺和头孢噻肟，必要时行外科手术引流或切除。

文献

1. Euzeby JP. Accession date：list of bacterial names with standing in nomenclature. Genus Nocardia，2005.
2. Brown-Elliott BA，Brown JM，Conville PS，et al. Clinical and laboratory features of the *Nocardia* spp. based on current molecular taxonomy. Clin Microbiol Rev，2006，19：259-282.
3. Koh M，Tomita T，Kashiwazaki D，et al. Disseminated *Nocardiosis* complicated by multiple brain abscesses：A case report. No Shinkei Geka，2015，43（12）：1091-1097.
4. Hashemi-Shahraki A，Heidarieh P，Bostanabad SZ，et al. Genetic diversity and antimicrobial susceptibility of *Nocardia* species among patients with *nocardiosis*. Sci Rep，2015，5：17862.
5. Suemori K，Miyamoto H，Murakami S，et al. Pulmonary *Nocardiosis* due to *Nocardia asiatica* in a patient with ANCA-associated vasculitis. Kansenshogaku Zasshi，2015，89（4）：470-475.
6. Kandi V. Human *Nocardia* infections：a review of pulmonary *Nocardiosis*. Cureus，2015，7（8）：e304.

3. 支原体　*Mycoplasma*

　　支原体首先由 Nocard 于 1898 年从胸膜肺炎牛的体内分离，1967 年正式将其命名为支原体。支原体缺乏细胞壁，形态高度不规则（图 1-6-5），质膜含有固醇，细胞直径为 0.3 ~ 0.8 μm，基因组大小为 0.58 ~ 2.20 Mbp。

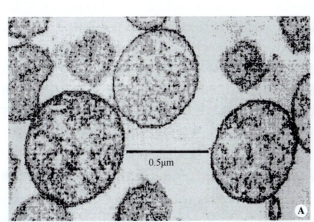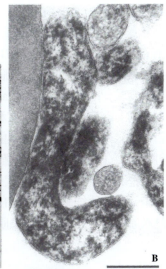

图 1-6-5　支原体的镜下形态

薄层支原体细胞电子显微镜照片，支原体无细胞壁，由三层膜结构组成，细胞浆见淡染的染色体区段及核糖体黑色颗粒（A）；肺炎支原体对绵羊红细胞的吸附，可见绵羊红细胞变形，附着于支原体细胞表面（B）

支原体是能够在人工培养基上缓慢生长繁殖的原核细胞型微生物，在含 1% 琼脂的培养基上形成煎蛋样或桑葚样菌落（图 1-6-6）。由于其较小的基因组，支原体在复制和生存中显示了有限的代谢和生理途径，以至于对宿主氨基酸、核苷酸、脂质和固醇等生物合成前体的严格依赖性。绝大多数支原体分离自呼吸道和泌尿生殖道黏膜。能够寄生于多种宿主，分别可引起哺乳类、鸟类、昆虫及植物的疾病。已发现的人类支原体有 14 个菌种，其中肺炎支原体（*M.fermentans*）、人型支原体（*M.hominis*）、穿透支原体（*M.penetrans*）、生殖支原体（*M.genitalium*）、穿透支原体（*M.penetrans*）及解脲脲原体（*U.urealyticum*）是临床常见的致病性支

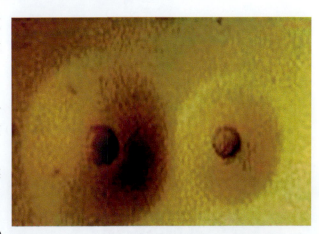

图 1-6-6　支原体在半固体培养基上的生长现象

支原体在半固体培养基上形成的煎蛋样或桑葚样菌落

原体，可引起社区获得性肺炎、盆腔炎症性疾病，有证据表明酵母支原体与海湾战争综合征有关，支原体也往往与许多无法解释的疲劳症状有关。因支原体无细胞壁，故对作用于细胞壁的药物 β- 内酰胺类抗生素不敏感。首选大环内酯类抗菌药物，也可选用四环素类及莫西沙星。

文献

1. Baron S. Medical Microbiology. Galveston：University of Texas Medical Branch at Galveston，1996.
2. Wall F，Pfister RM，Somerson NL. Freeze-fracture confirmation of the presence of a core in the specialized tip structure of *Mycoplasma* pneumoniae. J Bacteriol，1983，154（2）：924-929.
3. Bertin C，Pau-Roblot C，Courtois J，et al. Characterization of free exopolysaccharides secreted by *Mycoplasma mycoides* subsp，*mycoides*. PLoS One，2013，8（7）：e68373.
4. Metwally MA，Yassin AS，Essam TM，et al. Detection, characterization, and molecular typing of human *mycoplasma* spp. [from Major Hospitals in Cairo，Egypt]. Scientific World Journal，2014：549858.

4. 衣原体　*Chlamydiae*

衣原体最早是由宫川米次等（1935）从腹股沟淋巴肉芽肿患者的染色体中作为宫川小体而发现的，被命名为宫川氏体（*Miyagawanella*）（E.Brumpt，1938）。衣原体是一类严格细胞内寄生、能通过细菌

滤器、具有独特发育周期的原核细胞型微生物。基本形态为圆球形与椭圆形，体积大于病毒，直径 250 ~ 500 nm，光学显微镜下可以查见。含微量的细胞壁，但无肽聚糖，由二硫键连接的多肽作为支架。

衣原体没有合成高能化合物 ATP、GTP 的能力，必须由宿主细胞提供，因而成为能量寄生物。衣原体对抑制细菌的抗生素和药物敏感。在活细胞内以二分裂方式繁殖，独特的发育周期中可观察到具有不同形态、结构等特性的两种颗粒，即原体（elementary body，EB）和网状体（reticulate body，RB）。原体为直径 0.2 ~ 0.4 μm 的小球形颗粒，有胞壁，内有核质和核蛋白体，是发育成熟的衣原体，为细胞外形式。原体具有高度的感染性，在宿主细胞外较稳定，无繁殖能力，通过吞饮作用进入胞内，在空泡中逐渐发育、增大成为直径 0.5 ~ 1.0 μm 的网状体。网状体呈圆形或椭圆形，电子致密度较低，无胞壁，代谢活泼，以二分裂方式繁殖，为细胞内形式，无感染性。含有大量子代原体和网状体的空泡称为包涵体（图 1-6-7）。成熟的原体从宿主细胞中释放，感染新的易感细胞，开始新的发育周期。对人类致病的衣原体主要包括沙眼衣原体、肺炎嗜热衣原体和鹦鹉热衣原体，常见外源性感染眼结膜、呼吸道或外生殖器，也可引起内源性感染或垂直感染。

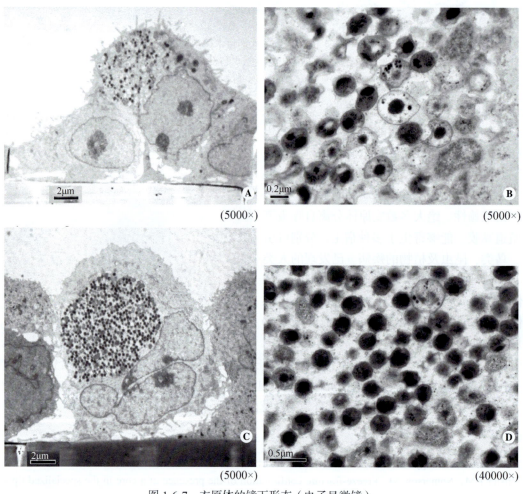

图 1-6-7　衣原体的镜下形态（电子显微镜）

成熟的衣原体包涵体（A）、网状体（B）、充满了大量原体的包涵体（C）、原体及少量网状体（D）

文献

1. Törmäkangs L，Markkula E，Lounatmaa K，et al. *Chlamydia* pneumoniae infection in polarized epithelial cell lines. Infect Immun，2010，78（6）：2714-2722.

2. Baker L，Carlson RW，Andhavarapu S. *Chlamydia* pneumonia：an innocent bystander or a major mediator of inflammation in the development of coronary artery disease? Heart Lung，2009，38（3）：174-175.

3. Vik IS，Skaug K，Qvigstad E，et al. Isolation and serological diagnosis of *Chlamydia* trachomatis in acute salpingitis. Tidsskr Nor Laegeforen，1982，102（5）：315-317.

4. Ceglecka-Tomaszewska K. New etiological factors in pneumonia：*Chlamydia trachomatis* and *Legionella pneumophila*. Pediatr Pol，1982，57（2-3）：167-171.

5. 立克次体 *Rickettsia*

立克次体为一类介于细菌与病毒之间、与节肢动物有密切关系的严格细胞内寄生的原核细胞型微生物，1909 年美国病理学家 Howard Taylor Ricketts 在研究落基山斑疹热时首先发现。1916 年罗恰·利马首先从斑疹伤寒病人的体虱中找到，并建议取名为普氏立克次体，以纪念从事斑疹伤寒研究而牺牲的 Ricketts 和捷克科学家 VonProwazek。1934 年，中国科学工作者谢少文首先应用鸡胚培养立克次体成功，为人类认识立克次体做出了重大的贡献。单个立克次体细胞大小为（0.3 ~ 0.6）μm×（0.8 ~ 2.0）μm，一般不能通过细菌滤器，在光学显微镜下清晰可见，具有多形性，基本形态球状、杆状或丝状。酶系统不完善，又缺乏细胞器，因此大多数不能用人工培养基培养，须用鸡胚、敏感动物及动物组织细胞进行培养，以二分裂方式繁殖（图 1-6-8）。宿主一般为虱、蚤等节肢动物，并可传至人或其他脊椎动物，成为胞内感染菌，引起人畜共患病，大多为自然疫源性疾病。与人类致病相关的立克次体常见于立克次体属（*Rickettsia*）、东方体属（*Orientia*）及埃立克体属（*Ehrlichia*），以节肢动物为媒介引起人类斑疹伤寒、洛杉矶斑点热及恙虫病等疾病。病人是唯一的传染源，寒冷、战争、灾荒及卫生条件不良易引起流行。对氯霉素和四环素等抗生素敏感，但磺胺类抗菌药物却可刺激其生长、繁殖。

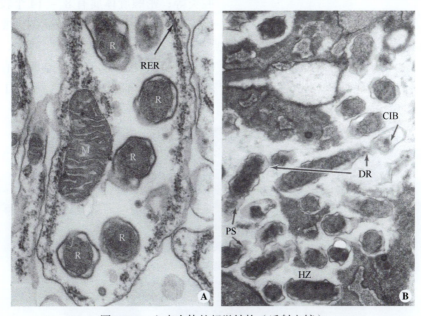

图 1-6-8 立克次体的超微结构（透射电镜）
单个立克次体（dividing rickettsial forms，DR）；周质间隙（periplasmic spaces，PS）；细胞内含物（cell inclusion body，CIB）

文献

1. Hayes SF，Burgdorfer W. Ultrastructure of *Rickettsia rhipicephali*，a new member of the spotted fever group rickettsiae in tissues of the host vector Rhipicephalus sanguineus. J Bacteriol，1979，137（1）：605-613.
2. Giroud P，Jadin J. Latent infection and preservation of *Rickettsia burneti* in man；the role of the tick. Bull Soc Pathol Exot Filiales，1954，47（6）：764-765.
3. Hackstadt T. The biology of *rickettsiae*. Infect Agents Dis，1996，5（3）：127-143.
4. Segura F，Pons I，Pla J，Nogueras MM. Shell-vial culture and real-time PCR applied to *Rickettsia typhi* and *Rickettsia felis* detection. World J Microbiol Biotechnol，2015，31（11）：1747-1754.

6. 螺旋体 *Spirochetes*

螺旋体是一类菌体细长、柔软、弯曲呈螺旋状和运动活泼的原核细胞型微生物。螺旋体的基本结构和生物学性状与细菌类似，如有细胞壁、核质、以二分裂方式繁殖和对抗生素敏感等，故分类学上将其

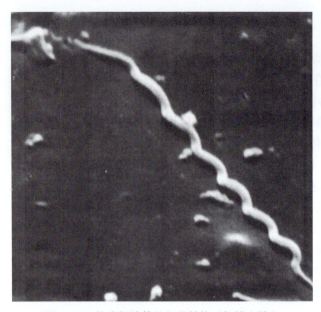

图 1-6-9　梅毒螺旋体的超微结构（扫描电镜）

归于广义的细菌学范畴。其胞壁与胞膜之间绕有弹性轴丝，借助它的屈曲和收缩能活泼运动。用暗视野显微镜观察含活菌的新鲜标本，可看到运动活泼的螺旋体，其运动类型包括绕螺旋体的长轴迅速转动、细胞屈曲运动以及沿着螺旋形或盘旋的线路移动三种方式。螺旋体广泛分布在自然界和动物体内，分 5 个属：包柔螺旋体属（*Borrelia*），又名疏螺旋体属、密螺旋体属（*Treponema*）、钩端螺旋体属（*Leptospira*）、脊螺旋体属（*Cristispira*）、螺旋体属（*Spirochaeta*）。不同种类螺旋体的螺旋大小、数目、疏密及规则程度可有不同。疏螺旋体属有 5 ~ 10 个稀疏而不规则的螺旋，其中对人致病的有回归热螺旋体及奋森螺旋体，前者引起回归热，后者常与棱形杆菌共生，共同引起咽峡炎、溃疡性口腔炎等；密螺旋体属有 8 ~ 14 个较细密而规则的螺旋（图 1-6-9），对人有致病的主要是梅毒螺旋体、雅司螺旋体、品他螺旋体，引起梅毒、雅司病及斑点病；钩端螺旋体属螺旋数目较多，螺旋较密，比密螺旋体更细密而规则，菌体一端或两端弯曲呈钩状（图 1-6-10、图 1-6-11），本属中有一部分能引起人及动物的钩端螺旋体病，该病遍布世界各地，热带和亚热带地区流行较严重。我国 31 个省、市、自治区均发现钩端螺旋体病，尤以西南和南方各省多见。

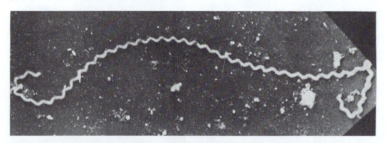

图 1-6-10　钩端螺旋体（负染色）

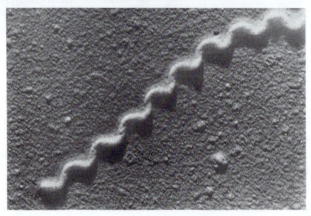

图 1-6-11　钩端螺旋体（扫描电镜）

▨ 文献

1. Fitzgerald TJ，Cleveland P，Johnson RC et al：Scanning electron microscopy of *Treponema pallidum*（Nichols strain）attached to cultured mammalian cells. J Bacteriol，1997，130，1333.

2. Johnson RC，Ritzi DM，Levermore BP et al：Outer envelope of virulent *Treponema pallidum*. Infect Immun，1973，8：294.

3. Czekalowski JW，Eaves G. Formation of granular structures by *leptospirae* as revealed by the electron microscope. J Bacteriol，1954，67（6）：619-627.

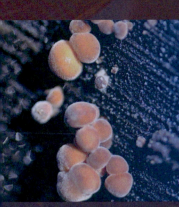

第二部分
真菌
FUNGUS

真菌（fungi）是微生物中的一大类群，在自然界中广泛分布，有的还可以寄生在动物、植物、人，甚至其他真菌上。据保守估计，自然界存在的真菌物种约有一百余万种。病原性真菌（pathogenic fungi）是指能侵入人体、引起人体不同组织疾病的真菌。病原性真菌种类很少，目前仅发现三百余种。

真菌在地球上存在了多长时间？如何起源的？现在仍没有确切的结论。多数研究者认为，真菌起源于一种原始水生生物——鞭毛生物。这是一种单细胞生物，具有一根或数根鞭毛，有的有叶绿素或其他色素，有的无色素，有色素的演化为藻类，无色素的演化为真菌。1735年瑞典科学家Linné将生物分为植物和动物两个界。而后，不同科学家先后提出原生生物、原核生物、真菌、病毒从分界中单独列出。因此，至1980年，比较成熟的六界分类，即植物、动物、原生生物、原核生物、真菌和病毒，被广泛认同，由此确立了真菌在生物界的地位。

病原性真菌引起人类疾病。某些病原性真菌直接侵入人体，在某些组织器官内生长繁殖，可引起浅表组织（如皮肤、毛发和指甲等）或深部组织（如心、肝、肾、肺、脑等组织）感染性疾病；某些病原性真菌菌体或其组成成分可刺激人体免疫系统产生变态反应，导致真菌过敏性疾病；某些病原性真菌可产生毒性物质，人体摄入这些毒性物质后，导致急性或慢性中毒症，或和某些肿瘤的发生有关。真菌的感染在临床上日渐增多，就其原因，主要是免疫抑制剂、抗肿瘤药物、广谱抗生素、介入治疗等的广泛应用，免疫障碍性疾病越来越多，器官移植的大量开展，使系统性真菌感染日益多见。不同人群发生系统性真菌感染的情况有所不同，目前最常见的致病菌是曲霉菌和假丝酵母菌。

一、皮肤癣菌

1. 红色毛癣菌 *Trichophyton rubrum*（Castellani）Sabouraud 1911

红色毛癣菌生长缓慢，菌落质地差异大，可呈羊毛状、绒毛状、粉末状、沟纹状或颗粒状。菌落表面从白色到淡粉色，背面呈典型酒红色，也可为褐色、紫色或黄色（图2-1-1）。镜下可见分枝分隔菌丝，小分生孢子侧生于菌丝两侧或在短分生孢子柄的末端，数目或多或少，呈梨形或棒形，间或可见少数大分生孢子，间生厚壁孢子，球拍菌丝及结节菌丝。可见较多大分生孢子，呈棒状或笔状，壁薄光滑有3～10隔（图2-1-2）。在玉米粉吐温琼脂上产生红色色素，山梨糖醇试验阳性，毛发穿孔试验阴性，尿素酶试验阴性。不需要生长因素，在缺乏维生素 B_1 时生长良好。

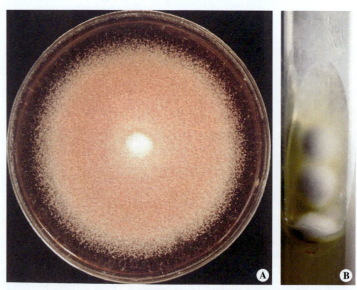

图 2-1-1　红色毛癣菌在 SDA 培养基上的生长现象

在 SDA 培养基上可见红色毛癣菌呈粉末状：生长快，表面粉状中央凸起，表面为红色（A）；多次传代后，色素消失（B）

红色毛癣菌是常见的皮肤癣病病原菌，在世界范围流行，在美洲发现主要是尿素酶阳性分离株。该菌是亲人性菌种，常引起足癣、体癣和甲真菌病；头癣不常见，常常可从体癣和股癣中分离。该菌所致体癣常较迁延而泛发，一般不引起剧烈反应，表现为慢性经过的难治性癣病，多见于腰腹部、臀部和躯干，常自觉中度瘙痒，预后常留有色素沉着。慢性感染可能与宿主的遗传易感性有关。非艾滋病病人皮下组织感染很罕见。在 HIV 阳性病人感染更加严重，偶尔侵犯深部组织或播散感染，如长期使用激素者可引起深部感染。偶尔在猫和狗身上分离到此菌种。积极治疗患者、避免接触病患或污染物，以及管理好个人卫生是预防癣病的主要方法。一般采用外用药治疗，外用搽剂包括化学制剂和（或）抗真菌药物，病情严重的患者通常还需要抗真菌药物的全身治疗，可选择的抗真菌药物包括灰黄霉素、酮康唑、伊曲康唑、氟康唑等。

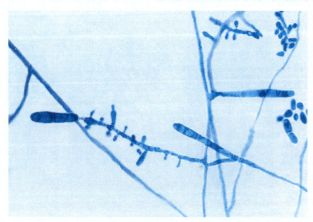

图 2-1-2　红色毛癣菌的镜下形态（棉兰染色，400×）

可见分枝分隔菌丝，小分生孢子侧生于菌丝两侧或在短分生孢子柄的末端，数目或多或少，呈梨形或棒形，间或可见大分生孢子，呈棒状或笔状，薄壁光滑，有3～10隔

文献

1. 王端礼. 医学真菌学——实验室检验指南. 北京：人民卫生出版社，2005.
2. Faure-Cognet，Fricker-Hidalgo，Pelloux，et al. Superficial fungal infections in a french teaching hospital in grenoble area：retrospective study on 5470 samples from 2001 to 2011. Mycopathologia，2016，181（1-2）：59-66.
3. Jacob TR，Peres NT，Martins MP，et al. Heat shock protein 90（Hsp90）as a molecular target for the development of novel drugs against the dermatophyte *Trichophyton rubrum*. Front Microbiol，2015，6：1241.
4. Persinoti GF，de Aguiar Peres NT，Jacob TR，et al. RNA-sequencing analysis of *Trichophyton rubrum* transcriptome in response to sublethal doses of acriflavine. BMC Genomics，2014，7：S1. doi：10. 1186/1471-2164-15-S7-S1.
5. Jacob TR，Peres NT，Persinoti GF，et al. Rpb2 is a reliable reference gene for quantitative gene expression analysis in the dermatophyte *Trichophyton rubrum*. Med Mycol，2012，50（4）：368-77. doi：10. 3109/13693786. 2011. 616230.
6. Ayse EA，Nimet Y，Akin A，et al. Investigation of in vitro activity of five antifungal drugs against dermatophytes species isolated from clinical samples using the E-test method. Eurasian J Med，2014，46（1）：26-31.

2. 须癣毛癣霉 *Trichophyton mentagrophytes*（Robin）Blanchard 1896

须癣毛癣菌在 SDA 培养基上生长时，菌落呈粉末状至羊毛状，奶油色至浅黄色；粉末样菌落常常呈星形；背面赭色至红棕色，偶尔黄色或暗红色（图 2-1-3）。镜下可见螺旋状菌丝，圆形或梨形的小分生孢子，大分生孢子呈棒形，有分隔（图 2-1-4）。在 PDA 培养基上不产生红色色素。玉米粉吐温试验阴性，毛发穿孔试验阳性。尿素酶试验 7 天内培养基由黄变红，但羊毛状可能变色较慢。

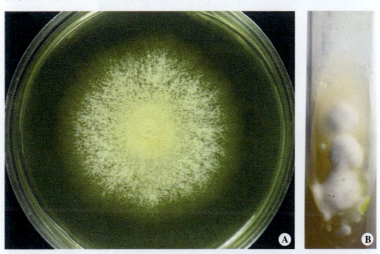

图 2-1-3 须癣毛癣菌在 SDA 培养基上的生长现象
在 SDA 培养基上，须癣毛癣菌菌落呈粉末状、浅黄色（A）或羊毛状、奶油色（B）

该菌在老鼠和骆驼身上产生黄癣，很少引起人黄癣。该菌感染呈世界性、亲人性或亲动物性。尽管很多其他的动物也可能被感染，但是一些小的哺乳动物（啮齿动物、猥、兔）可能是自然界中亲动物性变种的主要宿主。文献报告了一起由须癣毛癣菌引起的摔跤手外伤性足癣的暴发。积极治疗患者、避免接触病患或污染物，以及管理好个人卫生是预防癣病的主要方法。一般采用外用药治疗，外用搽剂包括化学制剂和（或）抗真菌药物，病情严重的患者通常还需要抗真菌药物的全身治疗，可选择的抗真菌药物包括灰黄霉素、酮康唑、伊曲康唑、氟康唑等。

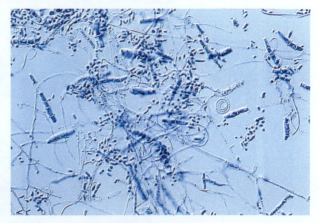

图 2-1-4 须癣毛癣菌的镜下形态（棉兰染色，400×）
小分生孢子圆形或梨形，大分生孢子呈棒形，有 5 ~ 7 隔，壁薄而光滑

文献

1. 王端礼.医学真菌学——实验室检验指南.北京：人民卫生出版社，2005.

2. Y Gräser，J Kühnisch，W presher. Molecular markers reveal exclusively clonal reproduction in *Trichophyton rubrum*；1999b. J Clin Kicrobiol，1999，37：3713-3717.

3. M Skořepová，J Štork，J Hrabáková. Tinea gladiatorum due to *Trichophyton mentagrophytes*. Mycoses，2002，45：431-433.

4. Wong JH，Lau KM，Wu YO. Antifungal mode of action of macrocarpal C extracted from eucalyptus globulus labill（Lan An）towards the dermatophyte *Trichophyton mentagrophytes*. Chin Med，2015，10：34.

5. Sei Y. 2011 Epidemiological survey of dermatomycoses in Japan. Med Mycol J，2015，56（4）：J129-J135.

6. Adriana C，Federica M，Sara M，et al. Identification of dermatophyte species after implementation of the in-house MALDI-TOF MS Database . Int J MolSci，2014，15（9）：16012-16024.

3. 断发毛癣菌　*Trichophyton tonsurans* Malmsten 1845

　　断发毛癣菌生长缓慢，质地可发生变化，可呈山羊皮状、粉状或丝绒状，表面呈白色、米黄色、淡黄色、硫磺色或褐色，背面呈黄色、暗褐色或红褐色（图 2-1-5）。镜下形态以小分子孢子数量多，形态和大小差别大，可为梨形、棒形、球形或蜈蚣状，具有诊断价值。大分生孢子罕见，可有厚壁孢子（图 2-1-6）。需要维生素 B_1 刺激生长。

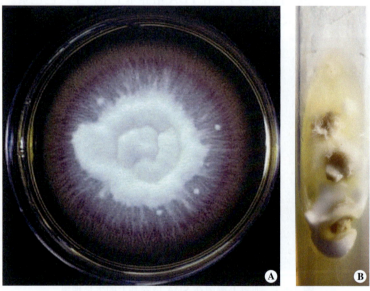

图 2-1-5　断发毛癣菌在 SDA 培养基上的生长现象

在 SDA 培养基上，断发毛癣菌可呈粉状或丝绒状，表面呈白色、米黄色或淡黄色

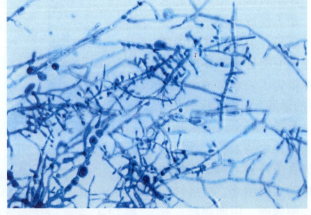

图 2-1-6　断发毛癣菌的镜下形态（棉兰染色，400×）

小分子孢子数量多，形态和大小差别大，可见梨形、棒形、球形，可有厚壁孢子

　　该菌具有亲人性，呈世界性分布，尤其常见于墨西哥、拉丁美洲及美国大城市，可引起皮肤、毛发或甲感染，是引起发癣的主要致病菌。在长期的防治工作中，总结出"剃、洗、搽、服、煮"的综合防治办法，即剃去病发；每天用热肥皂水洗头；用外用化学制剂或抗真菌药涂搽患处；口服或注射抗真菌药；消毒可能污染的生活用品。

文献

1. 王端礼. 医学真菌学——实验室检验指南. 北京：人民卫生出版社，2005.

2. Sei Y. 2011 epidemiological survey of dermatomycoses in Japan. Med Mycol J，2015，56（4）：J129-J135.

3. Hiruma J，Ogawa Y，Hiruma M. *Trichophyton tonsurans* infection in Japan：epidemiology，clinical features，diagnosis and infection control. J Dermatol，2015，42（3）：245-249.

4. Zakeri H，Shokohi T，Badali H. Use of padlock probes and rolling circle amplification（RCA）for rapid identification of *Trichophyton* species，related to human and animal disorder. Jundishapur J Microbiol，2015，8（7）：e19107.

5. Preuett B，Leeder JS，Abdel-Rahman S. Development and application of a high-throughput screening method to evaluate antifungal activity against *Trichophyton tonsurans*. J Biomol Screen，2015，20（9）：1171-1177.

6. Sombatmaithai A，Pattanaprichakul P，Tuchinda P. Tinea capitis caused by *Trichophyton tonsurans* presenting as an obscure patchy hair loss due to daily antifungal shampoo use. Dermatol Pract Concept，2015，5（2）：133-135.

4. 紫色毛癣菌 *Trichophyton violaceum* Bodin 1902

　　紫色毛癣菌是一种亲人性皮肤癣菌，主要引起头黑癣。

　　该菌可在葡萄糖蛋白胨琼脂培养基上培养，菌落生长慢，初为圆形、湿润、膜样蜡状发亮的白色菌落，几天后中央产生紫色色素，然后形成中央深紫色、边缘淡紫色、外周为无色晕，表面有细皱褶的绒毛状菌落（图 2-1-7）。在含维生素 B 的培养基上可形成小分生孢子及棒状大分生孢子（图 2-1-8）。

　　紫色毛癣菌可感染皮肤、甲和足跖，以头癣多见，是引起黑癣的主要病原菌。全球多地区有病例报道，其中北美和中东最常见。儿童和成人均易感，引起的头黑癣属发内型，还可引起体癣，亦可引起甲癣，病程慢性。防治方法同红色毛癣菌。

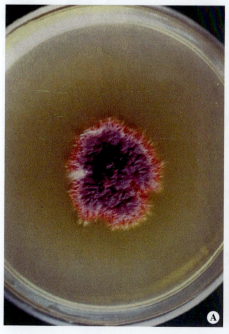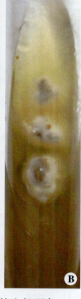
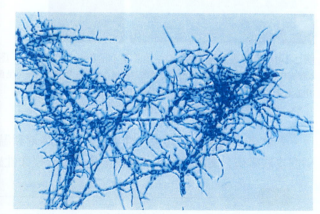

图 2-1-7　紫色毛癣菌在 SDA 培养基上的生长现象
在 SDA 培养基上，紫色毛癣菌可形成中央深紫色、边缘淡紫色、外周为无色晕，表面有细皱褶的绒毛状菌落（A）；多次传代后，色素消失（B）

图 2-1-8　紫色毛癣菌的镜下形态（棉兰染色，400×）
可见小分生孢子及棒状大分生孢子

文献

1. 王端礼 . 医学真菌学——实验室检验指南 . 北京：人民卫生出版社，2005.
2. Nenoff P，Reinel D，Krüger C. Tropical and travel-related dermatomycoses：Part 1：Dermatophytoses. Hautarzt, 2015, 66（6）: 448-458.
3. Thakur R. Spectrum of dermatophyte infections in Botswana. Clin Cosmet Investig Dermatol，2015，8：127-133.
4. Erkan D，Kolukırık İ，Acar A. Arecurrent case of adult favus successfully treated with terbinafine. Mikrobiyol Bul, 2015, 49（4）: 619-624.
5. Smriti C，Anuradha S，Kamlesh T. Tinea corporis due to *Trichophyton violaceum*：a report of two cases. Indian J Med Microbiol, 2015. 33（4）：596-598.
6. Afshar P，Vahedi L，Ghasemi M. Epidemiology of tinea capitis in northeast Iran：a retrospective analysis from 1998 to 2012. Int J Dermatol，2015，doi：10. 1111/ijd. 12888.

5. 絮状表皮癣菌　*Epidermophyton floccosum*（Harz）Lomgeron and Milochevitch 1930

　　絮状表皮癣菌生长缓慢，质地由膜状变为毡状到粉状，表面呈黄色到土黄色，背面褐色，中心有不规则的皱襞或脑回状沟，外围有放射状菌丝，最外围有不整齐的平滑圈（图 2-1-9）。镜下可见典型网球拍样的大分生孢子，2 ~ 4 个分隔，壁薄而光滑，无小分生孢子（图 2-1-10）。极易发生羊毛样变异，4℃保存不易存活，可耐受 7% 氯化钠。

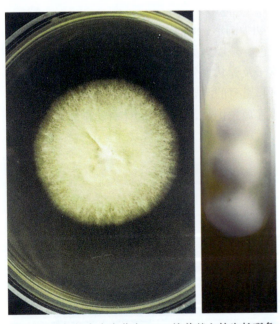

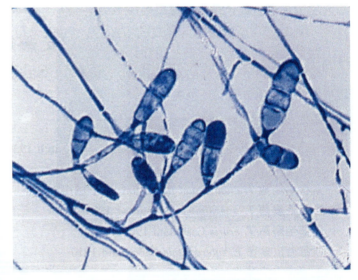

图 2-1-9　絮状表皮癣菌在 SDA 培养基上的生长现象
絮状表皮癣菌在 SDA 培养基上形成的菌落表面呈白色到土黄色，中心有不规则的皱襞或脑回状沟，外围有放射状菌丝，最外围有不整齐的平滑圈

图 2-1-10　絮状表皮癣菌的镜下形态（棉兰染色，400×）
可见典型网球拍样的大分生孢子，2 ~ 4 个分隔，壁薄而光滑，无小分生孢子

　　絮状表皮癣菌感染具亲人性、世界性，热带和温带较多见。侵犯人的皮肤和指甲，但不侵犯毛发。引起皮肤癣病，文献报道在免疫缺陷病人引起侵袭性感染。防治方法同红色毛癣菌。

文献

1.王端礼 . 医学真菌学——实验室检验指南 . 北京：人民卫生出版社，2005.
2. GS de Hoog，J Guarro，J Gené et al. Candida glabrata-atlas of clinical fungi. Electronic Version，2001，3. 1：14.
3. Kano R，Nakamura Y，Watanabe S，et al. Phylogenetic relation of *Epidermophyton fioccosum* to the species of *Microsporum*

and *Trichophyton* in chitin synthase 1（CSH1）gene sequences. Mycopathologia，1999，146：111-113.

4. Seddon ME，Thomas MG. Invasive disease due to *Epidermophyton floccosum* in an immunocompromised patient with Behçet's syndrome. Clin Infect Dis，1997，25：153-154.

5. Chadeganipour M，Mohammadi R，Shadzi S，et al. A 10-year study of dermatophytoses in Isfahan，Iran. J Clin Lab Anal，2015，doi：10. 1002/jcla. 21852.

6. Hainsworth S，Hamblin JF，Vanniasinkam T，et al. Isolation of dermatophytes（and other fungi）from human nail and skin dust produced by podiatric medical treatments in Australia. J Am Podiatr Med Assoc，2015，105（2）：111-120.

6. 石膏样小孢子菌 *Microsporum gypseum*（Bodin）Guiart and Grigorikis 1928

石膏样小孢子菌生长快速，质地随着培养时间由毛状变粉状到颗粒状，表面呈米黄色，背面呈米黄色到红褐色（图 2-1-11）。镜下见大分生孢子数量多，椭圆形到梭形，对称、壁薄、粗糙、有棘状突起，有 3 ~ 6 个分隔；小分生孢子中等数量，棒状，无柄性着生于菌丝侧面。大分生孢子和菌落形态特点是其鉴定的形态学特征（图 2-1-12）。

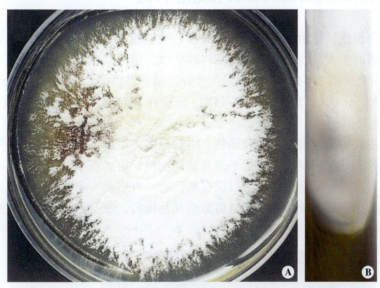

图 2-1-11　石膏样小孢子菌在 SDA 培养基上的生长现象
在 SDA 培养基上石膏样小孢子菌菌落为粉状（A）或毛状（B），表面呈白色或米黄色

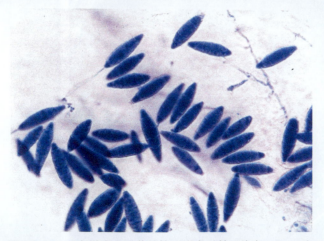

图 2-1-12　石膏样小孢子菌的镜下形态（棉兰染色，400×）
可见大分生孢子数量多，椭圆形到梭形，对称、壁薄、粗糙、有棘状突起，有 3 ~ 6 个分隔；小分生孢子中等数量，棒状，无柄性着生于菌丝侧面

石膏样小孢子菌具有亲土性，为世界性分布，常可从土壤和啮齿类动物毛发中分离到。许多动物可被感染或携带本菌，偶然引起人类头皮或皮肤的感染。防治方法同红色毛癣菌。

文献

1. 王端礼.医学真菌学——实验室检验指南.北京：人民卫生出版社，2005.
2. Nardoni S，Mugnaini L，Papini R，et al. Canine and feline dermatophytosis due to *Microsporum gypseum*：a retrospective study of clinical data and therapy outcome with griseofulvin. J Mycol Med，2013，23（3）：164-167.
3. Feng J，Liu F，Wu F，et al. Tinea infection with scutula-like lesions caused by *Microsporum gypseum* in a SLE patient：case report and literature review. Mycopathologia，2013，176（3-4）：255-258.
4. Rezaei-Matehkolaei A，Makimura K，Graser Y，et al. Dermatophytosis due to *Microsporum incurvatum*：notification and identification of a neglected pathogenic species. Mycopathologia，2016，181（1-2）：107-113.
5. Sanusi T，Gong J，Wang X，et al. Disseminated favus caused by *Microsporum gypseum* in a patient with systemic lupus erythematosus. Acta Derm Venereol，2015，doi：10. 2340/00015555-2201.
6. Romagnoli C，Baldisserotto A，Malisardi G. A Multi-target approach toward the development of novel candidates for antidermatophytic activity：ultrastructural evidence on α-bisabolol-treated *Microsporum gypseum*. Molecules，2015，20（7）：11765-11776.

7. 犬小孢子菌 *Microsporum canis* Bodin 1902

犬小孢子菌菌落生长快，开始较扁平，有少数白色绒毛状菌丝，两周后羊毛状菌丝充满斜面，中央趋向粉末状，随着菌落的扩大，表面出现同心圆样环状纹，菌落颜色变为鲜艳的黄色（橘黄色），背面较表面略深，可为棕黄色（图2-1-13），极易发生变异。镜下可见很多纺锤形的大分生孢子，壁厚有刺，顶端可有"帽样"肥大，分6～12隔（图2-1-14）。该菌在PDA培养基上能产生黄色色素。毛发穿孔试验阳性，培养不需要生长因子。

该菌为亲动物性皮肤癣菌，可侵犯人和动物，引起白癣、甲癣、须癣及癣菌疹等，是我国某些地区白癣的首位病原菌，致发外型病变。犬小孢子菌具亲动物性，定居在猫、狗和兔等动物，存在皮毛中而无症状，但当传播到人，炎症反应剧烈，多较快自然治愈，可引起头癣和体癣，尤其是头癣患者占主要优势，表现为发外型。感染者多见儿童，有时可造成动物流行。在艾滋病病人，皮疹会扩散。防治方法同红色毛癣菌。

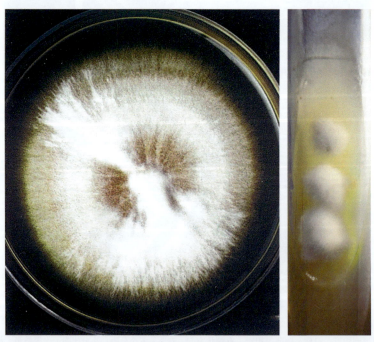

图2-1-13 犬小孢子菌在SDA培养基上的生长现象
在SDA培养基上可见犬小孢子菌呈羊毛状或粉末状，表面出现同心圆样环状纹，菌落白色或浅黄色，背面较表面略深，为棕黄色

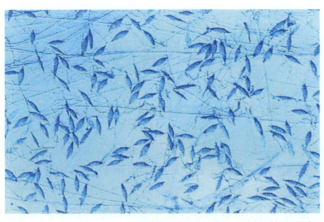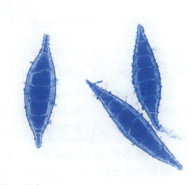

图 2-1-14　犬小孢子菌的镜下形态（棉兰染色）

可见很多纺锤形的大分生孢子，壁厚有刺，顶端可有"帽样"肥大，分隔为 6 ~ 12 隔

文献

1. 王端礼. 医学真菌学——实验室检验指南. 人民卫生出版社，2005，141-143.

2. de Hoog GS，Guarro J，Gené J，et al. *Candida glabrata*-atlas of clinical fungi. Electronic Version，1997，3. 1：23.

3. P Tizzani，Gallo MG，Peano A，et al. Dermatophytosis caused by *Microsporum canis* in eastern Cottontail（Sylvilagus floridanus）. European Journal of Wildlife Research，2007，Vol. 53（3）：pp 238-240.

4. Sparkes AH，Werrett G，Stokes CR，et al. Inapparent carriage by cats and viability of arthrospores. J Small Anim Pract，1994，35，397-401.

5. Brasch J. *Microsporum canis* with polymorphous macrocconidia . Mycoses，1989，32：33-38.

6. Deng S，Zhou Z，de Hoog GS. Evaluation of two molecular techniques for rapid detection of main dermatophyte agents of tinea capitis. Br J Dermatol，2015，doi：10. 1111/bjd. 14156.

二、假丝酵母菌和其他酵母菌

1. 白假丝酵母菌 *Candida albicans*（Robin）Berkhout 1923

白假丝酵母菌为卵圆形酵母细胞。在 SDA 培养 48 小时可见大量芽生孢子；在 CMA 培养 48 ~ 72 小时可见假菌丝，假菌丝连接处见呈簇状的小分生孢子，顶端或侧支产生厚壁孢子；亦可在米粉吐温琼脂上生成厚壁孢子（图 2-2-1、图 2-2-2）。血清芽管形成试验阳性，发酵葡萄糖，同化试验 *D*- 木糖（＋），杨梅苷（－），可溶性淀粉（＋），42℃可生长。血清型分 A、B 两种，近年有人报告有 C 型，即非 A 非 B 型。

白假丝酵母菌是目前发现的假丝酵母菌中致病力最强的，常见引起肺炎、口腔黏膜感染、皮肤感染及尿路感染等，系统性感染常见于低出生体重新生儿，常是 HIV 感染的首发症状，临床常称为念珠菌病。白假丝酵母菌感染与广谱抗生素广泛应用、皮质类固醇激素和免疫抑制剂的应用、长期放置静脉插管或内脏导管、严重创伤或免疫缺陷等医源性因素密切相关。且有研究发现，白假丝酵母菌有致癌作用，其作用机制在进一步研究中。有资料显示白假丝酵母菌引起的感染有逐渐下降的趋势，而非白假丝酵母菌感染的比例在升高。保持皮肤清洁、干燥，使用外涂药物（如甲基紫液、克雷唑或益康唑霜剂等）是治疗皮肤感染的重要措施。内脏或全身感染时，可选用抗真菌药物，如咪唑类、二性霉素 B 和其脂质体、棘白菌素等抗真菌药物全身用药。

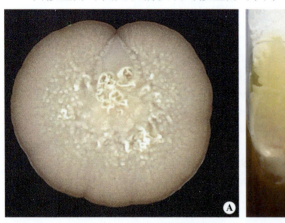

图 2-2-1　白假丝酵母菌在 SDA 培养基上的生长现象

在 SDA 培养基上可见白假丝酵母菌呈奶油色，光泽或有时呈蜡样外观，质软，表面常光滑（A）；有些株菌落有皱纹，丝状边缘（B）

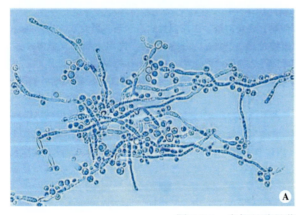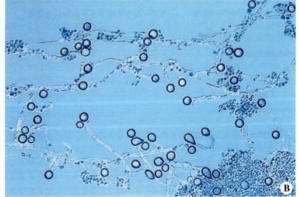

图 2-2-2　白假丝酵母菌的镜下形态（棉兰染色）

白假丝酵母菌的芽生孢子呈球形或椭圆形，可见假菌丝（A）；在米粉琼脂上可见色暗并呈球形的厚壁孢子（B）

文献

1. de Hoog GS，Guarro J，Gené J，et al. *Candida glabrata* - atlas of clinical fungi. Electronic Version，1997，3.1：73.

2. Coleman DC，Bennett DE，Sullivan DJ，et al. Oral *Candida* in HIV infection and AIDS：new perspectives，new approaches. Crit Rev Microbiol，1993，19：61-82.

3. Nielsen H，Bentsen KD，Hojtved L，et al. Oral candidiasis and immune status of HIV-infected patients. J Oral Path Med，1994，23：140-143.

4. Mcdonnell & D Isaacs. Neonatal systemic candidiasis. J Pediatr Child Health，1995，31：490-492.

5. Hu Y，Yu A，Chen X，et al. Molecular characterization of *Candida africana* in genital specimens in Shanghai，China. Biomed Res Int，2015，185387.

6. Marianne VB，Kamran N，Henk SB，et al. Growth of *Candida albicans* in human saliva is supported by low-molecular-mass compounds. FEMS Yeast Res，2015，15：fov088.

2. 克柔假丝酵母菌　*Candida krusei*（Cast）Berkh 1923

克柔假丝酵母菌在沙保弱液体培养基上呈表面生长，菌膜粘连在管壁上，镜下可见圆柱形或卵圆形细胞（图 2-2-4）；在 SDA 上，25℃培养 1 个月，可见灰黄色扁平干燥菌落（图 2-2-3）；在米粉吐温 80培养基上，假菌丝对称分支，芽生孢子细长；在血琼脂培养基上，菌落小、扁平而不规则；在 TZC 培养基上显淡红色，血清芽管试验阴性；在无维生素培养基中生长良好，能耐受 5% ~ 10% 的氯化钠，生长的最高温度为 43 ~ 45℃。可同化的碳源包括葡萄糖、乙醇、*DL*-乳糖；不可同化的氮源是硝酸钾。

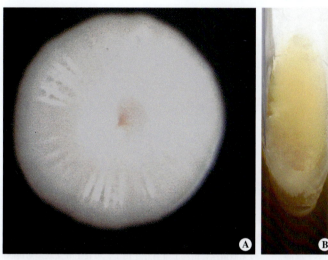

图 2-2-3　克柔假丝酵母菌在 SDA 培养基上的生长现象
在 SDA 培养基上克柔假丝酵母菌菌落初为白色（A）；培养时长可见黄色扁平干燥菌落（B）

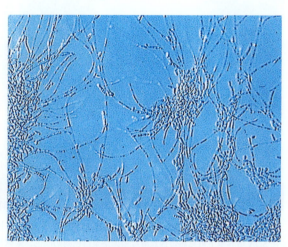

图 2-2-4　克柔假丝酵母菌的镜下形态（棉兰染色）
镜下可见芽生孢子细长，假菌丝对称分支

克柔假丝酵母菌致病能力较弱，通常在机体抵抗力降低、衰弱时致病，致念珠菌病，其防治原则与白假丝酵母菌相似。

文献

1. 王端礼. 医学真菌学——实验室检验指南. 北京：人民卫生出版社，2005.
2. Qi J，Jourabchi N，Balagula Y，et al. Folliculocentric cutaneous presentation of disseminated *Candida krusei* infection in a patient with acute myeloid leukemia. Dermatol Online J，2015，21（11）. pii：13030/qt52j7w4g1.
3. Deo SS，Virassamy B，Halliday C，et al. Stimulation with lysates of *Aspergillus terreus*，*Candida krusei* and *Rhizopus oryzae* maximizes cross-reactivity of anti-fungal T cells. Cytotherapy，2015，pii：S1465-3249（15）01074-9.
4. Arrua JM，Rodrigues LA，Pereira FO，et al. Prevalence of *Candida tropicalis* and *Candida krusei* in onychomycosis in João Pessoa，Paraiba，Brazil from 1999 to 2010. An Acad Bras Cienc，2015，87（3）：1819-1822.
5. Kvasnickova E，Matatkova O，Cejkova A，et al. Evaluation of baicalein，chitosan and usnic acid effect on *Candida parapsilosis* and *Candida krusei* biofilm using a cellavista device. J Microbiol Methods，2015，118：106-112.
6. Forastiero A，Garcia-Gil V，Rivero-Menendez O，et al. Rapid development of *candida krusei* echinocandin resistance during caspofungin therapy. Antimicrob Agents Chemother，2015，59（11）：6975-6982.

3. 热带假丝酵母菌　*Candida tropicalis*（Castellani）Berkhout 1923

热带假丝酵母菌有丛梗孢假丝酵母菌（*Monilia candida'* Hansen，1888），热带粉孢（*Oidium tropicalis* Cast，1910），热带丛梗孢（*Monilia tropicalis* Cast，et al.，1913），寻常假丝酵母菌（*Candida vulgaris* Berkh，1923）等五十多个异名。

　　热带假丝酵母菌在 SDA 上 30℃培养 1 ~ 2 天，可见菌落呈白色到奶油色，软或平滑或部分有皱褶，培养时长，菌落渐变硬（图 2-2-5）；在米粉吐温 80 培养基中培养，可见大量假菌丝，菌丝上带有芽生孢子，可轮生分支或呈短链状，也可产生真菌丝，偶可见厚膜孢子（图 2-2-6）；在血琼脂平板上，可长出较大的灰色菌落，周围呈放射状；在 TZC 葡萄糖蛋白胨琼脂培养基上呈深红色或紫色，在血清培养基中可形成芽管，可形成菌丝体。可同化的碳源包括葡萄糖、麦芽糖、半乳糖、落叶松糖等；不同化氮源硝酸钾；可耐受 11% ~ 13% 氯化钠，生长最高温度 41 ~ 44℃，维生素 H 可刺激生长。

　　热带假丝酵母菌致病能力强，是念珠菌病的常见病原菌，其防治方法与白假丝酵母菌相似。

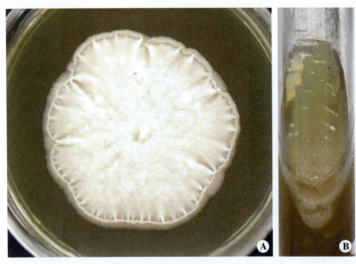
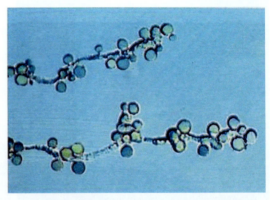

图 2-2-5　热带假丝酵母菌在 SDA 培养基上的生长现象
在 SDA 培养基上可见热带假丝酵母菌菌落呈白色到奶油色，柔软平滑（A）或部分有皱褶，培养时长，菌落渐变硬（B）

图 2-2-6　热带假丝酵母菌的镜下形态（棉兰染色）
可见假菌丝，菌丝上带有芽生孢子，可轮生分支或呈短链状

文献

1. 王端礼.医学真菌学——实验室检验指南.北京：人民卫生出版社，2005.
2. Karkowska-Kuleta J，Zajac D，Bochenska O，et al. Surfaceome of pathogenic yeasts，*Candida parapsilosis* and *Candida tropicalis*，revealed with the use of cell surface shaving method and shotgun proteomic approach. Acta Biochim Pol，2015，4：312.
3. Negri M，Silva S，Capoci IR，et al. *Candida tropicalis* biofilms：biomass，metabolic activity and secreted aspartyl proteinase production. Mycopathologia，2015，16：119.
4. Wang H，Hu Z，Long F，et al. Detection of *Zygosaccharomyces rouxii* and *Candida tropicalis* in a high-sugar medium by a metal oxide sensor-based electronic nose and comparison with test panel evaluation. J Food Prot，2015，78（11）：2052-2063.
5. Zhang Q，Tao L，Guan G，et al. Regulation of filamentation in the human fungal pathogen *Candida tropicalis*. Mol Microbiol，2015，doi：10. 1111/mmi. 13247.
6. Yan GM，Zhang MX，Xia D，et al. Inhibitory effects of butyl alcohol extract of Baitouweng decoction on virulence factors of *Candida tropicalis*. Zhongguo Zhong Yao Za Zhi，2015，40（12）：2396-2402.

4. 近平滑热带假丝酵母菌　*Candida parapsilosis*（Ashford）Camargo 1934

　　近平滑热带假丝酵母菌在 SDA 上培养，菌落呈奶油色到淡黄色，有光泽、柔软，大多表面光滑，有皱褶（图 2-2-7）；在米粉吐温 80 培养基上培养，菌丝交叉分支，少数芽孢轮生，侧身孢子较多，无厚膜孢子；在血琼脂平板上形成的菌落小、白色透明。菌细胞呈卵圆形，长短不一（图 2-2-8），血清培养无芽管形成。可耐受 39 ~ 43℃高温。

　　近平滑热带假丝酵母菌致病能力较弱，通常在机体抵抗力降低、衰弱时致病，致念珠菌病，其防治原则与白假丝酵母菌相似，但对咪唑类抗真菌药多耐药。

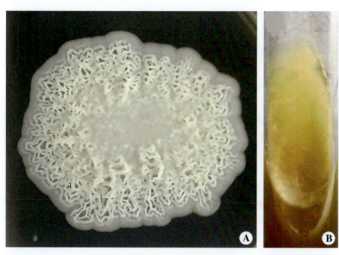

图 2-2-7　近平滑假丝酵母菌在 SDA 培养基上的生长现象
在 SDA 培养基上，近平滑假丝酵母菌菌落呈奶油色到淡黄色，有光泽、柔软，
大多表面光滑（A），或有皱褶（B）

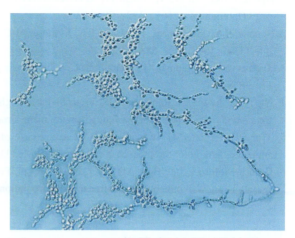

图 2-2-8　近平滑假丝酵母菌的镜下形态（棉兰染色）
可见菌丝交叉分支，少数芽孢轮生，侧身孢子较多

文献

1. 王端礼. 医学真菌学——实验室检验指南. 北京：人民卫生出版社，2005.

2. Bertini A，Zoppo M，Lombardi L，et al. Targeted gene disruption in *Candida parapsilosis* demonstrates a role for CPAR2_404800 in adhesion to a biotic surface and in a murine model of ascending urinary tract infection. Virulence，2015，12：311.

3. Renk H，Neunhoeffer F，Hölzl F，et al. *Enterococcus faecium* mediastinitis complicated by disseminated *Candida parapsilosis* infection after congenital heart surgery in a 4-week-old baby. Case Rep Infect Dis，2015，doi：10. 1155/2015/543685.

4. Alkatan HM，Maktabi A，Al-Harby M，et al. *Candida parapsilosis* corneal graft infection from a single eye center：histopathologic report of 2 cases. Saudi J Ophthalmol，2015，29（4）：303-306.

5. Asadzadeh M，Ahmad S，Hagen F，et al. Simple，low-cost detection of *Candida parapsilosis* complex isolates and molecular fingerprinting of *Candida orthopsilosis* strains in Kuwait by ITS region sequencing and amplified fragment length polymorphism analysis. PLoS One，2015，10（11）：e0142880.

6. Gonia S，Larson B，Gale CA. PCR-mediated gene modification strategy for construction of fluorescent protein fusions in *Candida parapsilosis*. Yeast，2015，doi：10. 1002/yea. 3141.

5. 光滑假丝酵母菌　*Candida glabrata*（Anderson）Meyer & Yarrow 1978

光滑假丝酵母菌的菌细胞为卵圆形酵母细胞，一般从细胞尖端出芽繁殖，无假菌丝。在 SDA 培养基 25℃培养，可形成光滑、柔软的白色奶油样菌落（图 2-2-9），在显色培养基上呈白色、粉紫色菌落。能发酵葡萄糖，可耐受 10% 氯化钠、40℃可生长。

光滑假丝酵母菌为人体的一种腐生菌，常致泌尿生殖道感染，也可致深部感染，如心脏、肺，偶可引起败血症、骨髓炎。可为新生儿的机会病原菌，对氟康唑不甚敏感。可从口腔、泌尿生殖系统、食物、消化道中分离得到。文献报道了光滑假丝酵母菌致角膜炎、脊髓硬脑膜脓肿、致死性肺炎的病例。治疗与白假丝酵母菌相似。

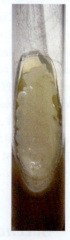

图 2-2-9　光滑假丝酵母菌在 SDA 培养基上的生长现象
在 SDA 培养基上，光滑假丝酵母菌菌落呈奶油色，质软，光滑

文献

1. Djalilian AR，Smith JA，Walsh TJ，et al. Keratitis caused by *Candida glabrata* in a pacient with chronic granulomatous disease. Am J Ophthalmol，2001，132：782-783.

2. Bonomo RA，Strauss M，Blinkhorn RA. *Torulopsis（Candida）glabrata*：a new pathogen found in sinal epidural abscess. Clin Infect Dis，1996，22：588-589.

3. Srivastava S，Kleinman G，Mamthous CA. Torulopsis pneumonia：a case report and review of the literaure. Chest，1996，110：858-861.

4. Ng TS，Chew SY，Rangasamy P，et al. SNF3 as high affinity glucose sensor and its function in supporting the viability of *Candida glabrata* under glucose-limited environment. Front Microbiol，2015，6：1334.

5. Tsugu T，Murata M，Iwanaga S，et al. A rare case of fungal endocarditis caused by *Candida glabrata* after completion of antibiotic therapy for Streptococcus endocarditis. J Med Ultrason（2001），2015，42（2）：243-246.

6. Gómez-Molero E，de Boer AD，Dekker HL，et al. Proteomic analysis of hyperadhesive *Candida glabrata* clinical isolates reveals a core wall proteome and differential incorporation of adhesins. FEMS Yeast Res，2015，15（8）. pii：fov098.

6. 都柏林假丝酵母菌　*Candida dubliniensis* Sullivan 1995

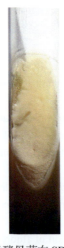

图 2-2-10　都柏林假丝酵母菌在 SDA 培养基上的生长现象
在 SDA 培养基上可见都柏林假丝酵母菌菌落多呈白色或奶油色，质软，光滑

都柏林假丝酵母菌是 1995 年在爱尔兰首都都柏林由 Sullivan 等从 HIV 感染者口腔中分离出来的新菌种。都柏林念珠菌的培养特性与白假丝酵母菌相似（图 2-2-10），但在色素琼脂培养基上原代培养，37℃ 48 小时，都柏林假丝酵母菌形成深绿色菌落，而白念珠菌则为浅蓝绿色菌落，但都柏林假丝酵母菌经传代培养将失去形成深绿色菌落的能力。

在患有口腔假丝酵母菌病的 HIV 患者中有 30% 以上的分离率。近年来已从世界各地多个国家如美国、北美、以色列、英国、阿根廷等国家的临床菌株中分离出来。分离的部位主要在口腔，但也可以从上呼吸道、阴道、粪便、痰、尿中分离出来。在欧洲、美国、澳大利亚等国家已有报道都柏林假丝酵母菌可以引起系统疾病。治疗与白假丝酵母菌相似。

文献

1. 王端礼. 医学真菌学——实验室检验指南. 北京：人民卫生出版社，2005.

2. Pujol C，Daniels KJ，Soll DR. Comparison of switching and biofilm formation between MTL-homozygous strains of *Candida albicans* and *Candida dubliniensis*. Eukaryot Cell，2015，14（12）：1186-1202.

3. Ellepola AN，Jayathilake JA，Sharma PN，et al. Impact of short-term exposure of antifungal agents on hemolysin activity of oral *Candida dubliniensis* isolates from Kuwait and Sri Lanka. J Investig Clin Dent，2015，doi：10. 1111/jicd. 12167.

4. Southern TR，Alelew A，Iwen PC. Discrimination of *Candida albicans* from *Candida dubliniensis* by use of the biofire film array blood culture identification panel. J Clin Microbiol，2015，53（6）：1999-2000.

5. Kneist S，Borutta A，Sigusch BW，et al. First-time isolation of *Candida dubliniensis* from plaque and carious dentine of primary teeth. Eur Arch Paediatr Dent，2015，16（4）：365-370.

6. Salzer HJ，Rolling T，Klupp EM，et al. Hematogenous dissemination of *Candida dubliniensis* causing spondylodiscitis and spinal abscess in a HIV-1 and HCV-coinfected patient. Med Mycol Case Rep，2015，8：17-20.

7. 酿酒酵母菌　*Saccharomyces cerevisiae* Mayen ex hansen 1883

酿酒酵母菌菌细胞呈宽椭圆形，也可呈现腊肠样形状，可多边发芽，有假菌丝。芽孢内有 1 ~ 4 个子囊孢子，球形至宽椭圆形，壁光滑（图 2-2-11）。在麦芽琼脂培养基上生长较快，菌落为乳白色，有色泽，平坦，边缘整齐。能发酵蔗糖、麦芽糖，柳醇（＋）。发酵能力强，不同化乳糖及硝酸盐。在玉米琼脂培养基上不产生假菌丝。在 Fowell 乙酸琼脂培养基上室温培养 2 ~ 5 天可促进子囊孢子的形成（图 2-2-12）。

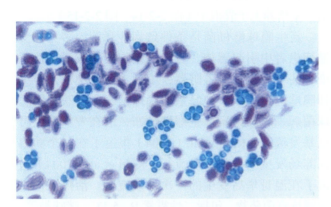

图 2-2-11　酿酒酵母菌的镜下形态（棉兰染色）
酿酒酵母菌的芽孢为球形至宽椭圆形，壁光滑

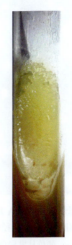

图 2-2-12　酿酒酵母菌在 SDA 培养基上的生长现象
在 SDA 培养基上，酿酒酵母菌菌落为乳白色，有色泽，平坦，边缘整齐

　　酿酒酵母菌通常认为是不致病的，广泛存在于周围环境中。后发现可以从食物传到人，然后引起浅表念珠菌病。近期有深部感染和菌血症的报道。此菌在骨髓移植患者的粪便标本中常见。此菌在体内过多可引起菌血症，有报道本菌在骨髓移植患者中发现潜在致死性院内传播，偶尔有报道能导致鹅口疮、阴道炎。治疗与白假丝酵母菌相似。

文献

1. Hoog de GS，Guarro J，Gené J，et al. *Candida glabrata* - atlas of clinical fungi. Electronic Version，1998，3.1：50.
2. Olver WJ，James SA，Galloway LA，et al. Nosocomial transmission of *Saccharomyces cerevisiae* in bone marrow transplant patients. J Hosp Infect，2002，52：268-272.
3. Bassetti S，Frei R，Wimmerli Z. Fungemia with *Saccharomyces cerevisiae* after treatment with *Saccharomyces boulardil*. Am J Med，1998，105：71-72.
4. Fredenucci I，Chomarat M，Boucaud C，et al. *Saccharomyces boulardil* fungemia in a patient receiving ultra-levure therapy. Clin Infect Dis，1998，27：222-223.
5. Suresh S，Ahn HW，Joshi K，et al. Ribosomal protein and biogenesis factors affect multiple steps during movement of the *Saccharomyces cerevisiae* Ty1 retrotransposon. Mob DNA，2015，6：22.
6. Salari R，Rajabi O，Khashyarmanesh Z，et al. Characterization of encapsulated berberine in yeast cells of *saccharomyces cerevisiae*. Iran J Pharm Res，2015，14（4）：1247-1256.

8. 新生隐球酵母菌　*Cryptococcus neoformans*（Sanfelice）Vuillemin 1901

　　新生隐球酵母菌是在 19 世纪晚期第一次从环境中发现，由 Sanfelice 从桃汁中发现。从那时起，新型隐球酵母新生变种经常与鸽子的排泄物以及被这些排泄物污染的土地有关。新生变种引起感染大多见于欧洲和北美，而隔替变种感染常发生在热带包括非洲和东亚。但新生变种又是艾滋病人合并隐球菌感染的有时变种，即使在非洲也如此。新生变种的自然栖生处主要在干燥陈旧的鸽粪中及鸟粪污染的土壤中。

　　隐球菌细胞呈多边芽殖，偶有伸长型或多样型。大部分菌株有荚膜，荚膜的直径在 4 ~ 10 μm，没有菌丝和假菌丝。在沙保琼脂培养基上 28 ~ 37℃生长良好，标本接种后一般第 2 天开始生长，初为乳白色细小菌落，圆形或椭圆形，4 天时直径可增大到 2 mm 左右，逐渐增宽增厚，至第 10 天菌落直径可达 1.5 cm 左右，

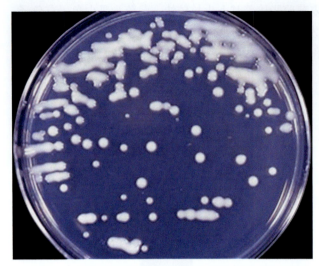

图 2-2-13　新生隐球酵母菌在 SDA 培养基上的生长现象

在 SDA 培养基上，新生隐球酵母菌落直径可达 1.5 cm 左右，表面光滑湿润，中央凸起，边缘整齐；颜色从乳白色逐渐变为橘黄色，质地呈黏液状，若斜面培养时可流向管底

表面光滑湿润，中央凸起，边缘整齐；颜色逐渐变为橘黄色，质地呈黏液状（图 2-2-13）；28℃麦芽汁琼脂培养生长旺盛，3 ～ 5 天出现圆球形或椭圆形细胞，直径 2.5 ～ 7.5 mm；米粉吐温 80 琼脂培养无假菌丝出现；克氏（Kleyn）、高氏（Gorodkowa）及马铃薯培养基培养无子囊孢子（图 2-2-14、图 2-2-15）。

新生隐球酵母菌是条件致病性真菌，多见在艾滋病患者中引起感染。该菌可致脑膜炎或播散性感染，甚至侵犯全身各脏器，统称为隐球菌病，常见肺隐球菌病、中枢神经系统隐球菌病、皮肤黏膜隐球菌病。隐球菌病呈全球性分布，散在发病，也可见暴发流行。Raso et al.（2004）报道了在一个鹦鹉饲养场发生的一次暴发流行；Kidd et al.（2004）报道了在温哥华岛发生的一次暴发流行。治疗需选择敏感抗真菌药物，包括二性霉素 B、5-FC、咪唑类等，还需对症支持治疗。

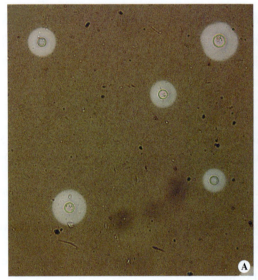
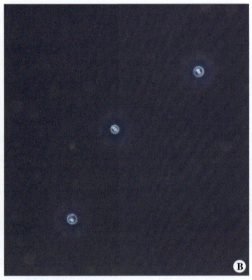

图 2-2-14　新生隐球酵母菌的镜下形态

隐球菌细胞呈圆形或椭圆形，位于中央，细胞外包绕着荚膜（均为脑脊液检查图片，A 图为墨汁负染，B 图为暗视野显微镜观察）。
（感谢贵阳中医学院第一附属医院曾强武医师惠赠图片）

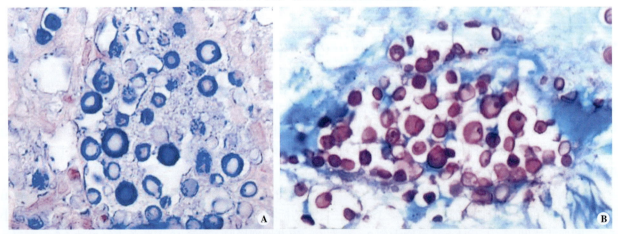

图 2-2-15　新生隐球酵母菌在组织中的镜下形态

隐球菌细胞多边发芽（RA）。隐球菌细胞呈圆形或椭圆形，偶有伸长型或多样型（A 图为阿申蓝染色，B 图为 PAS 染色）

文献

1. Hoog de GS，Guarro J，Gené J，et al. *Candida glabrata* - atlas of clinical fungi. Electronic Version，1998，3. 1：50.

2. Sa' adah MA，Araj GF，Diab SM，et al. Cryptococcal meningitis and confusional psychosis：a case report and literature review. Trop Georgr Med，1995，47：224-226.

3. Kidd SE. A rare genotype of *Cryptococcus gattii* caused the cryptococcosis outbreak on Vancouver Island（British Columbia，Canada）. Proceedings of the national academy of sciences of the United States of America，2004，11：329.

4. Araújo GR，Fontes GN，Leão D，et al. *Cryptococcus neoformans* capsular polysaccharides form branched and complex filamentous networks viewed by high-resolution microscopy. J Struct Biol，2015，pii：S1047-8477（15）30107-6.

5. Krangvichain P，Niyomtham W，Prapasarakul N. Occurrence and susceptibilities to disinfectants of *Cryptococcus neoformans* in fecal droppings from pigeons in Bangkok，Thailand. J Vet Med Sci，2015，22：791.

6. Ogundeji AO，Albertyn J，Pohl CH，et al. Method for identification of *Cryptococcus neoformans* and *Cryptococcus gattii* useful in resource-limited settings. J Clin Pathol，2015，poi：jclinpath-2014-202790.

9. 糠秕马拉色菌 *Malassezia furfur*（Robin）Baillon 1889

在 1846 年马拉色菌就被认识到是花斑糠疹的病原体，但直到 1889 年 Baillon 才首次提出了马拉色菌（the genus Malassezia）的概念。1996 年，由 Gueho 等将其马拉色菌分为 7 个种（其中包括糠秕马拉色菌），并得到了世界的公认。

糠秕马拉色菌层出芽生，芽孢几乎与母细胞一样宽，37℃生长 3 天后可见卵圆形或圆柱形细胞。该菌生长能力很强，依赖脂质生长，容易分离培养，常在汗斑、脂溢性皮炎、包皮龟头炎、马拉色菌毛囊炎中分离出。适宜生长温度为 32～40℃。孢子形态变化较大，在皮肤表面为双形态，可长出真菌丝。菌落（LNA，30℃）呈奶油色或黄色，凸起或轻度皱褶，光滑或灰暗，边缘完整或分叶状（图 2-2-16、图 2-2-17）。

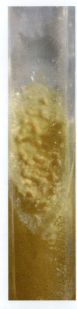

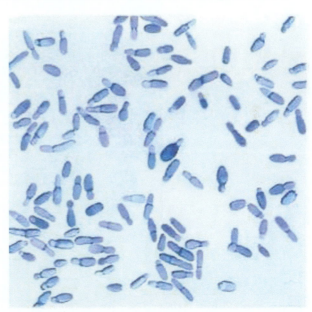

图 2-2-16　糠秕马拉色菌在 SDA 培养基上的生长现象
在 SDA 培养基上，糠秕马拉色菌菌落呈奶油色或黄色，凸起或轻度皱褶，光滑或灰暗，边缘完整或分叶状

图 2-2-17　糠秕马拉色菌的镜下形态
糠秕马拉色菌细胞呈卵圆形或圆柱形细胞，层出芽生，芽孢几乎与母细胞一样宽

糠秕马拉色菌过度生长可导致脂溢性角化症，偶尔可引起毛结节病。角膜成形术后发生眼睑炎，在免疫抑制者可发生严重的瘙痒性毛囊炎。在艾滋病患者可发生严重的脂溢性皮炎。在白细胞减少症患儿，或低体重新生儿（偶见成人）做胃肠外脂肪乳营养者可引起播散性感染，表现为酵母细胞在肺动脉血管内壁生长引起肺的浸润。治疗可外用或全身性用抗真菌性药物，包括二性霉素 B、咪唑类及三唑类等。

文献

1. Hoog de GS，Guarro J，Gené J，et al. *Candida glabrata* - atlas of clinical fungi. Electronic Version，1998，3. 1：50.

2. Rapelanoro R，Mortureux P，Couprie J，et al. Neonatal *Malassezia furfur* pustulosis. Arch Derm，1996，132：190-193.

3. Lopes JO，Alves SH，Benevenga JP，et al. Nodular infection of the hair caused by *Malassezia furfur*. Mycopathologia，1994，125：149-152.

4. Helm KF，Lookingbill DP. Pityrosporum folliculitis and severe pruritus in two patients with Hodgkin's disease. Arch Derm，1993，129：380-381.

5. Takahashi H，Nakajima S，Sakata I，et al. Antifungal effect of TONS504- photodynamic therapy on *Malassezia furfur*. J Dermatol，2014，41（10）：895-897.

6. Iatta R，Immediato D，Montagna MT，et al. In vitro activity of two amphotericin B formulations against *Malassezia furfur* strains recovered from patients with bloodstream infections. Med Mycol，2015，53（3）：269-274.

三、曲 霉 菌

1. 黄曲霉菌　*Aspergillus flavus* Link 1809

　　黄曲霉菌菌落生长快，表面初为黄色后变为黄绿色或棕绿色，背面淡黄色（图 2-3-1）。该菌产毒，有时出现棕色到黑色的菌核；37℃生长受抑制。镜下可见分生孢子头疏松放射状，逐渐成为疏松柱状，分生孢子梗微弯曲，梗壁粗糙，近顶囊处略粗大；顶囊球形、近球形，小梗单层、双层或单双层并存于一个顶囊上，以双层者居多，小梗布满顶囊表面，排列呈放射状；分生孢子球形、近球形，表面粗糙，有的菌可产生褐色的闭囊壳（图 2-3-2）。

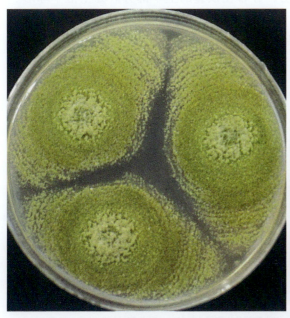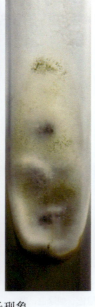

图 2-3-1　黄曲霉菌在 SDA 培养基上的生长现象
在 SDA 培养基上，黄曲霉菌落生长快，表面初为黄色后变为黄绿色或棕绿色，背面淡黄色

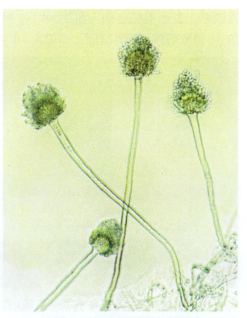

图 2-3-2　黄曲霉菌的镜下形态
黄曲霉菌分生孢子头疏松放射状，逐渐成为疏松柱状，分生孢子梗微弯曲，梗壁粗糙，近顶囊处略粗大；顶囊球形、近球形，小梗单层、双层或单双层并存于一个顶囊上，以双层者居多，小梗布满顶囊表面，排列呈放射状；分生孢子球形、近球形，表面粗糙，有的菌可产生褐色的闭囊壳

　　黄曲霉菌可引起肺、外耳道感染和脓皮病样曲霉病，有些菌株可产生黄曲霉毒素，引起中毒或致癌。白血病病人可发生系统性感染，糖尿病病人和外科手术病人可引起骨髓炎，很少见皮肤感染或角膜炎，亦有中枢神经系统感染的报告。可采用抗真菌药物治疗，如二性霉素 B、大蒜素、三唑类等静脉或口服给药；对抗真菌治疗效果不佳或病情严重者可行手术治疗；据病情还需对症、支持或抗过敏治疗。

文献

1. 王端礼 . 医学真菌学：实验室检验指南 . 北京：人民卫生出版社，2005.
2. Hoog de GS，Guarro J，Gené J，et al. *Candida glabrata* - atlas of clinical fungi. Electronic Version，1998，3. 1：50.
3. Shitara T，Yugami SL，Sotomatu M，et al. Invasive aspergillosis in leukemic children. Pediatr Hematol Oncol，1993，10：169-174.

4. Chi C-Y, Fung C-P and Liu C-Y. *Aspergillus flavus* epidural abscess and osteomyelitiis in a diabetic patient. J Microbiol Immunol Infect, 2003, 36: 145-148.

5. Gheith S, Saghrouni F, Normand AC, et al. Microsatellite typing of aspergillus flavus strains in a tunisian onco-hematology unit. Mycopathologia, 2015, 18: 373.

6. Gallo A, Solfrizzo M, Epifani F, et al. Effect of temperature and water activity on gene expression and aflatoxin biosynthesis in *Aspergillus flavus* on almond medium. Int J Food Microbiol, 2016, 217: 162-169.

2. 烟曲霉菌 *Aspergillus fumigatus* Fresenius 1850

　　烟曲霉菌是世界性气传真菌,多在堆肥,土壤中腐烂的植物上发现。其菌落生长快,质地绒毛状或絮状,表面呈深绿色、烟绿色,背面苍白色或淡黄色(图2-3-3)。镜下可见分生孢子头短柱状,分生孢子梗壁光滑,常带淡绿色,顶囊呈烧瓶状,小梗单层,分布在顶囊的上半部分。分生孢子球形、近球形,表面粗糙有刺(图2-3-4)。可用察氏琼脂(CA)或含0.5%的酵母浸膏的察氏琼脂(CYA),28～30℃培养。培养时间:一般为10～14天。具有耐热性。

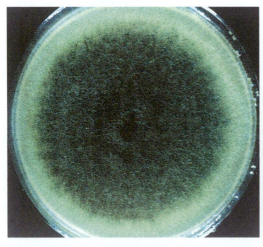
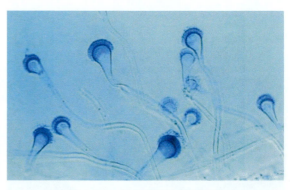

图2-3-3　烟曲霉菌在SDA培养基上的生长现象
在SDA培养基上,烟曲霉菌质地绒毛状或絮状,表面呈深绿色、烟绿色,背面苍白色或淡黄色

图2-3-4　烟曲霉菌的镜下形态
烟曲霉菌分生孢子头短柱状,分生孢子梗壁光滑,常带淡绿色,顶囊呈烧瓶状,小梗单层,分布在顶囊的上半部分;分生孢子球形、近球形,表面粗糙有刺

　　此菌可寄生于肺内,发生肺结核样症状,是肺曲霉病的主要病原菌,常可致死,也可产生毒素。特别是神经系统病人、移植病人、重症监护病人、慢性肝病患者和慢性肉芽肿病病人是高危人群。曲霉病的治疗原则见黄曲霉菌部分。

文献

1. 王端礼. 医学真菌学:实验室检验指南. 北京:人民卫生出版社,2005.

2. Hoog de GS, Guarro J, Gené J, et al. *Candida glabrata* - atlas of clinical fungi. Electronic Version, 1998, 3. 1: 50.

3. Mylonakis E, Barlam TF, Flanigan T, et al. Pulmonary aspergillosis and invasive disease in AIDS: review of 342 cases. Chest, 1998, 114: 251-262.

4. Kim DG, Hog SC, Kim HJ, et al. Cerebral aspergillosis in immunologically competent patients. Surg Neurol, 1993, 40: 326-331.

5. Kerkmann ML, Blaschke-Hellmessen R, Mikulin H-D. Successful treatment of cerebral aspergillosis by stereotactic operation and antifungal therapy. Mycoses, 1994, 37: 123-126.

6. Oliveira M, Pereira C, Bessa C, et al. Hydrogen peroxide-induced secondary necrosis in conidia of *Aspergillus fumigatus*. Can J Microbiol, 2015, 17: 1-7.

3. 土曲霉菌　*Aspergillus terreus* Thom 1918

　　土曲霉菌菌落生长快速，质地为绒毛状，表面呈肉桂色或黄褐色，有浅放射状沟纹；背面为淡黄色到棕色，培养基呈污褐色（图 2-3-5）。镜下见分生孢子头为致密圆柱状，分生孢子梗无色光滑，顶囊呈半球状；分生孢子为球形或近似球形、棕色、壁光滑（图 2-3-6）。

　　土曲霉菌可致曲霉病，有耳道、眼等部位感染土曲霉的报道。曲霉病的治疗原则见黄曲霉菌部分。

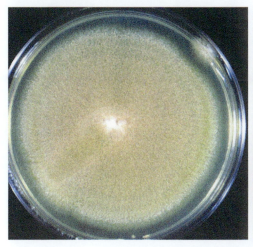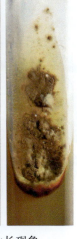
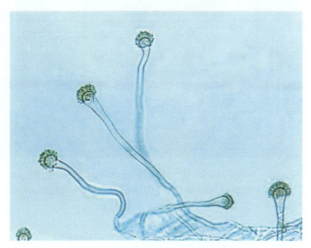

图 2-3-5　土曲霉菌在 SDA 培养基上的生长现象
在 SDA 培养基上，土曲霉菌菌落生长快速，质地为绒毛状，表面呈肉桂色或黄褐色，有浅放射状沟纹；背面为淡黄色到棕色，培养基呈污褐色

图 2-3-6　土曲霉菌的镜下形态
土曲霉菌分生孢子头为致密圆柱状，分生孢子梗无色光滑，顶囊呈半球状；分生孢子为球形或近似球形、棕色、壁光滑

文献

1. 王端礼 . 医学真菌学——实验室检验指南 . 北京：人民卫生出版社，2005.

2. Elsawy A，Faidah H，Ahmed A，et al. *Aspergillus terreus* meningitis in immunocompetent patient：a case report. Front Microbiol，2015，6：1353.

3. Das D，Chakraborty A，Santra SC. Effect of gamma radiation on zinc tolerance efficiency of *Aspergillus terreus* thorn. Curr Microbiol，2015，26：873.

4. Lackner M，Coassin S，Haun M，et al. Geographically predominant genotypes of *Aspergillus terreus* species complex in Austria：a microsatellite typing study. Clin Microbiol Infect，2015 Nov 11，doi：10. 1016/j. cmi. 2015. 10. 021.

5. Shan WG，Wu ZY，Pang WW，et al. α-Glucosidase inhibitors from the fungus *Aspergillus terreus* 3. 05358. Chem Biodivers，2015，12（11）：1718-1724.

6. Chaiyosang B，Kanokmedhakul K，Boonmak J，et al. A new lumazine peptide penilumamide E from the fungus *Aspergillus terreus*. Nat Prod Res，2015，30：1-8.

4. 杂色曲霉菌　*Aspergillus versicolor*（Vuillemin）Tiraboschi 1929

　　杂色曲霉菌菌落生长速度中等，质地为绒毛状或絮状，颜色变化大，表面可呈深绿、灰绿、淡黄或粉红等不同颜色，背面可见白色、淡黄色、橙色或紫色（图 2-3-7）。镜下可见分生孢子头疏松呈放射状，孢子梗壁光滑、无色，顶囊呈半球形，小梗双层，分布于顶囊 4/5 处；分生孢子球形，粗糙有刺（图 2-3-8）。

　　有报道杂色曲霉菌所致的呼吸道感染，可查见肺及鼻窦中的真菌球由放射状菌丝组成，有黏液样物质包裹，一般无组织侵犯，周围有纤维组织包绕。亦可致侵袭性曲霉感染，多表现为出血性渗出，中心为凝固性坏死，炎症细胞成分少。曲霉病的治疗原则见黄曲霉菌部分。

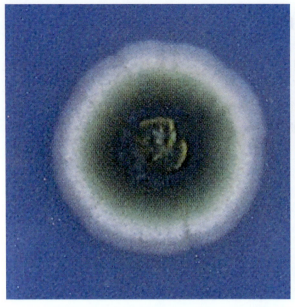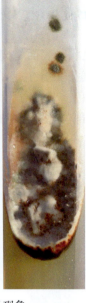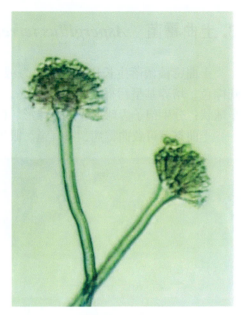

图 2-3-7　杂色曲霉菌在 SDA 培养基上的生长现象

在 SDA 培养基上，杂色曲霉菌菌落为绒毛状或絮状，表面呈深绿或灰绿色，背面可见白色

图 2-3-8　杂色曲霉菌的镜下形态

杂色曲霉菌分生孢子头疏松呈放射状，孢子梗壁光滑、无色，顶囊呈半球形，小梗双层，分布于顶囊 4/5 处；分生孢子球形，粗糙有刺

文献

1. 王端礼 . 医学真菌学——实验室检验指南 . 北京：人民卫生出版社，2005.

2. Lin F，Guo X，Lu W，et al. Efficient biotransformation of ginsenoside Rb1 to Rd by isolated *Aspergillus versicolor*，excreting β-glucosidase in the spore production phase of solid culture. Antonie Van Leeuwenhoek，2015，108（5）：1117-1127.

3. Libert X，Chasseur C，Bladt S，et al. Erratum to：development and performance assessment of a qualitative SYBR® green real-time PCR assay for the detection of *Aspergillus versicolor* in indoor air. Appl Microbiol Biotechnol，2015，99（19）：8319-20.

4. Li XB，Zhou YH，Zhu RX，et al. Identification and biological evaluation of secondary metabolites from the endolichenic fungus *Aspergillus versicolor*. Chem Biodivers，2015，12（4）：575-592.

5. Fu Y，Wu P，Xue J，et al. Versicorin，a new lovastatin analogue from the fungus *Aspergillus versicolor* SC0156. Nat Prod Res，2015，29（14）：1363-1368.

四、暗色真菌

1. 裴氏着色霉菌 *Fonsecaea pedrosoi*（Brumpt）Negroni 1936

　　裴氏着色霉菌在葡萄糖蛋白胨琼脂上，26℃培养5～7天，可见黑色点状菌丝且中央隆起的菌落，气生菌丝呈短绒毛状，营养菌丝呈树枝状或羽毛状伸入培养基（图2-4-1）。感染组织标本镜检可见单个或成堆的棕色圆形厚壁孢子，偶可见棕色分支分隔菌丝（图2-4-2）。

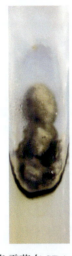
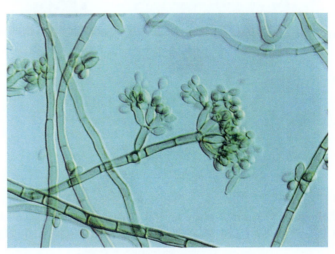

图 2-4-1　裴氏着色霉菌在 SDA 培养基上的生长现象

在 SDA 培养基上，裴氏着色霉菌菌落（OA）扩展，天鹅绒样至棉花样，橄榄绿色；背面橄榄绿墨色

图 2-4-2　裴氏着色霉菌的镜下形态

裴氏着色霉菌菌丝分枝分隔，棕色枝较长，排列疏松；分生孢子淡橄榄绿色，呈短链，近透明，壁光滑、薄，棒状。可有枝孢型、喙枝孢型、瓶型

　　自然情况下可在腐烂木头和土壤中分离裴氏着色霉菌，在沼泽地带可致冷血动物的感染。裴氏着色霉菌是潮湿热带地区着色霉菌病的病原菌之一，在南美和日本流行。着色霉菌病最常见于皮肤上，病程常呈慢性，亦可侵犯中枢神经系统或血行播散，临床分为三型：皮肤着色霉菌病、中枢神经系统着色霉菌病和血行播散型着色霉菌病。对着色霉菌病应早诊断、早治疗，病程长，若形成疤痕组织则治疗困难。全身治疗应用抗真菌药物；局部治疗应根据皮损情况，小面积损害可用电灼或电凝固，大面积损害可切除病变并予植皮。

文献

1. 王端礼. 医学真菌学：实验室检验指南. 北京：人民卫生出版社，2005.
2. Hoog de GS，Guarro J，Gené J，et al. *Candida glabrata* - atlas of clinical fungi. Electronic Version，1998，3.1：50.
3. Mehta SA，Kaul S，Mehta MS，et al. Phaeohyphomycosis of the paranassal sinuses masquerading as a neoplasm：a case report. Head Neck Surg，1993，15：59-61.
4. Naka W，Nishikawa T. *Fonsecaea pedrosoi* isolated from skin crusts of Bowen's disease. Mycoses，1995，38，127-129.
5. Carolina Rojas O，León-Cachón RB，Pérez-Maya AA，et al. Phenotypic and molecular identification of *Fonsecaea pedrosoi* strains isolated from chromoblastomycosis patients in Mexico and Venezuela. Mycoses，2015，58（5）：267-272.

2. 紧密着色霉菌 *Fonsecaea compacta* Carrion 1940

　　关于本菌是一个独立的种还是属于裴氏着色真菌的变种存在争议，本菌临床上少见。主要引起皮肤和组织感染。该菌引起的感染在世界各地流行，发展缓慢，可达数年或数十年，顽固难治，易复发。久后致残，并可诱发上皮癌。此菌是热带地区中部、美国北部和中国着色芽生菌病的病原菌。在我国偶有报道，全国各地散在分布。在 25℃ 条件下，马铃薯葡萄糖琼脂培养基，培养 15 天可见菌落。治疗原则与裴氏着色霉菌相同（图 2-4-3、图 2-4-4）。

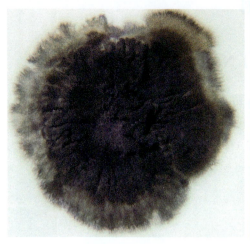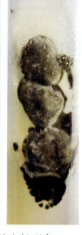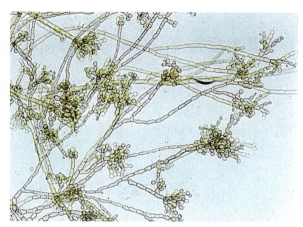

图 2-4-3　紧密着色霉菌在 SDA 培养基上的生长现象

在 SDA 培养基上，紧密着色霉菌菌落（OA）生长受限，略微堆积。粉末状至天鹅绒样或毛发样，橄榄绿墨色

图 2-4-4　紧密着色霉菌的镜下形态

紧密着色霉菌菌丝分枝分隔，枝短，排列紧密。有枝孢型、瓶型（1% 葡萄糖 CMA 上）。在低 PH 时，产生酵母细胞

文献

1. 王端礼. 医学真菌学：实验室检验指南. 北京：人民卫生出版社，2005.

2. Hoogde GS，Guarro J，Gené J，et al. *Candida glabrata* - atlas of clinical fungi. Electronic Version，1998，3.1：3.

3. 饶云鹤. 1 例着色芽生菌病并低钾血症的临床观察及护理. 中国现代药物应用，2015，19：217-218.

3. 皮炎外瓶霉菌　*Exophiala dermatitidis*（Kano）do Hoog 1997

　　外瓶霉菌属建于 1966 年，可引起皮肤、皮下组织和系统性病变，皮炎外瓶霉菌易引起中枢神经系统病变。皮炎外瓶霉菌初代产生黑色糊状菌落，继代培养可产生气中菌丝，亦可产生颗粒型菌落（图 2-4-5）。糊状菌落主要产生酵母样的芽生孢子；菌丝菌落可见圆筒形或瓶形的分生孢子梗环痕梗，分生孢子聚集在其周围；颗粒型菌落可见暗色厚壁的厚膜孢子样细胞团块或链状排列细胞（图 2-4-6）。引起着色霉菌病，治疗原则与裴氏着色霉菌相同。

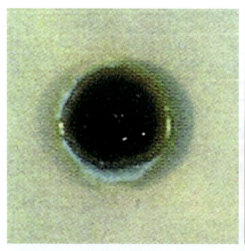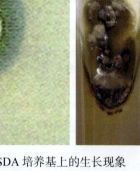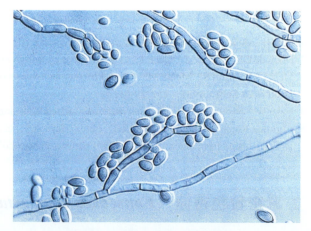

图 2-4-5　皮炎外瓶霉菌在 SDA 培养基上的生长现象

在 SDA 培养基上，皮炎外瓶霉菌菌落多呈圆形、黑色、糊状

图 2-4-6　皮炎外瓶霉菌的镜下形态

皮炎外瓶霉菌可见圆筒形或瓶状分生孢子梗，在菌丝末端或侧支产生环痕梗多由椭圆形伸长细胞组成，或从菌丝上直接分支出来。在其尖端或菌丝侧壁均有小突起，有分生孢子聚集再起周围

文献

1. 王端礼. 医学真菌学——实验室检验指南. 北京：人民卫生出版社，2005.

2. Chen M，Zhang J，Dong Z，et al. Cutaneous phaeohyphomycosis caused by *Exophiala dermatitidis*：a case report and literature review. Indian J Dermatol Venereol Leprol，2015，doi：10. 4103/0378-6323. 171013.

3. Ergin Ç，Gök Y，Bayğu Y，et al. ATR-FTIR spectroscopy highlights the problem of distinguishing between exophiala dermatitidis and E. phaeomuriformis using MALDI-TOF MS. Microb Ecol，2015，15.

4. Tesei D，Marzban G，Marchetti-Deschmann M，et al. Proteome of tolerance fine-tuning in the human pathogen black yeast *Exophiala dermatitidis*. J Proteomics. 2015；128：39-57.

5. Blasi B，Tafer H，Tesei D，et al. From Glacier to Sauna：RNA-Seq of the human pathpogen black fungus *Exophiala dermatitidis* under varying temperature conditions exhibits common and novel fungal response. PLoS One，2015，10（6）：e0127103.

6. Kondori N，Erhard M，Welinder-Olsson C，et al. Analyses of black fungi by matrix-assisted laser desorption/ionization time-of-flight mass spectrometry（MALDI-TOF MS）：species-level identification of clinical isolates of *Exophiala dermatitidis*. FEMS Microbiol Let，2015，362（1）：1-6.

4. 卡氏枝孢霉菌 *Cladophialophora carrionii* Trejos 1954

卡氏枝孢霉菌在 SDA 27℃培养 14 天，菌落直径约可达 2 cm，菌落黑色，表面有灰黑色短而密的气中菌丝（图 2-4-7）。镜下可见，单细胞分生孢子为褐色、表面光滑、椭圆形，排列成向顶性的多枝孢子链（图 2-4-8）。本菌生长缓慢，适宜温度在 37℃以下，不能液化明胶，尿酶试验阳性。

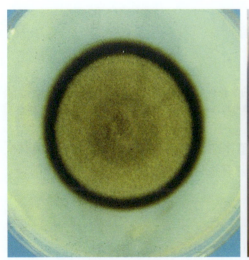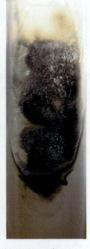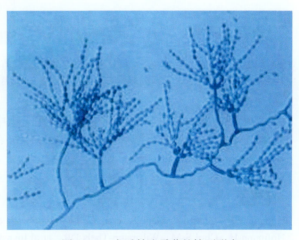

图 2-4-7　卡氏枝孢霉菌在 SDA 培养基上的生长现象
在 SDA 培养基上，卡氏枝孢霉菌菌落（PCA，30℃）中等程度扩展，表面有灰色短毛状菌丝，粉末状，橄榄绿色，背面黑色

图 2-4-8　卡氏枝孢霉菌的镜下形态
卡氏枝孢霉菌繁殖菌丝上升，直立，橄榄绿色，壁光滑或微疣状，柠檬形至梭形。枝孢型向顶性排列孢子脱落有 1～3 个瘢痕，孢痕有色素。球颈状瓶梗，大领口。分枝多、链短

卡氏枝孢霉菌主要损害局部皮肤和皮下组织，引起浅表的、疣状至菜花状肿块，是着色芽生菌病的主要致病菌。在组织中，真菌形成裂殖体细胞。病例报道主要来自热带南美干旱地区以及南非和澳大利亚的报告。在波多黎各报告了一例致命的播散性病例。未见亲神经性报道。治疗原则与裴氏着色霉菌相同。

文献

1. 王端礼. 医学真菌学：实验室检验指南. 北京：人民卫生出版社，2005.

2. Hoog de GS，Guarro J，Gené J，et al. *Candida glabrata* - atlas of clinical fungi. Electronic Version，1998，3.1：50.

3. Lavelle P. Chromoblastomycosis in Mexico. PAHO Sci Publ，1980，396：235-247.

4. Al-Doory Y. Chromoblastomycosis. Missoula：Mountain Press，1972.

5. Zambelli AB，Griffiths CA. South African report of first case of chromoblastomycosis caused by *Cladosporium*（*syn*

Cladophialophora）*carrionii* infection in a cat with feline immunodeficiency virus and lymphosarcoma. J Feline Med Surg，2015，17（4）：375-380.

6. Rojas OC，González GM，Moreno-Treviño M，et al. Chromoblastomycosis by *Cladophialophora carrionii* associated with squamous cell carcinoma and review of published reports. Mycopathologia，2015，179（1-2）：153-157.

5. 疣状瓶霉菌　*Phialophora verrucosa* Medlar 1915

　　疣状瓶霉菌在 PDA 上生长慢，适宜培养温度为 25℃。菌落光滑、表面绒毛状、呈灰色至黑色（图 2-4-9）；镜下可见瓶梗分散，烧瓶样，深色漏斗样领口，分生孢子呈假头状，近透明，壁光滑，薄，宽椭圆形。

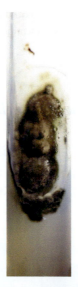

图 2-4-9　疣状瓶霉菌在 SDA 培养基上的生长现象
在 SDA 培养基上，疣状瓶霉菌菌落生长慢，光滑，表面绒毛状，呈灰色至黑色

　　疣状瓶霉菌引起皮肤着色芽生菌病。在组织中，真菌形成裂殖体细胞。病原菌因皮肤外伤进入身体。该菌是亚热带，尤其是南美和日本着色芽生菌的主要病原菌之一。有报告称该菌可引起角膜炎、内眼炎、播散性感染。治疗原则与裴氏着色霉菌相同。

文献

1. Hoog de GS，Guarro J，Gené J，et al. *Candida glabrata* - atlas of clinical fungi. Electronic Version，1998，3.1：50.

2. Hofmann H，Choi S-M，Wilsmann-Theis DR，et al.Invasive chromoblastomycosis and sinusitus due to *Phialophora verrucosa* in a child from northern Africa.Mycoses，2005，48：456-461.

3. Beccati M，Vercelli A，Peano A，et al. Veterinary record：journal of the British Veterinary Association. Australioun Veterinary Journal，2005，157，3：93-94.

4. Takeuchi A，Anzawa K，Mochizuki T，et al.Chromoblastomycosis caused by *Phialophora verrucosa* on the hand.Eur J Dermatol，2015，25（3）：274-275.

5. Sorkin M，Kung TA，Chung KC.Attritional extensor tendon rupture in a patient with *Phialophora verrucosa* tenosynovitis：case report.Hand（N Y），2015，10（2）：342-345.

6. Liang P，Wang X，Wang R，et al.CARD9 deficiencies linked to impaired neutrophil functions against *Phialophora verrucosa*. Mycopathologia，2015，179（5-6）：347-357.

五、双相真菌

1. 申克孢子丝菌　*Sporothrix schenckii* Hektoen et Perkins 1900

　　申克孢子丝菌常在温血和冷血动物间传播。在室温或37℃，生长快，2～3天即开始生长。该菌是双相菌，在自然界室温条件下为菌丝相，在体内和37℃为酵母相。在组织内形成小的芽生孢子。脲酶试验阴性（图 2-5-1、图 2-5-2）。

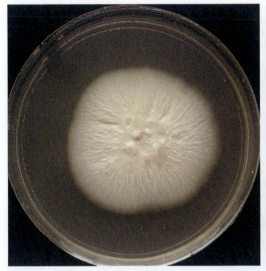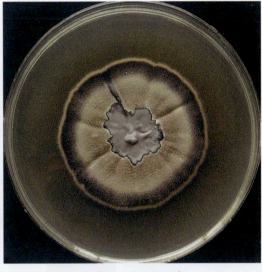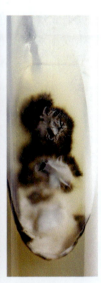

图 2-5-1　申克孢子丝菌在 SDA 培养基上的生长现象
在 SDA 培养基上，申克孢子丝菌菌落呈酵母样，淡咖啡、深褐色，表面菌丝逐渐增多

　　该菌多存在于植物表面，外伤侵入，引起皮肤和系统感染，以皮肤损害为主，表现为固定型和淋巴管型。系统性孢子丝菌病较少见。本病散在发生，无种族、性别、年龄差别，男性成人比儿童更为常见。偶有地方流行性爆发。申克孢子丝菌可致新生儿感染，亦有肾肉芽肿病例的报告，免疫受损病人可能会出现播散性感染，在严重衰弱的病人甚至会引起致命后果。根据临床表现可将孢子丝菌病分为以下几种类型：皮肤淋巴型、局限性皮肤型、皮肤黏膜型、播散型或系统型。孢子丝菌病的治疗首选碘化钾结合外用药物，亦可用抗真菌药物。

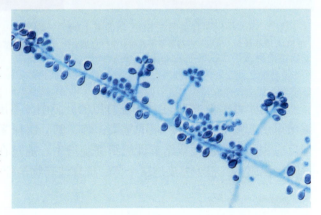

图 2-5-2　申克孢子丝菌的镜下形态
申克孢子丝菌纤细分支分隔菌丝；直角分枝的分生孢子梗，顶端梨形或圆形小分生孢子，呈"梅花瓣样"结构；有的小分生孢子沿菌丝两侧排列，呈"袖套状"；酵母相镜下可见革兰阳性卵圆形或梭形孢子

文献

1. 王端礼 . 医学真菌学：实验室检验指南 . 北京：人民卫生出版社，2005.
2. Hoog de GS，Guarro J，Gené J，et al. *Candida glabrata* - atlas of clinical fungi. Electronic Version，1998，3.1：50.
3. Curi ALL，Felix S，Azevedo KML，et al. Retinal granuloma caused by *Sporothrix schenckii*. Am J Ophthalmol，2003，136. 205-207.
4. 余德厚，蒋燕萍，季福玲，等 . 孢子丝菌病误诊为皮肤结核 . 临床皮肤科杂志，2006，35（8）：509.
5. Mora-Montes HM，Dantas Ada S，Trujillo-Esquivel E，et al. Current progress in the biology of members of the *Sporothrix*

schenckii complex following the genomic era. FEMS Yeast Res，2015，15（6）. pii：fov065.

6. Alvarado P，Ostos A，Franquiz N，et al. Serological diagnosis of sporotrichosis using an antigen of *Sporothrix schenckii* sensu stricto mycelium. Invest Clin，2015，56（2）：111-122.

2. 马尼菲青霉菌　*Penicillium marneffei* Segretain 1959

　　马尼菲青霉属于半知菌、丝孢菌纲、丝孢目、丛梗孢科、青霉属。在自然界以菌丝形式存在，在组织中可形成小圆形或椭圆形的细胞。在 SDA 培养基 25℃培养，3 ～ 4 天开始生长。菌落最初为浅灰褐色膜样或淡黄色绒毛状。渐变为微带淡红色的绒毛状。约 2 周左右，表面呈棕红色蜡样、皱褶，整个培养基被染成玫瑰红色（图 2-5-3）。青霉相镜下可见无色透明分隔菌丝，帚状枝分散，双轮生，少数为单轮生，对称或不对称，梗基上有 3 ～ 6 个瓶梗，顶端变窄，分生孢子光滑，椭圆形，有明显的孢间连体，分生孢子链长微弯。酵母相镜下可见圆形或椭圆形酵母样细胞，可见关节孢子（图 2-5-4）。

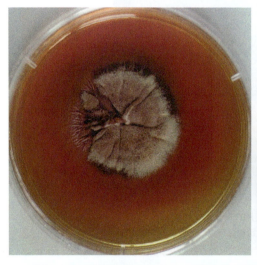 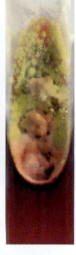 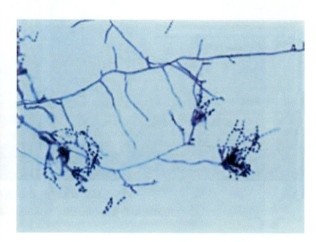

图 2-5-3　马尼菲青霉菌在 SDA 培养基上的生长现象

在 SDA 培养基上，马尼菲青霉菌落表面呈淡红色绒毛样，整个培养基被染成玫瑰红色

图 2-5-4　马尼菲青霉菌的镜下形态

马尼菲青霉菌菌丝呈帚状枝分散，双轮生，少数为单轮生，对称或不对称，梗基上有 3 ～ 6 个瓶梗，顶端变窄，分生孢子光滑，椭圆形，有明显的孢间连体，分生孢子链长微弯

　　马尼菲青霉于 1956 年从中华竹鼠的肝脏中分离出来。在世界各地均有病例报道，以东南亚发病最多。该菌可引起皮肤、甲板、眼的感染；肺、脑、泌尿系统等系统性感染，以肺和肝脏受累多见且严重，病理反应主要是弥漫性或结节性组织细胞增生。通过在流行区生活或到过流行区的艾滋病病人传播，多通过吸入而感染，很少感染健康个体。抗真菌药物治疗，可选择两性霉素 B、咪唑类等。

文献

1. 王端礼 . 医学真菌学：实验室检验指南 . 北京：人民卫生出版社，2005.

2. Hoog de GS，Guarro J，Gené J，et al. *Candida glabrata* - atlas of clinical fungi. Electronic Version，1998，3. 1：50.

3. Tam EW，Tsang CC，Lau SK，et al. Polyketides, toxins and pigments in *Penicillium marneffei*. Toxins（Basel），2015，7（11）：4421-4436.

4. Zeng W，Qiu Y，Lu D，et al. A retrospective analysis of 7 human immunodeficiency virus-negative infants infected by *Penicillium marneffei*. Medicine（Baltimore），2015，94（34）：e1439.

5. Jiang X，Zhou D. Diagnosis of *Penicillium marneffei* infection from a blood film. Br J Haematol，2015，doi：10. 1111/bjh. 13629.

6. Su Q，Ying G，Liang H，et al. Single use of itraconazole has no effect on treatment for *Penicillium marneffei* with HIV infection. Arch Iran Med，2015，18（7）：441-445.

六、其他真菌

1. 串珠镰刀霉菌 *Fusarium moniliforme* Sheldon 1904

串珠镰刀霉菌在 PDA 平板上 25℃ 培养生长较快，气生菌丝呈棉絮状，10 天后平铺平板或局部稍低陷，菌落正面浅紫色、淡粉色或白色，背面淡黄或蓝紫色，菌落中央可出现绳状或束梗状。培养基的成分对菌落的形态、颜色和孢子的形成影响很大（图 2-6-1）。镜下可见产孢细胞为简单瓶梗；大分生孢子较少，披针形，多次传代可不生长；小分生孢子较多，短棒状或椭圆形，呈串状，假头状着生，无厚壁孢子。

该菌与角膜炎有关，亦有报告由该菌引起的真菌血症。抗真菌药物治疗，可选择两性霉素 B、5-FC 和咪唑类等，必要时行手术治疗。

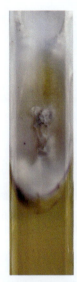

图 2-6-1　串珠镰刀霉菌在 SDA 培养基上的生长现象
在 PDA 平板上气生菌丝呈棉絮状，串珠状镰刀菌菌落正面浅紫色，淡粉色或白色，背面淡黄或蓝紫色，菌落中央可出现绳状或束梗状

文献

1. 王端礼. 医学真菌学：实验室检验指南. 北京：人民卫生出版社，2005.
2. Hoog de GS，Guarro J，Gené J，et al. *Candida glabrata* - atlas of clinical fungi. Electronic Version，1998，3.1：50.
3. 蒋燕萍，余德厚，何勤，等. 串珠镰刀菌引起小腿溃疡 1 例. 贵阳医学院学报，2006，31（5）：491-492.
4. Wang Z，Wang C，Li F. Fumigant activity of volatiles from Streptomyces alboflavus TD-1 against *Fusarium moniliforme* Sheldon. J Microbiol，2013，51（4）：477-483.
5. Yan X，Yu C，Shi Z，et al. Nasal cutaneous infection in a healthy boy caused by *Fusarium moniliforme*. Pediatr Dermatol，2013，30（4）：e43-45.
6. Hefny M，Attaa S，Bayoumi T，et al. Breeding maize for resistance to ear rot caused by *Fusarium moniliforme*. Pak J Biol Sci，2012，15（2）：78-84.

2. 茄病镰刀菌 *Fusarium solani*（Mart）Saccardo emend Snyd et Hans 1941

茄病镰刀菌在 PDA 平板上，25℃ 培养 10 天，菌丝呈棉絮状铺满培养皿，菌落正面呈白色，浅黄色，淡蓝色，背面呈浅黄色或淡蓝色，菌落上有时在培养 5 天左右时形成小水滴样物质，后来变为黏斑，呈白、黄、蓝或绿色（图 2-6-2）。镜下可见产孢细胞为简单瓶梗，瓶梗较长，多在 25μm 以上；大分生孢子可大可小，比较粗壮，有顶细胞和足细胞，有 2～5 个隔；小分生孢子数量多，呈假头状着生，有卵圆形，椭圆形，0～1 个隔；培养一段时间，可产生顶生或间生的厚壁孢子（图 2-6-3）。

茄病镰刀菌已经被证实是一个具有独立因子的机会性 Fusarium 菌种。也有报道导管相关感染的病例。有人认为这个种可能有另一形式，但仍然没有被证实。多数病例是角膜炎，可引起眼内炎。统计资料表明，同仁医院研究所报告的 775 例真菌性角膜炎，镰刀菌占 58.7%，其中以茄病镰刀菌最多见。该菌种高度多样性。适宜生长温度为 25℃。培养基的成分对菌落的形态、颜色和孢子的形成影响很大。抗真菌药物治疗，可选择两性霉素 B、5-FC 和咪唑类等，必要时行手术治疗。

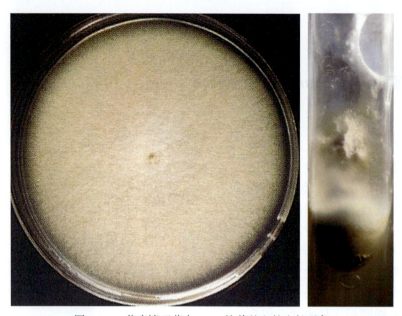

图 2-6-2　茄病镰刀菌在 SDA 培养基上的生长现象
在 PDA 平板上，茄病镰刀菌菌丝可呈棉絮状铺满培养皿，菌落正面呈白色，浅黄色，淡蓝色，背面呈浅黄色或淡蓝色

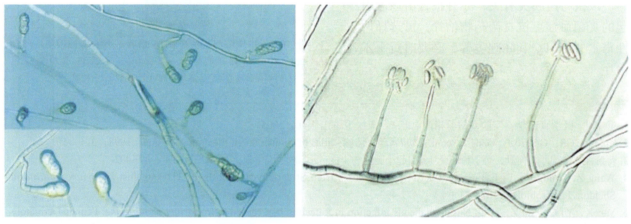

图 2-6-3　茄病镰刀菌的镜下形态
可见茄病镰刀菌产孢细胞为简单瓶梗，瓶梗较长；大分生孢子比较粗壮，有顶细胞和足细胞，有 2～5 个隔；小分生孢子数量多，呈假头状着生，
有卵圆形，椭圆形，0～1 个隔；培养一段时间，可产生顶生或间生的厚壁孢子

文献

1. 王端礼 . 医学真菌学——实验室检验指南 . 北京：人民卫生出版社，2005.

2. Hoog de GS，Guarro J，Gené J，et al. *Candida glabrata* - atlas of clinical fungi. Electronic Version，1998，3. 1：50.

3. Ramada MH，Steindorff AS，Bloch C Jr，et al. Secretome analysis of the mycoparasitic fungus *Trichoderma harzianum* ALL 42 cultivated in different media supplemented with *Fusarium solani* cell wall or glucose. Proteomics，2015，doi：10. 1002/pmic. 201400546.

4. Cong L，Xia YP，Zhao GQ，et al. Expression of vitamin D receptor and cathelicidin in human corneal epithelium cells during *Fusarium solani* infection. Int J Ophthalmol，2015，8（5）：866-871.

5. Coleman JJ. The *Fusarium solani* species complex：ubiquitous pathogens of agricultural importance. Mol Plant Pathol，2015，doi：10. 1111/mpp. 12289.

6. Levy L，Block C，Schwartz C，et al. Cluster of *Fusarium solani* isolations in a bronchoscopy unit. Clin Microbiol Infect，2015，doi：10. 1016/j. cmi. 2015. 09. 017.

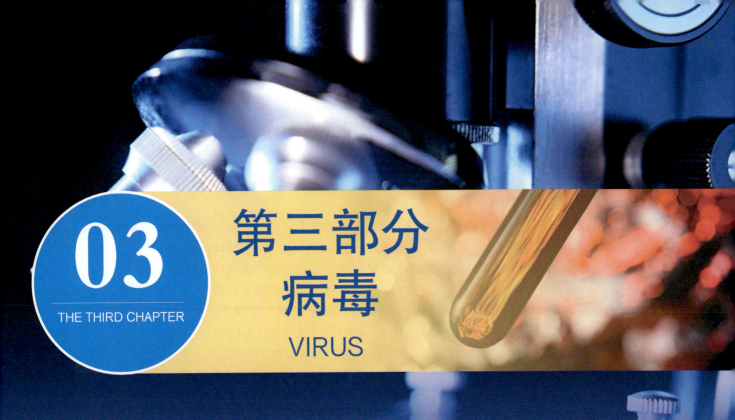

第三部分
病毒
VIRUS

人类感染性疾病中约有三分之二是病毒感染导致的，而且病毒感染性疾病具有播散广、传染快、难防治、死亡率高等特点，对人类健康危害严重。近年来对病毒的研究很快，根据国际病毒分类委员会（the International Committee on Taxonomy of Viruses, ICTV）第十次报告，目前已从自然界发现四万余种病毒，其中几百种病毒可感染人类。

发现病毒已经百余年，随着生命科学和医学技术进步，人类在近几十年与病毒的"战争"中取得了许多"胜利"，世界卫生组织1980年宣布在全球彻底消灭了天花，预计21世纪消灭脊髓灰质炎，部分病毒感染性疾病的感染率可通过特异性疫苗接种而大大降低。但20世纪70年代后，由于多种因素的影响，全球传染病（尤其是病毒性疾病）的发病率大幅度上升，流行和暴发不断发生，出现了几十种新现或再现病原体，新现病毒如埃博拉病毒、汉坦病毒、人嗜T淋巴细胞病毒、人类免疫缺陷病毒、禽流感病毒和SARS冠状病毒等。20世纪80年代发现的朊粒与传统病毒的概念不同，朊粒没有核酸，仅为传染性蛋白质，具有高度传染性，可引起人类致死性疾病，目前尚无特效防治方法。目前发现，病毒性疾病涉及临床医学各个领域，并发现许多非传染性疾病与病毒感染有关，如某些遗传病、肿瘤等与病毒感染密切相关。人类仍面临着病毒感染性疾病的严重威胁，要求我们加强对病毒的生物学特性、致病性和病毒性疾病的研究，积极探索控制乃至消除病毒性疾病的方法。

一、正黏病毒科 Orthomyxoviridae

1. 人甲型流行性感冒病毒　Influenza A virus

人类流感每年季节性发生或每 20 ～ 50 年发生全球性大流行，其病原体甲型流感病毒（influenza A virus, IAV）属于呼吸道病毒的正黏病毒科（orthomyxoviridae）。正黏病毒科包括人甲（A）、乙（B）、丙（C）型流感病毒及动物的甲型和丙型流感病毒。IAV 不同亚型的病毒体形态结构均相似：在机体内可见长丝状或球形，体外培养多为球形，直径 80 ～ 120 nm；病毒体结构包括核衣壳和包膜，核心是单正链分节段的 RNA，包膜外有两种糖蛋白：血凝素（HA）和神经氨酸酶（NA）（图 3-1-1、图 3-1-2）。HA 和 NA 易发生变异，目前已发现 18 种 HA 型别（H1-H16）和 11 个 NA 型别（N1-N9），根据二者型别不同 IAV 或 AIV 可分成若干亚型。1980 年 WHO 统一了流感病毒的命名原则：型别 / 宿主 / 分离地点 / 病毒株序号 / 分离年代（HnNn）。曾引起过全球大流行的 IAV 亚型有 H1N1、H2N2、H3N2 等。

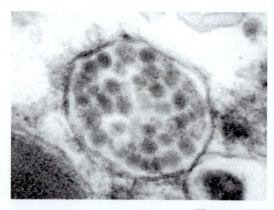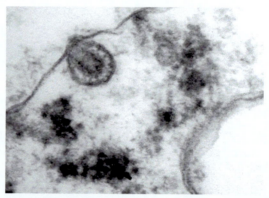

图 3-1-1　甲型流感病毒的形态

IAV 在机体内可见长丝状或球形，体外培养多为球形，直径 80 ～ 120 nm；病毒体结构包括核衣壳和包膜，核心是单正链分节段的 RNA

图 3-1-2　甲型流感病毒的结构示意图

IAV 核心是单正链分节段的 RNA，一共有 8 个节段，分别编码不同的病毒蛋白质。内衬于包膜的是 M1 蛋白，M2 为跨膜蛋白。包膜上有 2 种包膜子粒：HA 和 NA

流感病毒感染人类至少已上千年，早在公元前 412 年，希腊名医希波克拉底开始对流感的流行情况进行描述，这是对流感流行病学症状所做的最早描述。1933 年，英国人威尔逊·史密斯（Wilson Smith）首先分离获得 IAV，其宿主范围广，可感染人、猪和禽类等。20 世纪暴发的四次以及 2009 年的流感大流行都是由甲型流感病毒引起。暴发于 1918 年、夺走 2000 万至 4000 万人生命的西班牙流感是 H1N1 流感病毒引起。2005 年，从一具死于 1918 年流感的女子尸体的肺脏中获得病毒 RNA，重新构建了该流感病毒。此后近 40 年，H1N1 流感病毒是主要流行的流感病毒株。直到 1957 年，人 H1N1 与欧亚禽源 H2N2 流感病毒重配产生了甲型 H2N2 流感病毒，造成亚洲流感的暴发。大约流行 11 年后，H2N2 病毒与禽源性 H3 病毒发生重配，形成甲型 H3N2 病毒，引起 1968 年香港流感。

之后，一般季节性流感病毒株主要是甲型 H1N1、H3N2 和乙型流感病毒。2009 年，新的甲型 H1N1 流感病毒暴发流行，该病毒 8 个基因片段中，有 5 个来自猪流感病毒，2 个来自禽流感病毒，1 个是人类流感病毒的基因，是猪、禽、人三重重配的流感病毒。

流感是一种通过飞沫传播的急性发热性呼吸道传染病，患者和隐性感染者是主要传染源。临床表现主要为高热、乏力、头痛、全身肌肉酸痛等中毒症状，而呼吸道症状轻微。治疗主要选用金刚烷胺和奥司他韦。目前使用全病毒灭活疫苗、裂解疫苗和亚单位疫苗进行接种来预防流感。

文献

1. Mauad T, Hajjar LA, Callegari GD, et al. Lung pathology in fatal novel human influenza A（H1N1）infection. American Journal of Respiratory and Critical Care Medicine，2010，181：72-80.

2. Irene R. Ana fernandez-sesma. innate immunity to H5N1 influenza viruses in humans. Viruses，2012，4：3363-3388.

3. Gostling J. Growth of influenza A virus in cultured cells of embryo mouse lung. British Journal of Experimental Pathology，1958，39（6）：679-84.

4. 牟秋菊，江滟 . 流感病毒感染与宿主细胞的信号传导通路 . 贵州医药，2013，37（12）：1118-1122.

5. Boianelli A, Nguyen VK, Ebensen T, et al. Modeling influenza virus infection：a roadmap for influenza research. Viruses，2015，5274-5304.

6. Radigan KA, Budinger GS, Chi M, et al. Modeling human influenza infection in the laboratory. Infection and Drug Resistance，2015，311-320.

2. 禽流行性感冒病毒 Avian influenza virus，AIV

禽流行性感冒由禽流行性感冒病毒（avian influenza virus，AIV）引起，主要在禽类中流行（图 3-1-3）。1955 年，AIV 被确认为甲型流感病毒，1981 年正式命名。1997 年，香港发生人类首次感染高致病性禽流感的事件，致 6 人死亡。此后，全球范围内一些地区相继有禽流感病毒感染人类的报道，发现高致病性禽流感病毒可感染人类的亚型有：H5N1、H7N2、H7N7、H7N3、H9N2、H7N9、H5N6 等。2013 年中国出现了首例人感染 H7N9 禽流感确诊病例，截止 2016/17 流行季节，发现人感染病例 1228 例，其中死亡471 人。人感染疫情表现出出现早、上升快、强度高、分布广的特点。我国疾控中心人员和医务工作者破解了病毒的基因密码，确认了病原体，研制出了检测试剂，实现了对新型病原的严密监测、迅速确认和应急反应，为政府制定防控措施提供了科学依据。世界卫生组织（WHO）评价说："中国应对 H7N9 禽流感疫情，堪称全球典范"。

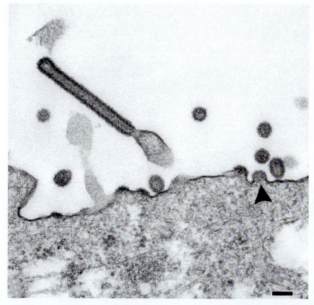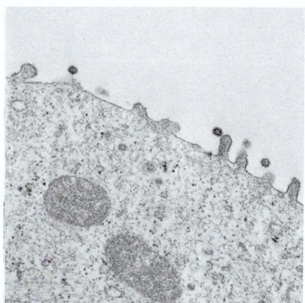

图 3-1-3　禽流感病毒的形态
AIV 在机体内可见长丝状或球形，体外培养多为球形，直径 80 ~ 120 nm；病毒体结构包括核衣壳和包膜，核心是单正链分节段的 RNA

人感染高致病性禽流感的传染源主要为患禽流感或携带禽流感病毒的鸡、鸭、鹅等家禽，通过呼吸道传播，也可通过密切接触感染的禽类及其分泌物、排泄物，病毒污染的水等途径感染，典型临床表现为暴发性重症病毒性肺炎，可出现脓毒血症、感染性休克、多器官功能衰竭以及瑞氏综合征等并发症而死亡。抗病毒治疗药物主要是神经氨酸酶抑制剂奥司他韦和扎那米韦等。

文献

1. Malik Peiris JS，Menno DJ，Yi G. Avian influenza virus（H5N1）：a threat to human health. Clinical Microbiology Reviews，2007，20：243-267.

2. Zeng H，Goldsmith C，Thawatsupha P，et al. Highly pathogenic avian influenza H5N1 viruses elicit an attenuated type I interferon response in polarized human bronchial epithelial cells. Journal of Virology，2007，81：12439-12449.

3. Zeng H，Goldsmith CS，Maines TR，et al. Tropism and infectivity of influenza virus，including highly pathogenic avian H5N1 virus，in ferret tracheal differentiated primary epithelial cell cultures. Journal of Virology，2013，87：2597-2607.

4. Zhang Y，Yin Y，Bi Y，et al. Molecular and antigenic characterization of H9N2 avian influenza virus isolates from chicken flocks between 1998 and 2007 in China. Vet Microbiol，2012，156（3-4）：285-293.

5. Feng Y，Hu L，Lu S，et al. Molecular pathology analyses of two fatal human infections of avian influenza A（H7N9）virus. Journal of Clinical Pathology，2014，6. doi：10. 1136/jclinpath-2014-202441.

6. 贺润蒲，马洪波. 香港甲型流感病毒 H5N1 流行概况. 中国国境卫生检疫杂志，1998，21：188-190.

二、副黏病毒科 Paramyxoviridae

1. 麻疹病毒　Measles virus

　　麻疹病毒属于副黏病毒科（paramyxoviridae）麻疹病毒属（*morbillivirus*），核酸为单负链RNA，基因组全长约16 000 bp，包含6个结构基因，分别编码6个结构蛋白和功能蛋白，包括包膜子粒血凝素和融合蛋白F，两种糖基化蛋白均可诱导机体产生中和抗体（图3-2-1）。根据全球多年观察，麻疹病毒仅有一个血清型，抗原性较稳定。但有多个基因型，世界卫生组织公布了麻疹野毒株统一命名的指导方针，建立了标准的麻疹病毒基因分型系统以及麻疹野毒株基因型的命名标准，目前已经发现了8个组（A～H）23个基因型的麻疹野毒株。中国最早由徐文波等人进行麻疹分子流行病学的研究，建立了具有中国流行特点的麻疹病毒毒株资源库和基因资源库，并发现了流行于中国的新基因型H1型和H2型。

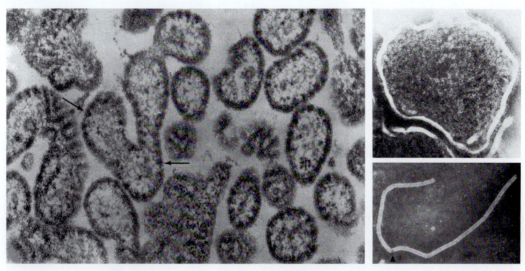

图 3-2-1　麻疹病毒的形态
麻疹病毒具有多形态性，呈球形或丝状，直径 120 ~ 250 nm，有包膜，核衣壳螺旋对称，核心为单负链 RNA

　　麻疹是一种古老的疾病，在我国古书即有记载。1938年Plotz，1941年Rake和Shaffer用鸡胚组织培养成功分离获得麻疹病毒。麻疹是由麻疹病毒引起的急性呼吸道传染病，传染性强。麻疹患者是唯一传染源。经呼吸道飞沫传播是主要的传播途径，密切接触者亦可经污染病毒的手传播。易感者主要为儿童。发病季节以冬、春季多见。主要临床表现有发热、咳嗽、流涕等卡他症状及眼结膜炎，特征性体征有口腔麻疹黏膜斑（Koplik spots）及皮肤斑丘疹，可并发喉炎、肺炎、心肌炎和脑炎。应用麻疹减毒活疫苗预防后，发病率和死亡率均显著降低。

文献

1. Oyanagi S，Meulen V，Katz M，et al. Comparison of subacute sclerosing panencephalitis and measles viruses：an electron microscope study. Journal of Virology，1971，7：176-187.
2. Lund GA，Tyrrell DLJ，Bradley RD，et al. The molecular length of measles virus RNA and the structural organization of measles nucleocapsids. Journal of General Virology，1984，65：1535-1542.
3. Mateo M，Navaratnarajah CK，Cattaneo R. Structural basis of efficient contagion：measles variations on a theme by parainfluenza viruses. Curr Opin Virol，2014，10：16-23.
4. Naim HY. Measles virus A pathogen，vaccine，and a vector. Human Vaccines & Immunotherapeutics，2015，11：21-26.
5. Lin WH，Pan CH，Adams RJ，et al. Vaccine-induced measles virus-specific T Cells do not prevent infection or disease but facilitate subsequent，clearance of viral RNA. Mbio，2014，5（2）：e01047-14. doi：10. 1128/mBio. 01047-01114.

6. 冯德杰. 麻疹病毒分子流行病学研究进展. 微生物学免疫学进展，2008，36（1）：71-75.

2. 腮腺炎病毒　Mumps virus

　　腮腺炎病毒属于副黏病毒科，病毒颗粒由单负链 RNA 和 7 种蛋白质组成，有 2 种包膜糖蛋白：血凝素和融合蛋白（F 蛋白），另有基质蛋白（M）、膜相伴蛋白（SH）、核衣壳蛋白（NP）、磷酸蛋白（P）和大蛋白（L）（图 3-2-2）。目前，腮腺炎病毒只发现于人类，有 1 种血清型、6 种基因型，分别为 A ~ F。腮腺炎病毒只发现于人类，在猴、鸡胚、羊膜等组织细胞培养中均可增殖。

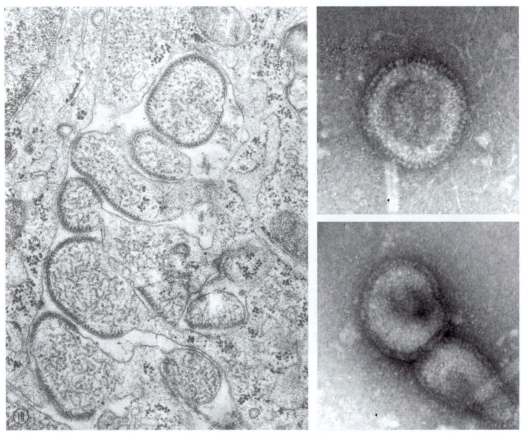

图 3-2-2　腮腺炎病毒的形态
腮腺炎病毒呈球形，直径 100 ~ 300 nm，有包膜，核心为单链 RNA

　　流行性腮腺炎是由腮腺炎病毒引起的急性呼吸道传染病。患者和隐性感染者为传染源，主要通过飞沫传播，儿童和青少年易感。流行性腮腺炎全年均可发病，4 ~ 7 月为高峰，流行或散发见于学校、部队等集体机构。以腮腺非化脓性炎症和腮腺区肿痛为临床特征，尚可引起脑膜炎、脑膜脑炎、睾丸炎、卵巢炎和胰腺炎等。早期使用利巴韦林抗病毒治疗有一定疗效。预防可用腮腺炎减毒活疫苗。

文献

1. Duc-Nguyen H, Rosenblum EN. Immuno-electron microscopy of the morphogenesis of mumps virus. Journal of Virology, 1967, 1：415-429.
2. Li M, Schmitt PT, Li Z, et al. Mumps virus matrix, fusion, and nucleocapsid proteins cooperate for efficient production of virus-like particles. Journal of Virology, 2009, 83：7261-7272.
3. Hilleman MB. Advances in control of viral infections by nonspecific measures and by vaccines, with special reference to live mumps and rubella virus vaccines. Clinical Pharmacology & Therapeutics, 1966, 7（6）：752-762.
4. Kutty PK, Kyaw MH, Dayan GH, et al. Guidance for isolation precautions for mumps in the United States：a review of the

scientific basis for policy change. Clinical Infectious Diseases，2010，50：1619-1628.

5. Sun HP. Resurgence of mumps in Korea. Infect Chemother，2015，47：1-11.

6. Jin L，Myers R，Rota PA，et al. Genomic diversity of mumps virus and global distribution of the 12 genotypes. Reviews in Medical Virology，2015，25：85-101.

3. 副流感病毒　Parainfluenza virus，PIV

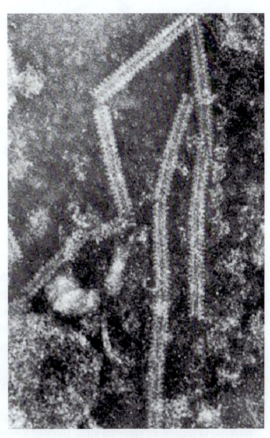

　　副流感病毒属于副黏病毒科（paramyxoviridae），最初于1953年从日本仙台一例死于肺炎的患儿肺液中分离获得，因此命名为仙台病毒（即乙型副流感病毒），之后又分离到其他病毒株，但与流感病毒不同，因此命名为副流感病毒（图3-2-3）。副流感病毒为包膜病毒，包膜上有2种糖蛋白：HN蛋白，具有血凝素和神经氨酸酶活性；F蛋白，具有融合和溶血作用。根据遗传性和抗原性不同，PIV分为4种血清型：PIV1～4。其中，PIV1和PIV3属于人鼻病毒属，PIV2和PIV4属于腮腺炎病毒属。在PIV感染过程中，病毒包膜与细胞膜融合，将病毒核衣壳释放到胞浆中，通过病毒的L蛋白（即依赖RNA的RNA聚合酶）进行RNA合成，成为mRNA，利用细胞核糖体翻译蛋白质。基因组的全长复制出负链RNA作为子代病毒的核酸。PIV不稳定，脂溶剂易将其灭活。

　　副流感病毒感染呈全球性分布，是呼吸道感染的常见病原体。副流感病毒引起人类急性呼吸道感染，亦可引起婴幼儿下呼吸道感染和小儿哮喘，主要感染人群年龄为7～36月龄，高峰为2～3岁。PIV各血清型感染的流行病学具有不同特点，PIV1一般为隔年发生一次较大的交叉流行；PIV2流行与PIV1相似，常出现严重的下呼吸道感染症状；PIV3主要引起毛细支气管炎和肺炎；PIV4报道较少见。目前尚无特异性防治方法。

图 3-2-3　副流感病毒的形态
PIV 多呈球形，具多形性，直径 150～250 nm，有包膜，衣壳为螺旋对称，核心为不分节段的单负链 RNA

文献

1. Sutherland SD，Almeida JD，Gardner PS，et al. Rapid diagnosis and management of parainfluenza I virus infection in common marmosets（callithrix jacchus）. Laboratory Animals，1986，20：121-126.

2. Hsiung GD. Parainfluenza-5 virus. Infection of man and animal. Medical Virology，1972，14：241-274.

3. Henrickson KJ. Parainfluenza viruses. Clin Microbiol Rev，2003，16：242-264.

4. Vainionpaa R，Hyypia T. Biology of parainfluenza viruses. Clin Microbiol Rev，1994，7：265-275.

5. 袁立军，李晓眠，李梅. 仙台病毒基因结构与功能的研究进展. 中国病原学杂志，2006，6：462-464.

6. Indumathi CP，Gunanasekaran KK，Arunagiri K，et al. Isolation & molecular characterization of human parainfluenza virus in Chennai India. Medical Research，2015，142：583-590.

4. 呼吸道合胞病毒　Respiratory syncytial virus，RSV

　　呼吸道合胞病毒属于副黏病毒科，1956年最初从14只感冒的黑猩猩体内被分离到，称为"黑猩猩感冒因子"（chimpanzee coryza agent，CCA）。1961年在人类患者体内发现2株与CCA相似的病毒，

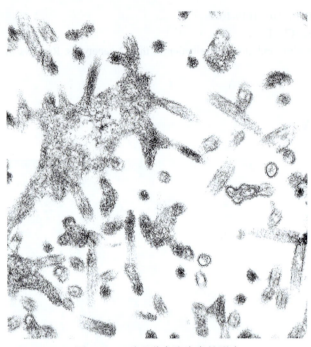

图 3-2-4　呼吸道合胞病毒的形态
电镜下观察 RSV 呈多形性，可见球形和丝状颗粒，直径范围 80 ~ 500 nm

因能致细胞融合，将该病毒命名为呼吸道合胞病毒。RSV 为包膜病毒，基因组是单负链 RNA，全长 15 225bp，编码约 10 种病毒蛋白（图 3-2-4）。RSV 的抗原异质性小，分为 A、B 两个亚型。

RSV 是造成世界范围内幼儿及成人呼吸道感染的主要病毒之一，其流行 A、B 两个亚型同时存在。据报道，北美洲 RSV 流行以 A 型为主，亚洲以 B 型为主，冬、春两季常引起暴发流行。文献报道全球每年有 6400 万人感染 RSV，造成 3 000 000 ~ 5 000 000 的儿童及成人死亡，超过65% 的儿童在一岁前感染过 RSV，二岁时感染率达 100%；每年 40% ~ 50% 住院治疗的婴幼儿毛细支气管炎和 25% 的婴幼儿肺炎是由 RSV 感染所致。

RSV 通过人与人之间直接接触或经飞沫传播。好发人群主要是半岁以下婴儿，自然感染产生的抗体免疫保护时间短，可致反复感染。目前尚无特异性的治疗药物和预防疫苗。

文献

1. Bryson DG，McConnell S，McAliskey M，et al. Ultrastructural features of alveolar lesions in induced respiratory syncytial virus pneumonia of calves. Vet Pathol，1991，28：286-292.
2. Radhakrishnan A，Yeo D，Brown G，et al. Protein analysis of purified respiratory syncytial virus particles reveals an important role for heat shock protein 90 in virus particle assembly. Molecular & Cellular Proteomics，2010，9：1829-1848.
3. Chanock RM，Parrott RH，Vargosko AJ. Acute respiratory diseases of viral etiology. IV. Respiratory syncytial virus. Am J Public Health & the Nations Health，1962，52：918-925.
4. Eckert EA，Maassab HF，Cavallaro JJ. Inner component of respiratory syncytial virus. American Society for Microbiology，1965，90：1784-1785.
5. Vandini S，Paolo B，Faldella G，et al. Immunological，viral，environmental and individual factors modulating lung immune response to respiratory syncytial virus. BioMed Research International，2015，doi：org/10. 1155/2015/875723.
6. Caly H，Ghildyal R，Jans DA. Respiratory virus modulation of host nucleocytoplasmic transport；target for therapeutic intervention? Microbiol，2015，doi：10. 3389/fmicb.

5. 亨德拉病毒　Hendra virus

亨德拉病毒属于副黏病毒科，其感染最初于 1994 年在澳大利亚发现，当时澳大利亚昆士兰州亨德拉镇有 20 匹赛马发病，其中 13 匹死亡，驯马师和赛马员也发生感染，其中 1 名赛马师死亡。其后分别在 1995 年和 1999 年又发生两次感染，有 2 名患者死亡。尽管目前亨德拉病毒感染只发生在澳大利亚、只报道了 3 名患者，但是因为感染后可引起不同物种和人类的致死性疾病，已引起高度重视和广泛关注。亨德拉病毒是一类具有包膜的单负链 RNA 病毒，核衣壳为螺旋对称型，包膜表面有两种刺突（图 3-2-5）。

亨德拉病毒引起人畜共患的致死性病毒性疾病，可自然感染人和马，也可实验性感染猫、豚鼠和小鼠。澳大利亚果蝠是亨德拉病毒主要自然储存宿主和传染源，主要通过密切接触和呼吸道传播，发病机制尚不清楚，感染后病变主要累及中枢神经系统小血管内皮细胞，导致广泛的内皮损伤，形成血管炎，血栓形成及缺血和微梗死。亨德拉病毒感染的病理特征是间质性肺炎，可有肺充血、肺气肿、肺泡水肿和肺淤血，由肺水肿可出现一系列呼吸系统的症状和体征。目前尚无特异性防治方法。

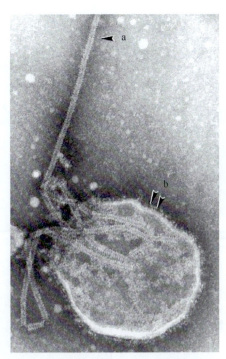

图 3-2-5　亨德拉病毒的形态
亨德拉病毒呈球形，有包膜，衣壳为螺旋对称型，核心是单负链 RNA。a 核衣壳，b 表面突起

文献

1. Halpin K，Young PL，Field HE，et al. Isolation of Hendra virus from pteropid bats：a natural reservoir of Hendra virus. Journal of General Virology，2000，81：1927-1932.
2. Daniels P，Ksiazek T，Eaton BT. Laboratory diagnosis of Nipah and Hendra virus infections. Microbes and infection，2001，3（4）：289-295.
3. Middleton D. Hendra virus. Vet Clin North Am Equine Pract，2014，30（3）：579-589.
4. Slater J. From glanders to Hendra virus：125 years of equine infectious diseases. Veterinary Record，2013，173（8）：186-189.
5. Escaffre O，Borisevich V，Rockx B. Pathogenesis of Hendra and Nipah virus infection in humans. Infection in Developing Countries，2013，7（4）：308-311.
6. Broder CC，Xu K，Nikolov DB，et al. A treatment for and vaccine against the deadly Hendra and Nipah viruses. Antiviral Res，2013，100（1）：8-13.

6. 尼帕病毒　Nipah virus，NV

　　NV 属于副黏病毒科，是单负链 RNA 病毒，病毒中心是 RNA 和呈螺旋对称型的衣壳，包膜表面有 2 种刺突：G 蛋白和 HN 蛋白（图 3-2-6）。目前尚未发现尼帕病毒亚型。

　　尼帕病毒于 1997 年首次从马来西亚脑炎死亡病人脑组织中分离得到，引起脑炎病变，称为尼帕病毒性脑炎。果蝠是 NV 的储存宿主，可感染人和猪、狗、猫等动物。猪是主要传染源，通过库蚊在猪中传播繁殖，经呼吸道或密切接触传播给人，并可在人群中传播。病变累及中枢神经系统小血管内皮细胞，导致广泛的内皮损伤，合胞体形成血管炎，血栓形成及缺血和微梗死。NV 也可直接感染神经元并在其中复制，造成病变。引起患者死亡的主要原因是脑内广泛的灶性坏死和神经元的直接病毒感染。NV 还对猪的呼吸道上皮细胞有亲和性，因此可在人和猪之间通过呼吸道传播。NV 感染后潜伏期 1～3 周，继而引起进行性脑炎，病死率高，死亡可能与严重脑干损伤有关。目前尚无预防疫苗，切断传播途径是主要预防措施。

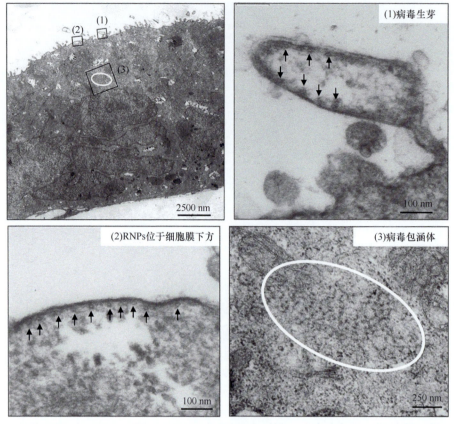

图 3-2-6　尼帕病毒的形态
NV 呈球形，有包膜，衣壳呈螺旋对称型，核心为单负链 RNA

文献

1. Lamp B，Dietzel E，Kolesnikova L，et al. Nipah virus entry and egress from polarized epithelial cells. Journal of Virology，2013，87：3143-3154.

2. Munster VJ，De WE. Animal models of disease shed light on Nipah virus pathogenesis and transmission. Pathology，2015，235（2）：196-205.

3. Prescott J，Wit ED，Feldmann H，et al. The immune response to Nipah virus infection. Arch Virol，2012，157（9）：1635-1641.

4. Vigant F，Lee B. Hendra and Nipah infection：pathology，models and potential therapies. Infect Disord Drug Targets，2011，11（3）：315-336.

5. Rahman SA，Hassan L，Epstein JH，et al. Risk factors for Nipah virus infection among pteropid bats，peninsular malaysia. Emerging Infectious Diseases，2013，19（1）：51-59.

6. Chew MH，Arguin PM，Shay DK，et al. Risk factors for Nipah virus infection among abattoir workers in Singapore. Infectious Diseases，2000，181：1760-1763.

三、痘病毒科 Poxviridae

1. 天花病毒　Smallpox virus

　　天花病毒属于痘病毒科，引起的人类烈性传染病——天花。天花病毒形态见图 3-3-1。天花病毒主要通过呼吸道传播，人是唯一宿主，并普遍易感。天花病毒通过飞沫吸附于上呼吸道上皮细胞，到达局部淋巴结增殖后入血，形成第一次病毒血症。通过血流感染全身单核 - 巨噬细胞，在其内增殖后再次入血，致第二次病毒血症。通过血流更广泛播散到全身黏膜、皮肤和内脏器官。病毒在皮肤、黏膜中增殖，产生特征性痘疹。临床表现为严重的全身毒血症症状和成批出现、离心分布的皮疹。

　　天花在世界各地流行已有数千年历史，历史上多次重大历史事件也与天花的发生有关。自 1796 年 Jenner 发明并推广接种牛痘后，天花发病率和死亡率明显下降。1966 年世界卫生组织号召开展全球性大规模消灭天花运动，1979 年 12 月 9 日在全球消灭天花证实委员会第二次会议上，鉴定证实全球消灭了天花。1980 年 5 月 8 日世界卫生组织宣布全球已消灭天花，并停止种痘，天花是人类消灭的第一个传染性疾病。

　　目前，全世界只有美国疾病控制中心和俄罗斯的柯索夫分子生物学研究所保存和研究天花病毒株，两个研究机构对天花病毒的基因组、生物学性状等特性进行研究。

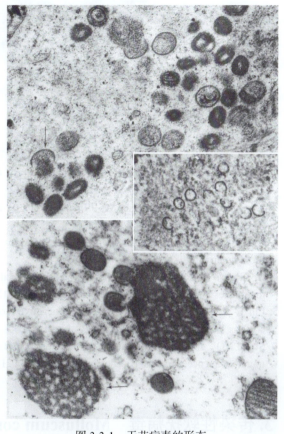

图 3-3-1　天花病毒的形态
天花病毒颗粒呈球形，大小为 300 nm × 200 nm × 100 nm，有包膜，核心为双链 DNA

文献

1. Avakyan AA，Bykovsky AF. Ontogenesis of human smallpox virus. The Journal of Cell Biology，1965，1：337-347.
2. Macrae BA. Laboratory diagnosis of smallpox：role of the virus reference laboratory，Colindale，1947-70. Journal of Hygiene，1982，89：399-407.
3. Fenner F，Henderson DA，Arita I，et a1. Smallpox and Its Eradication. Geneva：World Health Organization，1988.
4. Parrino J，Graham BS. Smallpox vaccines：past，present and future. J Allergy Clin Immunol，2006，118（6）：1320-1326.
5. Theves C，Biagini P，Crubezy E. The rediscovery of smallpox. Science Direct，2014，20（3）：210-218.
6. Theves C，Crubezy E，Biagini P. The rediscovery of smallpox. Clin Microbiol Infect，2014，20：210-218.

2. 牛痘病毒　Cowpox virus

　　牛痘病毒属于痘病毒科，为双链 DNA 砖形病毒。其形态见图 3-3-2。

　　牛痘是牛痘病毒引起的挤奶工人等密切接触者的轻度皮肤水疱样改变，一般无严重的全身感染。潜伏期 5 ~ 7 天，在感染局部初起丘疹，很快变成水疱和脓疱，症状与种痘相似，但表皮坏死较慢，出血明显，常为多发性，在表皮下细胞可见胞浆内包涵体。治疗主要是对症治疗及防治继发感染。

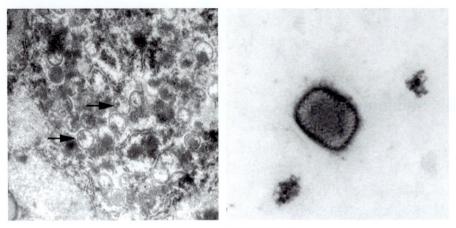

图 3-3-2　牛痘病毒的形态

牛痘病毒呈砖形或椭圆形，为大型病毒，有外膜，基因组为双链 DNA

文献

1. Schmiedeknecht G，Eickmann M，Khler K，et al. Fatal cowpox virus infection in captive banded mongooses（Mungos mungo）. Veterinary Pathology，2010，47：547-552.

2. Kinnunen PM，Holopainen JM，Piiparinen H，et al. Severe ocular cowpox in a human，Finland. Emerging Infectious Diseases，2015，21（12）：2261-2263.

3. William HM，WangXL，Yokoyama WM，et al. Cowpox virus employs a two-pronged strategy to outflank MHCI antigen presentation. Mol Immunol，2013，55（2）：156-158.

4. Doellinger J，Schaade L，Nitsche A. Comparison of the cowpox virus and vaccinia virus mature virion proteome：analysis of the species-and strain-specific proteome. PLoS One. 2015，10（11）：e0141527.

5. Lin J，Eggensperger S，Hank S，et al. A negative feedback modulator of antigen processing evolved from a frameshift in the cowpox virus genome. PLoS Pathog. 2014，10（12）：e1004554.

6. Stone HO，Joklik WK，Batia D，et al. Sequence of terminal regions of cowpox virus DNA：arrangement of repeated and unique sequence elements. Biochemistry. 1982，79：7112-7116.

3. 传染性软疣病毒　Molluscum contagiosum virus

传染性软疣病毒属于痘病毒科，核酸为双链 DNA，外有包膜。其形态见图 3-3-3。

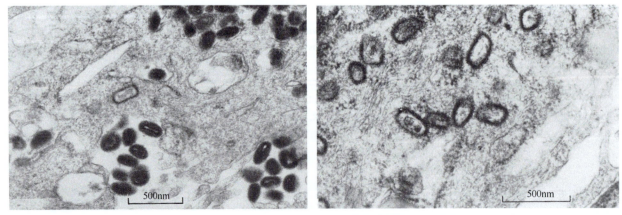

图 3-3-3　传染性软疣病毒的形态

传染性软疣病毒呈砖形或椭圆形，大小为 300 nm × 310 nm，有包膜，核心为双链 DNA

传染性软疣病毒引起人类传染性皮肤病——传染性软疣，人是唯一自然宿主，一般通过皮肤接触传播。往往在公共浴室或游泳池通过共用毛巾、直接接触等方式被传染。发病无年龄、性别差异。传染性软疣病毒所致感染主要病变在表皮，表现为疣底部细胞核增大，线粒体肿胀，细胞浆内可见病毒颗粒。

　　传染性软疣病毒感染多见于儿童及青年，病毒自微小创口入侵，潜伏期2周~2个月。初期见米粒大小丘疹，逐渐增大，中心微凹，表面有蜡样光泽。早期质地坚韧，后逐渐变软，呈灰白色。顶端挑破后，可挤出白色乳酪样物质，称为软疣小体。临床见损害数目不等，身体除手掌、足底外，其他部位的皮肤或黏膜出现散在、多发、无痛性病损，主要好发于躯干、四肢、肩胛、阴囊等处，常有痒感，可继发细菌感染发生炎症反应。治疗需将损害中心的软疣小体完全挤出或挑除，涂以碘酒并止血，亦可用视黄酸酒精溶液局部治疗。

文献

1. Rowson KE，Mahy BW. Human papova（wart）virus copyright. Mol Immunol，1967，31：110-131.

2. Barbanti-Brodano G，Mannini-Palenzona A，Varoli O，et al. Abortive infection and transformation of human embryonic fibroblasts by molluscum contagiosum virus. Journal of General Virology，1974，24：237-246.

3. Shisler JL. Immune evasion strategies of molluscum contagiosum virus. Advances in Virua Research，2015，92：201-252.

4. Nandhini G，Rajkumar K，Kanth KS，et al. Molluscum contagiosum in a 12-year-old child–report of a case and review of literature. International Oral Health，2015，7（1）：63-66.

5. Jouanguy E，Crequer A，Bertuch A，et al. Compound heterozygous CORO1A mutations in siblings with a mucocutaneous-immunodeficiency syndrome of epidermodysplasia verruciformis-HPV，molluscum contagiosum and granulomatous tuberculoid leprosy. J Clin Immunol，2014，34（7）：871–890.

6. Sherwani S，Farleigh L，Agarwal N，et al. Seroprevalence of molluscum contagiosum virus in german and UK populations. PLoS One，2014，9（2）：e88734.

四、疱疹病毒科 Herpesviridae

1. 单纯疱疹病毒 Herpes simplex virus，HSV

HSV 属于疱疹病毒科（Herpesviridae）α 疱疹病毒亚科（Alphaherpesviridae），为球形包膜病毒，核酸是线形双链 DNA 分子，基因组长度约为 152 kb，编码了病毒颗粒 70 种不同蛋白质。HSV 表面糖蛋白成分复杂，目前有 12 种已命名的特异抗原性糖蛋白，分别是 gB、gC、gD、gE、gF、gG、gH、gI、gJ、gK、gL、gM、gN。HSV 糖蛋白是机体免疫的主要靶标，其中 gG 的抗原特异性是鉴别 HSV-1 和 HSV-2 血清型的依据。HSV 形态见图 3-4-1。

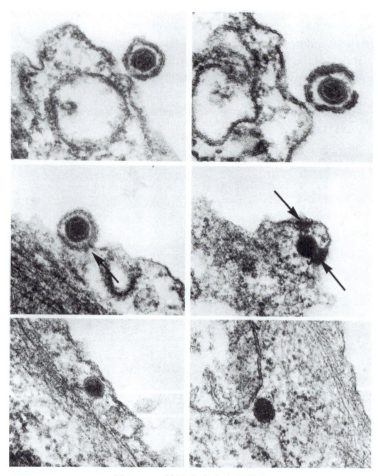

图 3-4-1　单纯疱疹病毒的形态
HSV 呈球形，直径 150 ~ 200 nm，有包膜，衣壳为二十面体对称型，核心为线形双链 DNA

HSV 经垂直传播、密切接触和性接触传播，引起人类单纯疱疹。目前发现 HSV 有两个亚型，HSV-1 主要引起头面部皮肤、黏膜疱疹，HSV-2 主要引起生殖器和肛门疱疹。其临床特征为在稍隆起的发炎的皮肤或黏膜局部出现成簇含清亮液体的单房性小水泡，易于复发，一般全身症状轻微，有少数患者可发生严重的单纯疱疹性脑炎或全身播散性疱疹。HSV 通过垂直传播可致胎儿宫内感染，引起畸形或流产，是 "TORCH" 综合征常见病因之一。HSV 感染的重要特点是潜伏感染，病毒可长期潜伏于体内，期间可因受激惹而反复发作。潜伏机制是 HSV 入侵后可长期潜伏在病损部位神经支配区域的神经节内，如三叉神经节、迷走神经节、骶神经节等。潜伏的病毒基因组游离存在于神经细胞内，或整合于细胞染色体上，当受到某种因素激惹即可活化，病毒沿神经干下行扩散到所支配区域，疱疹复发。HSV感染呈全球性分布，WHO估计每年新增病例2000万。

目前尚无特异性预防方法，治疗包括对症治疗和抗病毒治疗，抗病毒治疗可选择阿昔洛韦或碘苷局部用药，严重者需用阿昔洛韦或万乃洛韦全身用药。

文献

1. Scott TF，Tokumaru T. Herpesvirus hominis（virus of herpes simplex）. American Society for Microbiology，1964，28（4）：458-471.
2. Conney FD. The herpes simplex virus and the nervous system. Review of the literature. Dist Columbia，1968，37（5）：266-269.
3. Smith JD and Harven E. Herpes simplex virus and human cytomegalovirus replication in WI-38 cells. Journal of Virology，1974，14：945-956.
4. Suazo PA，Ibañez FJ. Bueno SM，et al. Evasion of early antiviral responses by herpes simplex viruses. Mediators of Inflammation，2015，doi：10. 1155/2015/593757.
5. Bedoui S，Greyer M. The role of dendritic cells in immunity against primary herpes simplex virus infections. Frontiers in Microbiology，2014，doi：10. 3389/fmicb. 2014. 00533.
6. Pinninti SG，Kimberlin DW. Preventing HSV in the Newborn. Clin Perinatol，2014，41（4）：945-955.

2. 人疱疹病毒8型 / 卡波西肉瘤相关疱疹病毒 Human herpesvirus 8，HHV-8 / Kaposis sarcoma-associated herpesvirus，KSHV

HHV-8属于γ-疱疹病毒亚科，其形态见图3-4-2。成熟病毒体由核衣壳和包膜构成，核衣壳为二十面体对称型，衣壳由162个六边形壳粒组成。HHV-8基因组是线形双链DNA，包含至少90个开放阅读框。编码产生的蛋白质一部分涉及病毒的潜伏感染，促进病毒基因组的持续存在；另一部分涉及裂解细胞，引起宿主细胞破坏和新病毒释放。潜伏相关蛋白包括潜在相关核抗原1（LANA-1）、病毒细胞周期蛋白、病毒Fas相关死亡结构域类似白介素1β转换酶抑制蛋白，LANA-1被认为是HHV-8感染的通用性标志。裂解感染相关蛋白包括病毒G蛋白偶联受体、病毒巨噬细胞炎症蛋白、病毒白介素6等，HHV-8的致病机制与这些蛋白质相关。

HHV-8于1994年在艾滋病患者卡波西肉瘤（Kaposis sarcoma，KS）组织中检出，被命名为卡波西肉瘤相关疱疹病毒。可通过性接触、密切接触、血源、器官移植等方式传播，主要存在于患者KS组织或淋巴瘤组织中。HHV-8感染及亚型分布具地域特征，意大利为主要高发区。目前尚无特异性防治方法。在体外实验中发现，病毒DNA聚合酶抑制剂膦甲酸钠可抑制HHV-8在细胞间的传播，但不能清除其潜伏感染。预防措施主要是避免传播。

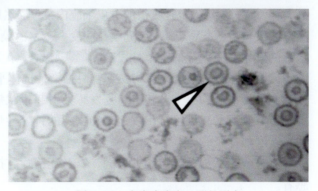

图3-4-2 人疱疹病毒8型的形态
HHV-8病毒颗粒呈球形，直径约140 nm，外层为包膜，衣壳呈二十面体对称型，核心为线形双链DNA

文献

1. Russo JJ，Bohenzky RA，Chien MC，et al. Nucleotide sequence of the Kaposi sarcoma-associated herpesvirus（HHV8）. Proc Natl Acad Sci USA，1996，93（25）：14862-14867.
2. Marchioli CC，Love JL，Abbott LZ，et al. Prevalence of human herpesvirus 8 DNA sequences in several patient populations. Journal of Clinical Microbiology，1996，34（10）：2635-2638.
3. Nealon K，Newcomb WW，Pray TR，et al. Lytic replication of Kaposis sarcoma-associated herpesvirus results in the formation of multiple capsid species：isolation and molecular characterization of A，B，and C capsids from a gamma-herpesvirus. Journal of

Virology，2001，75：2866-2878.

4. Starita N，Annunziata C，Waddell KM，et al. Identification of human herpesvirus 8 sequences in conjunctiva intraepithelial neoplasia and squamous cell carcinoma of ugandan patients. BioMed Research International，2015，doi：10. 1155/2015/801353.

5. Campbell DM，Rappocciolo G，Jenkins FJ，et al. Dendritic cells：key players in human herpesvirus 8 infection and pathogenesis. Frontiers Microbiology，2014，5：452.

6. KaplanLD. Human herpesvirus-8：Kaposis sarcoma，multicentric castleman disease，and primary effusion lymphoma. Hematology Am Soc Hematol Educ Program，2013，7：103-108.

3. 水痘 - 带状疱疹病毒　Varicella-zoster virus，VZV

　　VZV 属于疱疹病毒科 α 亚科，为球形包膜病毒，核衣壳呈二十面体对称型，基因组是全长约 124.8 kb 的双链 DNA，共有 71 个开放阅读框。VZV 形态见图 3-4-3。

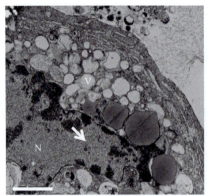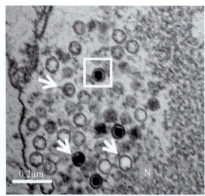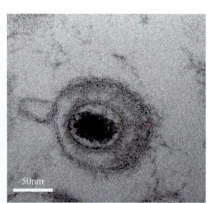

图 3-4-3　水痘带状疱疹病毒的形态
VZV 病毒颗粒呈球形，直径 150 ~ 200 nm，有包膜，衣壳为二十面体对称型，核心为双链 DNA

　　VZV 目前只发现一种血清型，人类是唯一自然宿主。患者为唯一传染源，前驱期和出疹早期传染性最大。水痘病毒侵入上呼吸道的上皮细胞内复制，然后进入血流，侵入白细胞内并大量入血形成病毒血症，病毒散布全身各器官组织，引起全身病变。VZV 感染具有潜伏感染特征，原发感染引起水痘，多见于儿童。水痘的发生具有明显的季节性发病高峰，好发季节为冬末春初。水痘散布发生于全球。我国的水痘流行病学调查显示，各地区人群均受到普遍感染，抗体平均阳性率为 60% ~ 70%。近年来，无论是成人还是儿童，水痘发生均有上升趋势。复发感染引起带状疱疹，主要侵犯脊后根神经节，表现为受累的脊后根神经节所支配的皮肤区域出现疱疹和剧烈的神经性灼痛。临床特点为成簇的水疱疹沿周围神经排列成带状，伴剧烈神经痛。

　　水痘或带状疱疹为自限性疾病，以对症治疗、抗病毒治疗和预防继发感染为主，接种疫苗可保护易感者。

文献

1. Carpenter JE，Hutchinson JA，Jackson W，et al. Egress of light particles among filopodia on the surface of Varicella-zoster virus-infected cells. Journal of Virology，2008，82：2821-2835.

2. Nour AM，Reichelt M，Ku CC，et al. Varicella-zoster virus infection triggers formation of an interleukin-1（IL-1）-processing inflammasome complex. Journal of Biology Chemistry，2011，286：17921-17933.

3. Maggie H，Garret C，Adam S. Varicella zoster virus infection in patients with inflammatory bowel disease. Gastroenterology & Hepatology，2013，9（1）：56-58.

4. Corey H，Charles G. Neurovirulence of varicella and the live attenuated varicella vaccine virus. Semin Pediatr Neurol，2012，19（3）：124-129.

5. Maria AN. Varicella zoster virus vasculopathy：clinical features and pathogenesis. Semin Pediatr Neurol，2014，20（2）：157-163.

6. Don G，Maria AN，Cohrs RJ，et al. The variegate neurological manifestations of Varicella zoster virus infection. Semin Pediatr

Neurol，2013，13（9）：374.

4. 人巨细胞病毒　Human cytomegalovirus，HCMV

HCMV 属于疱疹病毒科 β 疱疹病毒亚科，为包膜病毒，衣壳是由 162 个壳粒构成的二十面体对称型，核心是双链线性 DNA，长 240 kb，至少有 200 个开放阅读框。HCMV 形态见图 3-4-4。

据报道，60% ~ 90% 的成年人 HCMV 抗体阳性，初次感染多在 2 岁以下。病人和无症状感染者可间歇性排毒达数月至数年之久，可从唾液、尿液、精液或乳液等排出病毒，是 HCMV 的传染源，可通过垂直传播、接触传播、性传播等多途径传播。感染后通常无症状，但在一定情况下，HCMV 可感染各种组织器官，还可通过淋巴细胞或单核细胞扩散。HCMV 感染细胞体积增大 3 ~ 4 倍，可见胞内嗜碱性包涵体、胞核内嗜酸性包涵体。人群感染率高，初次感染多发生在儿童时期，通常是隐性感染，多数长期带毒成为潜伏感染。垂直传播可致先天畸形，在免疫抑制患者常发生机会性感染，如 HCMV 肺炎、肝炎、脑膜炎或视网膜炎，是致其死亡的重要原因。可用高滴度抗 HCMV 免疫球蛋白及更昔洛韦联合治疗。

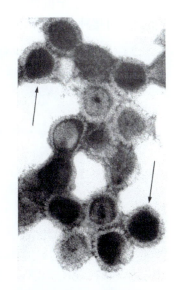

图 3-4-4　人巨细胞病毒的形态
人巨细胞病毒呈球形，直径 180 ~ 250 nm，衣壳呈二十面体对称，外包裹包膜

文献

1. Aukrust PF，Froland SS，et al. Cytomegalovirus（CMV）pneumonitis in AIDS patients：the result of intensive CMV replication. Eur Reeplr J，1992，5：362-364.
2. Benyesh-Melnick M，Probstmeyer F，Mccombs R，et al. Correlation between infectivity and physical virus particles in human cytomegalovirus. Journal of Bacteriology，1966，92：1555-1562.
3. Puchhammer-Stöckl E，Grzer I. Cytomegalovirus and Epstein-Barr virus subtypes the search for clinical significance. J Clin Virol，2006，36：239-248.
4. Lúcio RR，Ana CCM，Alvaro PS. Cytomegalovirus infection in renal transplantation：clinical aspects，management and the perspectives. Einstein，2015，13（1）：142-148. doi：10. 1590/S1679-45082015RW3175.
5. Wills MR，Poole E，Lau B，et al. The immunology of human cytomegalovirus latency：could latent infection be cleared by novel immunotherapeutic strategies. Cellular&Molecular Immunology，2015，12：128-138.
6. Halenius A，Gerke C and Hengel H. Classical and non-classical MHC I molecule manipulation by human cytomegalovirus：so many targets—but how many arrows in the quiver. Cellular&Molecular Immunology，2015，12：139-153.

5. EB 病毒　Epstein-Barr virus，EBV

EB 病毒属于疱疹病毒科 γ 病毒亚科，为球形包膜病毒，衣壳由 162 个壳粒组成。EBV 基因组是 1 个 172 kb 大小的线性双链 DNA，可编码约 100 种蛋白。EBV 可在体内外专一性地感染人和某些灵长类动物的 B 淋巴细胞，并能使受感染细胞发生转化，致"永生化"。EBV 形态见图 3-4-5。

EB 病毒于 1963 年由 Epstein-Barr 等首先从非洲儿童恶性淋巴瘤的体外培养细胞系中发现。EB 病毒经密切接触传播，导致传染性单核细胞增多症，典型临床三联征为发热、咽峡炎和淋巴结肿大，外周淋巴细胞及异性淋巴细胞增高。EBV 还与鼻咽癌和非洲儿童恶性淋巴瘤密切相关。鼻咽癌是第一个被发现与 EBV 感染有关的人类癌症，其 EBV 感染类型属于潜伏感染 Ⅱ 型，引起的鼻咽癌为未分化型。鼻咽癌的分布具有地域性和种族性的特征，在中国东南部人群、格陵兰岛本地人、阿拉斯加土著和爱斯基摩人中发病率高。EB 病毒感染还可致多种疾病，包括传染性单核细胞增多症、致死性传染性单核细胞增生症、EBV 相关性噬血细胞综合征、Gianotti-Crosti 综合征等。EBV 感染科涉及全身各个脏器，临床表现复杂多样。一般有发热、食欲减退、恶心、呕吐、腹泻、全身淋巴结肿大、肝脾肿大以及皮肤黏膜疹等。

　　EB 病毒感染流行于全世界，人多在幼儿期被感染，多无明显症状。抗病毒药物包括更昔洛韦、阿昔洛韦和干扰素。可接种多肽疫苗或 EB 病毒疫苗进行特异性预防。

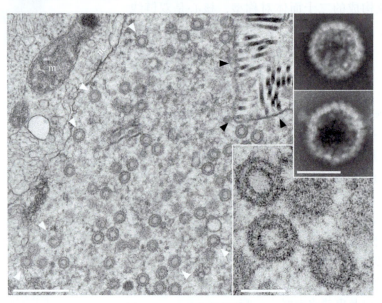

图 3-4-5　EB 病毒的形态

EB 病毒呈球形，直径 75 ~ 180 nm，有包膜，衣壳为二十面体对称型，核心为双链 DNA

文献

1. Epstein MA，Henle G，Achong BG，et al. Morphological and biological studies on a virusin cultured lymphoblasts from Burkitt's lymphoma. The Journal of Experimental Medicine，1964，21：56-59.

2. Henson BW，Perkins EM，Cothran JE and Desai P. Self-assembly of Epstein-Barr virus capsids. Journal of Virology，2009，83：3877-3890.

3. Shao JY，Li YH，Gao HY，et al. Comparison of plasma Epstein-Barr virus（EBV）DNA levels and serum EBV immunoglobulin A/ virus capsid antigen antibody titers in patients with nasopharyngeal carcinoma. Cancer，2004，100：1162-1170.

4. Grywalska E，Rolinski J. Epstein-Barr virus–associated lymphomas. Seminars in Oncology，2015，42（2）：291-303.

5. Geng LY，Wang X. Epstein-Barr virus-associated lymphoproliferative disorders：experimental and clinical developments. Int J Clin Exp Med，2015，8（9）：14656-14671.

6. Chen XZ，Chen H，Felipe A，et al. Epstein–Barr virus infection and gastric cancer. Medicine，2015，94（20）：1-9.

五、腺病毒科 Adenoviridae

腺病毒　Adenovirus，AdV

　　腺病毒属于腺病毒科，是双链 DNA 无包膜病毒，病毒衣壳由 252 个蛋白颗粒排列组成，为二十面体对称型。AdV 基因组为线形双链 DNA，约 36 kb。AdV 形态见图 3-5-1。

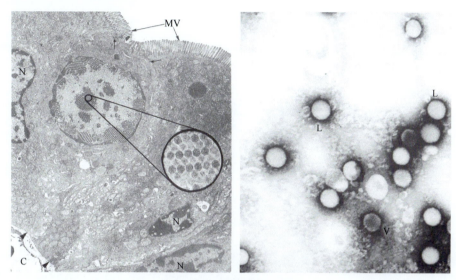

图 3-5-1　腺病毒的形态
腺病毒颗粒呈球形，直径 70 ~ 100 nm，无包膜，衣壳为二十面体对称型，核心为双链 DNA

　　AdV 是 1953 年 Rowe 等人从健康人腺样组织中培养发现，迄今已发现 100 余种腺病毒可感染人、哺乳动物和禽类。AdV 可引起人类许多急性感染性疾病，也可在人类扁桃体、腺样体的淋巴组织中呈隐性持续性感染。而且，AdV 在动物体内可诱生恶性肿瘤和有转化细胞的功能。因此，AdV 被用来研究肿瘤的发生机制，以及广泛用于体外基因转导、体内接种疫苗和基因治疗等各个领域。

　　人 AdV 感染普遍存在，不同地区或不同年龄阶段感染型别有差异，常见感染型别包括 1、2、3、4、5、6、7、8、11、34、35、40 等。传染源为患者和隐性感染者，病毒由呼吸道和眼结膜分泌物、粪便及尿排出体外，经空气飞沫、密切接触及粪 - 口途径传播。人群拥挤、空气污浊是促进 AdV 通过呼吸道传播的主要因素，幼儿上呼吸道感染约 50% 由 AdV 引起。AdV 主要侵犯呼吸道、消化道、眼结膜和淋巴组织，最初在咽、眼结膜或小肠内增殖，疾病发展相对局限，偶尔发生全身感染。病毒侵入机体后进入血流，发生伴有斑丘疹的病毒血症，很多器官都可受到感染。机体对 AdV 感染的反应取决于病毒侵入的途径、最先侵犯的部位、血清型和病毒数量。感染的后果包括：① AdV 在细胞内增殖，引起细胞发生溶解性坏死，释放出大量子代病毒感染其他细胞，导致急性感染；② AdV 侵入某些腺样组织或上皮细胞，持续数年，感染细胞坏死不多仅少量病毒释放，导致亚临床或慢性感染；③ AdV 在细胞内增殖时，其 DNA 与细胞 DNA 整合，促进细胞增殖而不形成感染性病毒颗粒，与肿瘤发生有关。AdV 感染的临床表现多样，包括上呼吸道感染、下呼吸道感染、咽眼结合膜热、流行性角膜结膜炎、病毒性脑膜脑炎、肠道感染等。

　　目前尚无特异性防治方法，一般对症处理，大多为自限性。

文献

1. Takeuchi A，Hashimoto K. Electron microscope study of experimental enteric adenovirus infection in mice. Infection and

Immunity, 1976, 13: 569-580.

2. Laham, Federico R, Jewell, et al. The search for adenovirus 14 in children in Houston, Texas. J Pediatric Infect Diseases, 2008, 27: 653-654.

3. Saha B, Wong CM, Parks RJ. The adenovirus genome contributes to the structural stability of the virion. Viruses, 2014, 6: 3563-3583.

4. Mangel WF, Martín CS. Structure, function and dynamics in adenovirus maturation. Viruses, 2014, 6: 4536-4570.

5. Kleinberger T. Mechanisms of cancer cell killing by the adenovirus E4 or F4 protein. Viruses, 2015, 7: 2334-2357.

6. Ponterio E, Gnessi L. Adenovirus 36 and obesity: an overview. Viruses, 2015, 7: 3719-3740.

六、乳头瘤病毒科 Papillomaviridae

人乳头状瘤病毒　Human papillomavirus，HPV

HPV 属于乳头瘤病毒科，为球形无包膜病毒，病毒衣壳由 72 个壳粒组成，为二十面体对称型，基因组是双链环状 DNA 分子，约 8 kb，以共价闭合的超螺旋结构、开放的环状结构、线性分子 3 种形式存在。病毒基因组被分为 3 个区段：早期区（E 区）、晚期区（L 区）和上游调节区（URR），E 区和 L 区含有 10 个开放阅读框，编码病毒蛋白，URR 为非编码区。HPV 形态见图 3-6-1。

HPV 感染在人群中普遍存在，迄今已发现 HPV 有 100 多个型别，各型别与体内特定感染部位和病变有关，其中 40 多个型别与人类生殖道疾病有关。HPV 经密切接触传播，主要引起人类皮肤和黏膜组织增生性病变，如皮肤寻常疣和生殖器尖锐湿疣。生殖道的 HPV 感染与宫颈癌有着十分密切的关系。据统计，99.8% 的宫颈癌患者可以检测到 HPV，而 HPV 阴性者几乎不会发生宫颈癌。而宫颈癌是女性第二大常见癌症，每年全球大约有 50 万例，20 余万人死于宫颈癌。

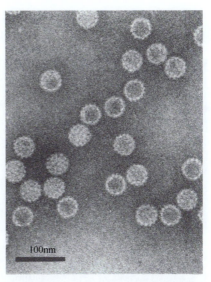

图 3-6-1　人乳头状瘤病毒的形态

HPV 病毒颗粒呈球形，直径 45 ~ 55 nm，无包膜，衣壳为二十面体对称型，核心为双链环状 DNA

HPV 到达宿主皮肤和黏膜上皮细胞后，通过微小创面进入细胞内，在其内复制，但不进入血流。从宿主细胞释放后可感染邻近细胞。病毒 DNA 还可整合到宿主细胞染色体中，使细胞处于潜伏感染状态。病毒继续增殖产生局部病变，引起皮肤表层过度增生。子宫颈细胞移行区的鳞状上皮对 HPV 的致瘤作用敏感，感染后易致宫颈癌。HPV 感染所致的组织病理损伤特征不一，这与 HPV 型别、数量、感染部位以及机体免疫状态有关。其中，HPV-16、18、6 和 11 型易致阴道下段侵入性肿瘤。

病毒样颗粒疫苗对宫颈癌及生殖器尖锐湿疣有预防效果。治疗原则包括局部或全身使用抗病毒或细胞毒药物，以及物理治疗和外科手术治疗。

文献

1. Orth G，Favre M，Croissant O. Characterization of a new type of human papillomavirus that causes skin warts. Journal of Virology，1977，24：108-120.

2. Hagensee ME，Yaegashi N，Galloway DA. Self-Assembly of human papillomavirus type 1 capsids by expression of the Li protein alone or by coexpression of the Li and L2 capsid proteins. Journal of Virology，1993，67：315-322.

3. Aires KA，Cianciarullo AM，Carneiro SM，et al. Production of human papillomavirus type 16 L1 virus-like particles by recombinant *Lactobacillus casei* cells. Appied and Environmental Microbiology，2006，72：745-752.

4. Ferrer HB，Audrey S，Trotter C，et al. An appraisal of theoretical approaches to examining behaviours in relation to human papillomavirus（HPV）vaccination of young women. Preventive Medicine，2015，81：122-131.

5. Kajitani N，Schwartz S. RNA binding proteins that control human papillomavirus gene expression. Biomolecules，2015，5：758-774.

6. Vincenzo RD，Conte C，Ricci C，et al. Long-term efficacy and safety of human papillomavirus vaccination. International Journal of Women's Health，2014，6：999-1010.

七、多瘤病毒科 Polyomaviridae

1. JC 病毒　JC virus，JCV

JCV 属于多瘤病毒科，是球形无包膜病毒，衣壳由 72 个壳粒组成，为二十面体对称型。JCV 基因组是 1 个共价闭合环状 DNA 分子，大小为 5130 bp，编码约 6 种病毒蛋白。JCV 形态见图 3-7-1。

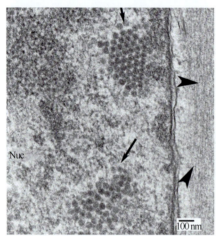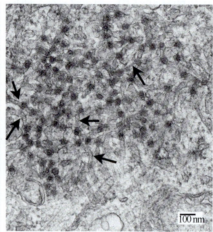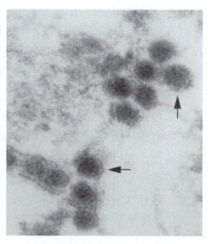

图 3-7-1　JC 病毒的形态
JCV 病毒颗粒呈球形，直径约 40 nm，衣壳为二十面体立体对称，无包膜，核心为 DNA

JCV 于 1971 年 Padgett 等从 1 例进行性多灶性白质脑病（PML）患者脑组织中发现分离得到。JCV 感染呈全球性，成人 JCV 感染率为 50% ~ 90%。JCV 主要通过气溶胶经呼吸道感染，多在儿童和少年时期引起原发感染，致病毒血症，然后长期潜伏于肾脏。可在免疫功能低下患者体内形成持续感染，在肾脏复制，从尿液排出，一般无明显临床症状。由于多种原因，当机体对 JCV 感染敏感性增加，病毒激活可通过血脑屏障，选择性破坏中枢神经系统细胞，致 PML。临床发现 JCV 与 HIV 共同感染致感染加重，且 JCV 感染与肿瘤发生有关。目前尚无有效防治方法，预后不良。疾病早期应用抗病毒药物和免疫调节剂有一定作用。

文献

1. Seth P，Diaz F，Tao-Cheng JH，et al. JC virus induces nonapoptotic cell death of human central nervous system progenitor cell-derived astrocytes. Journal of Virology，2004，78：4884-4891.

2. Sariyer IK，Akan I，Palermo V，et al. Phosphorylation mutants of JC virus agnoprotein are unable to sustain the viral infection cycle. Journal of Virology，2006，80：3893-3903.

3. Diotti RA，Nakanishi A，Clementi N，et al. JC polyomavirus（JCV）and monoclonal antibodies：friends or potential foes. Clinical and Developmental Immunology，2013，http：//dx. doi. org/10. 1155/2013/967581.

4. Major EO，Amemiya K，Tornatore CS，et al. Pathogenesis and molecular biology of progressive multifocal leukoencephalopathy，the JC virus-induced demyelinating disease of the human brain. Journal of Clinical Microbiology，1992，5（1）：49-73.

5. Gallia GL，Houff SA，Major EO，et al. JC virus infection of lymphocytes-revisited. The Journal of Infectious Diseases，1997，176：1603-1609.

6. Maginnis MS，Atwood WJ. An oncogenic virus in animals and humans. Semin Cancer Biol，2009，19（4）：261-269.

2. BK 病毒   BK virus，BKV

　　BK 病毒属于乳头瘤病毒科，于 1971 年从 1 例肾移植后免疫抑制病人尿液中分离到，全世界大约 75% 以上的成人含有该病毒的抗体，具有潜伏感染、持续感染的特征，泌尿道可能是病毒持续感染的重要部位，因为病毒可以排于尿中，采用人胚肾细胞从尿中可以间歇地分离到该病毒。BK 病毒形态见图 3-7-2。初次感染后，BKV 一般存在于人体泌尿道及外周血白细胞中。病毒常因免疫功能抑制激活，0.5% ~ 20% 感染者会出现 BKV 激活，导致病毒复制，可致出血性膀胱炎等，一般不会引起肾功能损害。但在接受免疫抑制治疗的人群中，特别是肾移植术后患者，BKV 再激活率会明显增高，并可能导致 BKV 相关性肾病（BKV associated nephropathy，BKVAN）。亦有报道称 BK 病毒通过呼吸道途径造成原发感染。目前尚无特异性防治方法。

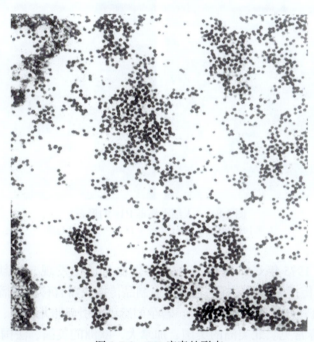

图 3-7-2　BK 病毒的形态
BK 病毒颗粒呈球形，直径 40 ~ 44 nm，无包膜，衣壳为二十面体对称型，核心为双链 DNA

文献

1. Coleman DV，Mackenzie EFD，Gardner SD，et al. Human polyomavirus（BK）infection and ureteric stenosis in renal allograft recipients. Journal of Clinical Pathology，1978，31：338-347.

2. Dugan AS，Maginnis MS，Jordan JA，et al. Human-defensins inhibit BK virus infection by aggregating virions and blocking binding to host cells. The Journal of Biology Chemistry，2008，283：31125-31132.

3. Nicole MB，Michael JI. miRNA regulation of BK polyomavirus replication during early infection. PNAS，2013，110：8200-8205.

4. Jacinta Perraml，Jane Estell. A novel case of symptomatic BK viraemia in a patient undergoing treatment for hodgkin lymphoma. Case Reports in Infectious Diseases，2014，ID90951.

5. Eva Bernhoff，Garth D. Tylden，et al. Leflunomide inhibition of BK virus replication in renal tubular epithelial cells. J Virology，2010，84：2150-2156.

八、细小病毒科 Parvoviridae

人细小病毒 B19　Human parvovirus B19

人细小病毒 B19 属于小 DNA 病毒科，是个体体积最小的 DNA 病毒，其形态见图 3-8-1。无包膜，基因组为单链线形 DNA，大小为 5.45 kb，包含 2 个开放阅读框，编码了 5 个病毒蛋白。人细小病毒 B19 目前发现了 3 个基因型，仅可在人骨髓细胞的红细胞核中复制。

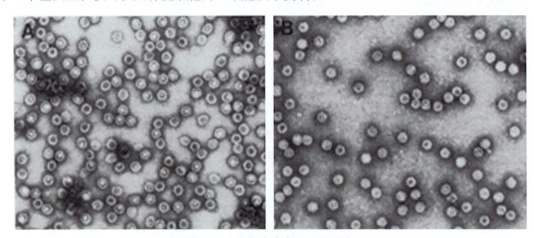

图 3-8-1　人细小病毒 B19 的形态

人细小病毒 B19 呈球形，直径为 18 ~ 26 nm，无包膜

人细小病毒 B19 是于 1975 年 Cossart 首先在一名供血员血中发现，该献血员编号 19，故命名为 B19。该病毒可通过呼吸道传播、母婴传播、输血或血制品传播或器官移植传播，引起传染性红斑、红细胞再生障碍性贫血危象、血管性紫癜、关节病等。若孕妇感染可引起胎儿贫血、心衰或死亡。B19 病毒全年均可发生，以冬季和早春常见。北美洲的美国、加拿大，欧洲的英国、法国和瑞典，亚洲的日本和中国均已有该病毒感染的报道。流行以散发多见，亦有在幼儿园或一个家庭出现暴发流行的报道，流行常呈波浪形、周期性表现。由于 B19 病毒感染多呈自限过程，因此感染死亡者很少。目前尚无有效疫苗和特异性治疗方法。

文献

1. Vincens NC，Carminatti M，Franco M，et al. Posttransplant chronic anemia：parvovirus B19. J Bras Nefrol，2012，34（3）：303-308.
2. Prost DY. B19 parvovirus in human pathology. Ann dermatol venereal，1988，115（2）：217-220.
3. Anderson MJ. Human parvovirus infections. J Virol Methods，1987，17（1-2）：175-81.
4. Brown CS，Van Lent JWM，Vlak JM，et al. Assembly of empty capsids by using baculovirus recombinants expressing human parvovirus B19 structural proteins. Journal of Virology，1991，65：2702-2706.
5. Ponnazhagan S，Weigel KA，Raikwar SP，et al. Recombinant human parvovirus B19 vectors：erythroid cell-specific delivery and expression of transduced genes. Journal of Virology，1998，72：5224-5230.
6. Bonvicini F，Marinacci G，Chiara M，et al. Meningoencephalitis with persistent parvovirus infection in an apparently health woman. Clin Infect Dis，2008，47：385-387.

九、嗜肝 DNA 病毒科 Hepadnaviridae

乙型肝炎病毒　Hepatitis B virus，HBV

HBV 属于嗜肝 DNA 病毒科，经血源、性接触和垂直传播，引起人乙型病毒性肝炎（简称乙肝）。HBV 形态见图 3-9-1。

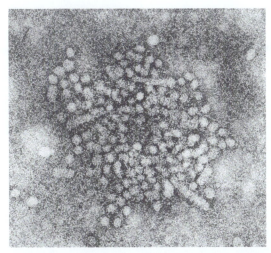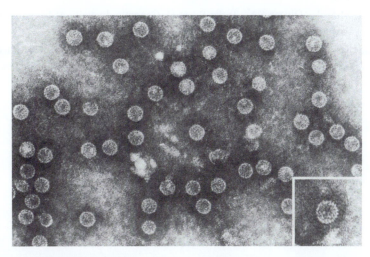

图 3-9-1　乙型肝炎病毒的形态

HBV 病毒颗粒呈球形，直径 42 nm，有包膜。在感染者血清中可见小球形颗粒、大球形颗粒和管形颗粒 3 种形态的颗粒，其中仅大球形颗粒具感染性

早在 18 世纪，人们就发现输血或注射含有人血清的制品后可发生黄疸和肝炎。20 世纪 30 年代，电子显微镜被发明，越来越多的病毒被发现或观察到。1965 年，Blumberg 等在澳大利亚土著人血清中发现一种新的抗原"澳大利亚抗原"，后证实是乙型肝炎病毒表面抗原。1970 年，Dane 在电镜下从乙型肝炎病人血清中发现 Dane 颗粒，即 HBV 的完整病毒颗粒。随着各相关学科的发展，对 HBV 的基因结构（图 3-9-2）、编码蛋白质、复制和表达过程都基本阐明。

乙肝病人血清中有 3 种不同形态的颗粒：① 小球形颗粒，直径 22 nm；② 管形颗粒，22 nm×（40～100）nm；③ Dane 颗粒，直径 42 nm。小球形颗粒和管形颗粒只含有 HBV 包膜成分，不含核酸，Dane 颗粒具有 HBV 的完整结构。该颗粒内部是由核酸和 DNA 聚合酶、逆转录酶构成的核心，HBV 核酸是正、负链不同长的 DNA 环状双链；包裹在核心外的衣壳蛋白由 HBcAg 构成，最外层的包膜含有 HBsAg 成分。

HBV 复制率高、易变异，自发突变率高达 10^{-5}，其变异造成耐药毒株、免疫逃逸等。HBV 所致的乙型肝炎呈世界性分布，全球约 20 亿人感染或曾感染过 HBV，其中 3.5 亿～4 亿人为慢性 HBsAg 携带者。HBV 相关的终末期肝病或肝细胞癌（HCC）的年死亡人数超过 50 万～100 万。亚洲、非洲和拉丁美洲地区高发，接种乙肝疫苗可有效降低感染率。中国自 1986 年开始实行婴儿 HBV 疫苗免疫接种计划至今，接种人群中 HBsAg 阳性率下降。

HBV 主要通过血液、母婴传播。感染 HBV 后，血液中 HBV 血清学异常及 HBV DNA 阳性，易发生慢性肝炎、肝纤维化、肝

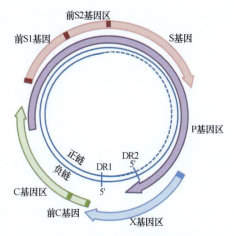

图 3-9-2　乙型肝炎病毒的基因结构

HBV 核心为半闭合环状双链 DNA，长约 3.2 kb，其中的 2/3 为双螺旋结构，1/3 为单链。HBV 基因组中已确定的开放读框有 4 个，分别编码病毒的核壳（C）和包膜（S）蛋白，病毒复制酶（聚合酶）及 1 种似乎与病毒基因表达有关的蛋白质 X

硬化及原发性肝癌。治疗主要选用干扰素 -α 及核苷（酸）类似物（拉米夫定、阿德福韦酯、替比夫定、恩替卡韦、替诺福韦）。乙肝疫苗是预防的最关键措施。

文献

1. Barker LF，Almeida JD，Hoofnagle JH，et al. Hepatitis B core antigen：immunology and electron microscopy. Journal of Virology，1974，14：1552-1558.

2. Lee WM，Reed WD，Mitchell CG，et al. Cellular and humoral immunity to hepatitis-B surface antigen in active chronic hepatitis. British Medical Journal，1975，29：705-708.

3. 程明亮，罗永芳，谭伯林 . 28 个家庭 HBV 感染集聚者血清学动态观察及 10 年随访 . 中国公共卫生学报，1996，4：197-198.

4. Mina T，Olyaee SA，Tacke F，et al. Genomic diversity of hepatitis B virus infection associated with fulminant hepatitis B development. Hepat Mon，2015，15（6）：e29477.

5. Sarkar N，Chakravarty R. Hepatitis B virus infection，microRNAs and liver disease. Int J Mol Sci，2015，16：17746-17762.

6. Park SH，Oh IS. Immune-mediated liver injury in hepatitis B virus infection. Immune Network，2015，15（4）：191-198.

十、逆转录病毒科 Retroviridae

1. 人类免疫缺陷病毒　Human immunodeficiency virus，HIV

　　人类免疫缺陷病毒属于逆转录病毒科的慢病毒属，是中等大小的球形包膜病毒，衣壳为二十面体对称型，包膜表面有 80 个规则排列的糖蛋白突起。这些突起由外膜蛋白 gp120 和跨膜蛋白 gp41 组成。gp120 为球状颗粒，突出于包膜表面，一端与贯穿包膜的 gp41 相连。HIV 基因组为单正链 RNA，长 9.7 ~ 9.8 kb，有 9 个开放阅读框，包含 3 个结构基因（gag、pol、env）、2 个调节基因（tat 反式激活因子、rev 毒粒蛋白表达调节因子）和 4 个辅助基因（nef 负调控因子、vpr 病毒 r 蛋白、vpu 病毒 u 蛋白和 vif 毒粒感染性因子）。病毒核心含有逆转录酶，在其复制中包含逆转录过程，合成的 DNA 链可整合到宿主细胞染色体中，发生整合感染，致细胞转化。HIV 分 2 个型：HIV-1 和 HIV-2，目前世界上广泛流行的是 HIV-1 型，HIV-2 型是 1986 年 Clavel 从西非分离得到的。HIV-2 型毒株在欧洲、美国、南美和亚洲一些感染者中被检测到。HIV 的形态和结构示意见图 3-10-1。

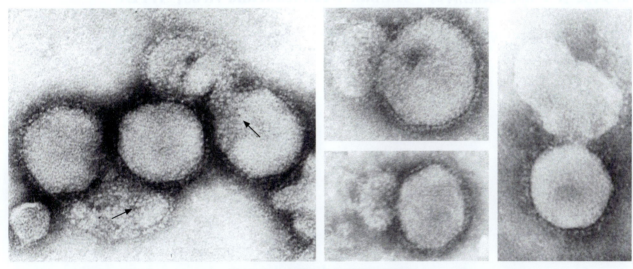

图 3-10-1　人类免疫缺陷病毒的形态
HIV 的电镜图可见，病毒颗粒呈球形，直径 100 ~ 120 nm，有包膜，表面有重要的糖蛋白刺突 gp120 和 gp41

　　1981 年在美国洛杉矶连续发现 3 名患者，有严重免疫缺陷和罕见的卡氏肺囊虫肺炎，没有原因可以解释；1981 年，又出现 2 名年轻男性卡氏肺囊虫肺炎患者，此二人是同性恋者；发现在不到 30 个月时间内有 26 例男性同性恋者患卡波氏肉瘤，平均年龄 39 岁，多数人伴有多种机会性感染、卡氏肺囊虫肺炎和细胞免疫功能缺陷。这些病例引起了美国 CDC 的重视。1981 年 6 月 1 日 ~ 1982 年 9 月 15 日，美国 CDC 一共收到 593 例相似病例报告。1982 年 9 月 24 日 CDC 在报告中正式提出获得性免疫缺陷综合征（acquired immunodeficiency syndrome，AIDS）的概念，指出 AIDS 是不明原因的细胞免疫缺陷所导致的卡波氏肉瘤、卡氏肺囊虫肺炎和其他严重的机会性感染。1983 年 1 月，法国巴斯德研究所的科学家 Montagnler 和 Barré-Sinoussi 从 AIDS 患者的淋巴活检样本中分离培养并通过电镜观察到一种球形病毒，具有纺锤形的核，带有逆转录酶，并能致淋巴细胞死亡，这是 HIV 首次被发现。1986 年 5 月，国际病毒分类委员会将该病毒统一命名为人类免疫缺陷病毒，即 HIV。

　　HIV 可通过性传播、血液传播和垂直传播造成感染。HIV 感染人体后，病毒特异性侵犯并破坏 CD4 抗原阳性的 T 淋巴细胞和单核 - 巨噬细胞，造成机体细胞免疫损伤，临床初始表现为无症状病毒携带状态，继而发展为持续性淋巴结肿大综合征（PGL）和艾滋病相关综合征（ARS），出现发热、倦怠、盗汗、消瘦、恶心、呕吐、腹痛、腹泻以及各种条件致病性感染症状，最终因并发各种严重条件性感染和恶性肿瘤而死亡。高效抗逆转录病毒治疗药物是针对 HIV 的特异治疗，目前尚无疫苗可用。

文献

1. William JB，Martin TS，Kevin JP，et al. The vancouver lymphadenopathy-AIDS study：5. Antecedent behavioural，clinical and laboratory findings in patients with AIDS and HIV seropositive controls. Original Research，1986，15：881-887.
2. Rosen FS. The acquired immunodeficiency syndrome（AIDS）. Perspectives，1985，75：1-3.
3. Stannard，FDJ Van Derriet，JW Moodie. The morphology of human immunodeficiency virus particles by negative staining electron microscopy. Journal of General Virology，1987，68：919 -923.
4. Guth CA and Sodroski J. Contribution of PDZD8 to stabilization of the human immunodeficiency virus type 1 capsid charles alexander guth and joseph sodroski. J Virol，2014，88：4612-4623.
5. Ray AS，Fordyce MW，Hitchcock MJ. Tenofovir alafenamide：a novel prodrug of tenofovir for the treatment of human immunodeficiency virus. Science Direct，2015，125：63-70.
6. Smith DK，Grant RM. Integrating antiretroviral strategies for human immunodeficiency virus prevention：post- and pre-exposure prophylaxis and early treatment. Open Forum Infectious Diseases，2015，DOI：10. 1093/ofid/ofv126.

2. 人类嗜 T 淋巴细胞病毒　Human T cell leukemia virus，HTLV

　　HTLV 属于逆转录病毒科的慢病毒属，是一种人类致瘤性 RNA 病毒。病毒颗粒的形态、结构与 HIV 相似，见图 3-10-2。

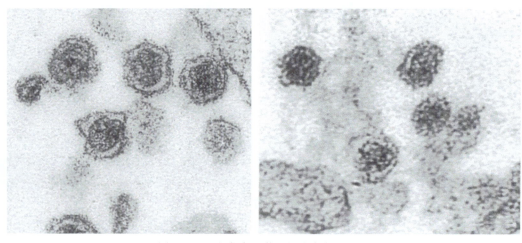

图 3-10-2　人类嗜 T 淋巴细胞病毒的形态
HTLV-1 型病毒为球形包膜病毒，衣壳为二十面体对称，核心是两条相同的单正链 RNA，具有逆转录酶。镜下呈 "C" 形

　　1980 ~ 1982 年，美国学者 Poiesz 从 2 例黑人非典型皮肤 T 细胞淋巴瘤的体外培养，得到 2 株细胞株；日本学者 Hinuma 及 Yoshida 从日本急性 T 细胞白血病患者外周血淋巴细胞的体外培养，得到 2 株细胞株，这 4 株细胞均能传代培养，为成熟的 T 细胞。从这 4 株细胞电镜观察到呈 C 形的病毒颗粒，逆转录酶阳性。分离得到的病毒分别被命名为人类 T 细胞白血病病毒（human T cell leukemia virus，HTLV）和成人 T 细胞白血病病毒（adult T-cell leukemia virus，ATLV）。其后经证实，这几株病毒具有相同的抗原性，遂统一称为 HTLV，1985 年后统一命名为 HTLV-1。1982 年，首次从一株来源于毛细胞白血病患者脾脏的细胞中发现 HTLV-2，推测该病毒与毛细胞白血病有一定关系。

　　人类感染主要是 HTLV-1 型，传播途径主要是性接触、血液接触和母婴传播，引起急性 T 细胞白血病（acute T cell leukemia，ATLL）和中枢神经系统病变，如相关脊髓病、慢性进行性脊髓病等。血清流行病学表明，HTLV-1 型病毒主要在日本、美国和加勒比地区散在流行。HTLV-2 是一种不常见病毒，对其来源、流行性及临床方面缺乏认识。

目前尚无特异性防治措施，以对症治疗为主。

文献

1. Haynes BF，Miller SE，Palker TJ，et al. Identification of human T cell leukemia virus in a Japanese patient with adult T cell leukemia and cutaneous lymphomatous vasculitis. Medical Sciences，1983，80：2054-2058.

2. Malim MH，Hauber J，Le SY，et al. The HIV-1 rev trans-activator acts through a structural target sequence to active nuclear export of unspliced viral mRNA. Nature，1989，338：254-257.

3. Patrick L，Irvin S. Regulation of human T cell leukemia virus expression. The FASEB Journal，1990，4：169-174.

4. Wang H，Machesky NJ，Mansky LM. Both the PPPY and PTAP motifs are involved in human T-cell leukemia virus type 1 particle release. Journal of Virology，2004，78：1503-1512.

5. Paiva A，Casseb J. Origin and prevalence of human t-lymphotropic virus type 1（htlv-1）and type 2（htlv-2）among indigenous populations in the Americas. January-February，2015，57（1）：1-13.

6. Du J，Chen C，Gao J，et al. History and update of HTLV infection in China. Virus Research，2014，191：134-137.

十一、呼肠孤病毒科 Reoviridae

1. 科罗拉多蜱传热病毒　Colorado tick fever virus，CTFV

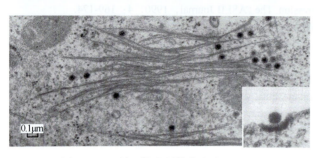

图 3-11-1　科罗拉多蜱传热病毒的形态
科罗拉多蜱传热病毒颗粒呈球形，直径约 80 nm，其双层衣壳，核心为双链 RNA

科罗拉多蜱传热病毒属于呼肠孤病毒科，是球形 RNA 病毒，基因组是双链 RNA，包含 12 个基因片段，长约 2.92 kb。其形态见图 3-11-1。

1850 年，在美国落基山地区出现一种症状轻微、由蜱传播的疾病，该病与落基山斑点热和兔热病不同。1944 年，Florio 等从安德逊革蜱体内分离得到 CTFV，并在志愿者身上证实 CTFV 通过成年蜱叮咬传播给人，引起科罗拉多蜱传热（CTF）。CTF 发生在山区，与安德逊革蜱分布的范围相关。安德逊革蜱是 CTF 的主要传播媒介，CTFV 可在蜱的若虫或成虫体内越冬，CTFV 在未成熟的蜱和其宿主——小的哺乳动物之间传播。

人类感染 CTFV 是由于受病毒感染的成虫蜱叮咬所致。潜伏期一般 3～5 日，病毒血症高峰期一般在起病 2～3 周，病毒在红细胞碎片中可持续存在至起病后 120 日，但因成熟红细胞缺少功能性核糖体，病毒复制受限，因此 CTFV 感染通常症状不明显或呈自限性。

目前尚无特异性防治方法。预防的关键是避免被蜱叮咬，在流行曲进行户外活动应采取保护措施。治疗以支持治疗和对症治疗为主。

文献

1. Emmons RW，Oshiro LS，Johnson HN，et al. Intra-erythrocytic location of colorado tick fever virus. Journal of General Virology，1972，27：185-195.
2. Philipp CS，Callaway C，Chu MC，et al. Replication of Colorado tick fever virus within human hematopoietic progenitor cells. Journal of Virology，1993，67（4）：2389-2495.
3. Johnson AJ，Karabatsos N，Lanciotti RS. Detection of Colorado tick fever virus by using reverse transcriptase PCR and application of the technique in laboratory diagnosis. Clinical Microbiology，1997，35：1203-1208.
4. Romero JR，Simonsen KA. Powassan encephalitis and Colorado tick fever. Infect Dis Clin North Am，2008，22（3）：545-559.
5. Klasco R. Colorado tick fever. Med Clin North Am，2002，86（2）：435-440.
6. Jaafar FM，Attoui H，Gallian P，et al. Recombinant VP7-based enzyme-linked immunosorbent assay for detection of immunoglobulin G antibodies to Colorado tick fever virus. Clinical Microbiology，2003，41（5）：2102-2105.

2. 正呼肠孤病毒　Orthoreovirus

正呼肠孤病毒属于呼肠孤病毒科，是无包膜的 RNA 病毒，双层衣壳为二十面体对称型，基因组是双链 RNA，有 10 个大小不同的片段。人正呼肠孤病毒有 3 个不同的血清型。正呼肠孤病毒的形态见图 3-11-2。

正呼肠孤病毒侵入机体的自然门户是上呼吸道和上消化道，克服胃肠道的不利因素在小肠上皮细胞内增殖，通过淋巴组织在机体内扩散。正呼肠孤病毒通常在宿主细胞内致溶细胞性感染。正呼肠孤病毒感染广泛，主要经粪 - 口途径或呼吸道途径传播，感染无明显季节性和地区性，感染者表现为轻度上呼吸道或胃肠道感染症状，主要与儿童上呼吸道感染、热性皮疹、肠炎、普通感冒和鼻炎等疾病相关。

对人感染正呼肠孤病毒尚无特异性防治方法，治疗以支持治疗和对症治疗为主，已有兽用和家禽用疫苗。

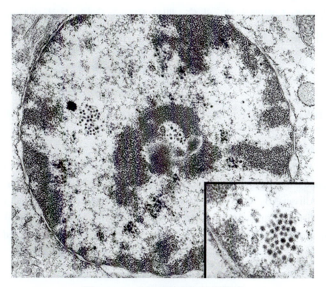

图 3-11-2　正呼肠孤病毒的形态
正呼肠孤病毒呈球形，直径 70 ~ 80 nm，无包膜，衣壳为二十面体对称型，核心为双链 RNA

文献

1. Nibert ML. Structure of mammalian orthoreovirus particles. Curr Top Microbiiol Immunol，1998，233：1-3.

2. Landolfi JA，Terio KA，Kinsel MJ，et al. Orthoreovirus infection and concurrent cryptosporidiosis in rough green snakes（Opheodrys aestivus）：pathology and identification of a novel orthoreovirus strain via polymerase chain reaction and sequencing. Journal of Veterinary Diagnostic Investigation，2010，22：37-43.

3. Danthi P，Kobayashi T，Holm GH，et al. Reovirus apoptosis and virulence are regulated by host cell membrane penetration efficiency. J Virol，2008，82：161-172.

4. Dandár E，Fehér E，Bálint A，et al. Genome sequences of three Turkey Orthoreovirus strains isolated in Hungary. Genome Announc，2015，3（6）：e01333-1415.

5. Lim MC，Wang YF，Huang SW，et al. High incidence of mammalian orthoreovirus identified by environmental surveillance in Taiwan. PLoS ONE，2015，10（11）：e0142745.

6. Lelli D，Moreno A，Steyer A，et al. Detection and characterization of a novel reassortant mammalian orthoreovirus in bats in Europe. Viruses，2015，7：5844-5854.

3. 环状病毒　Orbivirus

环状病毒属于呼肠孤病毒科，是球形无包膜 RNA 病毒，具有双层衣壳，衣壳是二十面体对称型，基因组是双链 RNA，为 10 个大小不同的 RNA 片段，每个基因片段都有开放阅读框。环状病毒的形态见图 3-11-3。

环状病毒宿主广泛，包括羊、牛、鹿、马鼠、熊、鸟和人类等。其感染在世界范围广泛存在，可致动物和人感染。病毒在机体内存在的时间长，具有重要的流行病学意义。蠓是其主要传播媒介，另外在蚊、蜱和白蛉体内亦分离出病毒，也可能是传播媒介。环状病毒感染在世界上普遍存在。我国云南、山西、西藏等地从患者或某些动物体内可分离到病毒，说

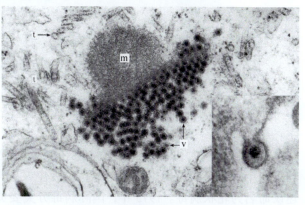

图 3-11-3　环状病毒的形态
环状病毒呈球形，直径 68 ~ 80 nm，无包膜，衣壳为二十面体对称，核心为双链 RNA

明我国部分地区存在自然保毒和病毒循环的客观条件。其他地区，包括日本、印度、北美洲、非洲、西班牙、澳大利亚等地亦存在环状病毒感染。

　　人感染环状病毒后，表现为不规则发热、头痛、肌肉酸痛等症状，病毒血症常持续 1 周以上。少数病例，病毒可突破血脑屏障进入中枢神经系统引起脑炎。目前已有动物疫苗可以使用，人类主要通过切断传播途径进行预防。

文献

1. Nuttall PA，Carey D，Reid HW，et al. Orbiviruses and bunyaviruses from a seabird colony in Scotland. Journal of General virology，1981，57：127-137.
2. Roy P. Orbivirus structure and assembly. Virology，1996，216：1-11.
3. Forzan M，Marsh M，Roy P，et al. Bluetongue virus entry into cells. J Virol，2007，81：4819-4827.
4. Attoui H，Mohd JF. Zoonotic and emerging orbivirus infections. Rev sci tech，2015，34（2）：353-361.
5. Ruder MG，Stallknecht DE，Allison AB，et al. Host and potential vector susceptibility to an emerging orbivirus in the United States：epizootic hemorrhagic disease virus serotype 6. Vet pathol，2015，pii：0300985815610387.
6. Lei W，Guo X，Fu S，et al. Isolation of Tibet orbivirus, TIBOV，from culicoides collected in Yunnan，China. Plos one，2015，10（8）：e0136257.

4. 人轮状病毒　Human rotavirus

　　人轮状病毒属于呼肠病毒科轮状病毒属，是球形无包膜病毒，有双层衣壳，衣壳呈二十面体对称型。内衣壳的壳粒沿着病毒体边缘呈放射状排列，形同车轮辐条，病毒颗粒外形类似车轮，因此命名为轮状病毒。人轮状病毒分为 4 种血清型，其中 a 型和 b 型引起人类腹泻。人轮状病毒的形态见图 3-11-4。病毒基因组是双链 RNA，由 11 个不连续节段组成。外衣壳上具有型特异性抗原，内衣壳上有共同抗原。内衣壳蛋白 VP6 为群和亚群的特异性抗原，根据 VP6 抗原性不同，将轮状病毒分为 A ~ G 7 个组，A、B 和 C 组与人类感染有关，A 组主要感染婴幼儿，B 组主要感染成人，C 组主要引起散发病例，另外 4 组主要感染各种动物。外衣壳蛋白 VP4 和 VP7 具有中和抗原活性，刺激机体产生中和抗体。

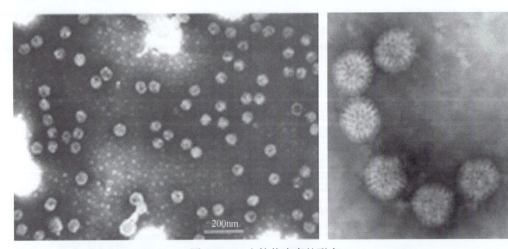

图 3-11-4　人轮状病毒的形态

人轮状病毒呈球形，直径 60 ~ 80 nm，无包膜，双层衣壳为二十面体对称，核心是分 11 节段的双链 RNA，电镜下呈 "车轮状"

　　1973 年，澳大利亚 Bishop 首先应用电镜从急性胃肠炎患儿的十二指肠黏膜上皮细胞中观察到病毒颗粒；同年，英国 Flewett 从儿童的腹泻粪便中发现同样形态的病毒颗粒，并根据病毒特殊的车轮样外形，建议命名为轮状病毒。1975 年，国际病毒分类委员会正式将此病毒命名为轮状病毒，世界各地陆续有所发现。我国于 1978 年，由庞其在北京从婴幼儿腹泻患者粪便中发现轮状病毒。

　　轮状病毒以粪 - 口途径传播，引起婴幼儿或成人腹泻。人类轮状病毒感染常见于 6 月龄 ~ 2 岁婴幼儿，主要冬季流行。A 组轮状病毒引起腹泻的发病率较高，是婴幼儿发病致死的重要病因，尤其在发展中国家，是婴幼儿致死的仅次于呼吸道感染的第 2 位病因。典型 RV 腹泻为秋冬季发病，热带和亚热带地区全年均广泛传播，流行的病毒型别各地不同，需动态监测。成人 RV 感染与婴幼儿感染在发病机制和临床表现上均相似，成人感染多由 B 组 RV 引起。

　　轮状病毒感染后主要侵犯空肠的绒毛上皮细胞，病毒在其中增殖并大量释放，随粪便排出体外。轮状病毒在绒毛上皮细胞增殖，破坏细胞，使上皮细胞脱落，由鳞状或方形细胞代替，导致水和电解质分泌增加而回吸收减少，引起脱水和电解质平衡紊乱。肠道局部的 sIgA 和 CTL 在抗轮状病毒免疫中起着重要作用。RV 疫苗接种是主要且有效的预防方法，目前尚无特异性治疗手段，以对症治疗为主。

文献

1. Andres A，Donovan SM，Kuhlenschmidt TB，et al. Isoflavones at concentrations present in soy infant formula inhibit rotavirus infection in vitro. The Journal of Nutrition，2007，137：2068-2073.

2. Rubensteini AS，Miller MF. Comparison of an enzyme immunoassay with electron microscopic procedures for detecting rotavirus. Journal of Clinical Microbiology，1982，15：938-944.

3. Esparza J，Gorziglia M，Gil F，et al. Multiplication of human rotavirus in cultured cells：an electron microscopic study. Journal of General virology，1980，47：461-472.

4. Angel J，Steele AD，Franco MA. Correlates of protection for rotavirus vaccines：possible alternative trial endpoints，opportunities，and challenges. Human Vaccines & Immunotherapeutics，2014，10：3659-3671.

5. Panda S，Das A，Samanta S. Synthesizing evidences for policy translation：a public health discourse on rotavirus vaccine in India. Vaccine，2014，32：A162-A170.

6. Tate JE，Parashar UD. Rotavirus vaccines in routine use. Clinical Infectious Diseases，2014，59（9）：1291-1301.

十二、博尔纳病毒科 Bornaviridae

博尔纳病病毒　Borna disease virus，BDV

博尔纳病病毒属于博尔纳病毒科，是一种有包膜、非分节段、非细胞溶解性的单负链 RNA 包膜病毒，其形态见图 3-12-1。包膜表面有 2 种糖蛋白刺突：GP43 和 GP84，对神经细胞具有高度异嗜性。BDV 基因组是单负链 RNA，长度 8.9 kb，存在 3 个转录起点、4 个转录终点和 6 个开放阅读框。Feschottel 研究发现，在人类和其他哺乳动物基因组中有来自于 BDV 的基因，该现象的意义还尚不清楚。

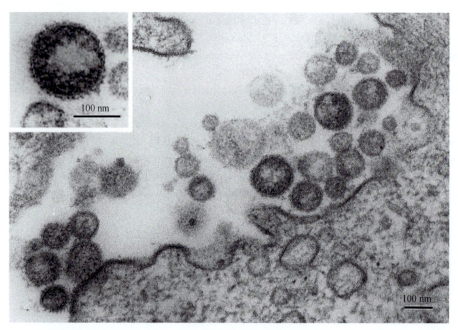

图 3-12-1　博尔纳病病毒的形态
博尔纳病病毒颗粒呈球形，直径 130 nm，有包膜，核心为单负链 RNA

19 世纪末在德国马群中暴发了一种以精神症状为突出表现的致死性马脑炎，研究发现该病毒。博尔纳病病毒自然感染以马和羊为主，感染人类的传播途径不清，其感染造成致死性中枢神经系统损害。该病毒在世界多个国家和地区均有发现，包括中欧各国、美国、英国、爱尔兰、日本和中国，报道了在精神分裂症和情感障碍病人的外周血中发现 BDV 相关抗原或检测到核酸，但临床病例主要集中在中欧。

BDV 感染临床表现为致死性中枢神经系统损害，以行为异常、脑实质和脑膜炎性细胞浸润以及疾病特异性抗原在组织中聚集为特征。临床病例主要集中在中欧。目前尚无特异性防治方法。

文献

1. Carbone K，Duchala CS，Griffin JW，et al. Pathogenesis of borna disease in rats：evidence that intra-axonal spread is the major route for virus dissemination and the determinant for disease incubation. Virology，1987，61：3431-3440.
2. Carbone KM，Park SW，Rubin SA，et al. Borna disease：association with a maturation defect in the cellular immune response. Virology，1991，65：6154-6164.
3. Kohno T，Goto T，Takasaki T，et al. Fine structure and morphogenesis of borna disease virus. Journal of Virology，1999，73：760-766.
4. Staeheli P，Sauder C，Hausmann J，et al. Epidemiology of borna disease virus. J Gen Virol，2000，81：2123-2135.
5. Cédric Feschottel. Virology：Bornavirus enters the genome. Nature，2010，463：39-40.
6. Chalmers RM，Thomas DR，Salmon RL. Borna disease virus and the evidence for human pathogenicity：a systematic review. Q J Med，2005，98：255-274.

十三、弹状病毒科 Rhabdoviridae

1. 狂犬病病毒　Rabies virus

　　狂犬病病毒属于弹状病毒科，病毒颗粒一端圆形，一端扁平，为子弹形包膜病毒，包膜表面有棘状突起的糖蛋白刺突，衣壳呈螺旋对称型，基因组是不分节段的单负链 RNA，长约为 11.9 kb，包括 5 个基因编码区及其之间的连接区、3′ 端的先导序列和 5′ 端的非编码区。编码区编码的 5 个病毒蛋白：N、P、M、G 和 L 蛋白均在病毒复制、转录、翻译、组装和感染宿主细胞等过程中承担多种功能。狂犬病病毒形态见图 3-13-1。

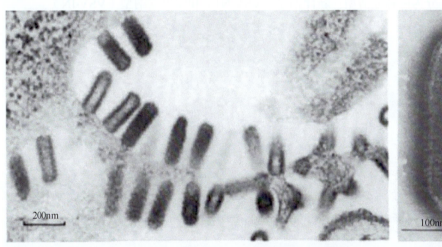

图 3-13-1　狂犬病病毒的形态
狂犬病病毒颗粒呈子弹状，长约180nm，宽约75 nm，有包膜，衣壳为螺旋状，核心为单负链 RNA

　　古希腊雅典医书、古埃及壁画和我国古代就已经有关于狂犬病的记载，直到 1963 年才完全清楚该病毒的结构形态特点。狂犬病是由狂犬病病毒引起一种侵犯中枢神经系统为主的人畜共患急性传染病。带狂犬病病毒的动物是传染源。狂犬病病毒通常由病兽通过唾液以咬伤方式传给人。狂犬病在全球范围内流行，每年有五万余人死于狂犬病，其中三万余例发生在亚洲。世界卫生组织将 2007 年 9 月 8 日定为首个世界狂犬病日（World Rabies Day，WRD），WRD 的确立及宣传旨在引起全球对狂犬病的重视，以降低发病率和死亡人数。

　　狂犬病潜伏期长短不一，最短 4 日，长的可达 10 年以上，大多为 1 ~ 3 个月。年龄、伤口位置、病毒侵入量、毒株毒力强弱、是否适当处理伤口等因素，均与潜伏期长短有关。约 80% 狂犬病患者表现为躁狂型，病情进展迅速，一般病程不超过 6 日。典型躁狂型狂犬病临床表现有三期：前驱期、兴奋或痉挛期、麻痹期，特有恐水、怕风、恐惧不安、咽肌痉挛及进行性瘫痪等临床表现。目前尚无特异性抗病毒药物治疗，病死率几乎达 100%。接种疫苗和注射人抗狂犬病病毒免疫球蛋白可有效降低发病率。

文献

1. Tektoff J, Durafour M, Fargeaud D, et al. Particularites de la morphogenese du virus rabique et de sa morphologie vues a l'occasion de controles systematiques de cultures par microscopie electronique. Comp Immun Microhiol inlect Dis，1982，5：919-930.

2. Smith JS. New aspects of rabies with emphasis on epidemiology, diagnosis, and prevention of the disease in the United States. Clinical Microbiology Reviews，1996，9：166-176.

3. Yamaoka S，Ito N，Ohka S，et al. Involvement of the rabies virus phosphoprotein gene in neuroinvasiveness. J Virol，2013，87：12327-12338.

4. Banyard AC，Horton DL，Freuling C，et al. Control and prevention of canine rabies：the need for building laboratory-based surveillance capacity. Antiviral Research，2013，98：357-364.

5. Wallace RM，Gilbert A，Slate D，et al. Right place，wrong species：a 20-year review of rabies virus cross species transmission among terrestrial mammals in the United States. PLoS One，2014，9（10）：e107539.

6. Ginger M，Haberl M，Conzelmann KK，et al. Revealing the secrets of neuronal circuits with recombinant rabies virus technology. Frontiers in Neural Circuits，2013，7：1-15.

2. 水疱性口炎病毒　Vesicular stomatitis virus，VSV

　　VSV 属于弹状病毒科，是一种子弹形包膜病毒，外膜表面存在具有病毒型特异性的糖蛋白（VSV-G），为纤状突起，衣壳呈螺旋对称型。病毒基因组是单负链 RNA，长约 11.2 kb 编码 5 种病毒结构蛋白。VSV 形态见图 3-13-2。VSV 分为两种血清型：新泽西型（VSV-NJ）和印第安纳型（VSV-IN）。

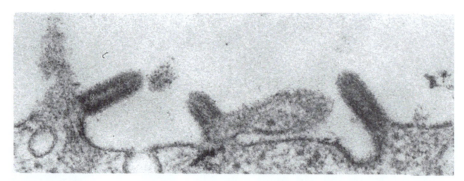

图 3-13-2　水疱性口炎病毒的形态

VSV 病毒颗粒呈子弹状，长约 180 nm，宽约 65 nm，有包膜，衣壳为螺旋状，核心为单负链 RNA

　　VSV-G 可以和多种细胞表面受体结合，可用 VSV-G 取代病毒载体的表面蛋白以扩大载体的宿主范围，感染的细胞种类增加，在基因操作中非常有价值，被广泛应用于分子生物学研究中。

　　VSV 引起的水泡性口炎（vesicular stomatitis，VS）是一种人畜共患病。动物宿主的种类较多，常见马、猪、牛、浣熊、野猪、鹿等，动物感染后主要表现为发热、口腔黏膜和舌等处的水疱疹，是世界动物卫生组织规定必须疫情上报的疫病，也是我国进出境动植物检疫法中规定的进境动物二类传染病。传染源主要是患病或隐性感染的动物，人通常通过呼吸道或接触传播。实验室工作人员和疫区接触患病动物的人是易感者，大多为隐性感染，不足 30% 的感染者出现舌、齿龈、咽唇部、鼻部的疱疹样水疱。家畜感染后表现发热、口腔黏膜和舌上皮等处形成水疱疹。目前尚无安全有效的疫苗预防。人患 VS 后病变多较轻微一般一周可自愈，无需特殊治疗。

▰ 文献 ▸

1. Brown DT，Riedel B. Morphogenesis of vesicular stomatitis virus：electron microscope observations with freeze-fracture techniques. Journal of Virology，1977，21：601-609.

2. Hopkins N. High titers of retrovirus（vesicular stomatitis virus）pseudotypes，at last. Commentary，1993，90：8759-8760.

3. Shuman S. A proposed mechanism of mRNA synthesis and capping by vesicular stomatitis virus. Virology，1997，227：1-6.

4. Hastie E，Grdzelishvili VZ. Vesicular stomatitis virus as a flexible platform for oncolytic virotherapy against cancer. J Gen Virol，2012，93（12）：2529-2545.

5. Luo M. The nucleocapsid of vesicular stomatitis virus. Sci China Life Sci，2012，55（4）：291-300.

6. Anshuman D，Phat XD，Debasis P，et al. Interferon-inducible protein IFI35 negatively regulates RIG-I antiviral signaling and supports vesicular stomatitis virus replication. J Virol，2014，88：3103-3113.

3. 金迪普拉病毒　Chandipura virus，CHPV

金迪普拉病毒属于弹状病毒科，是子弹状 RNA 包膜病毒。病毒颗粒由核衣壳和包膜构成。核衣壳位于病毒颗粒中央，由病毒 RNA 和衣壳蛋白（N 蛋白）构成，N 蛋白呈螺旋状对称，将 RNA 包裹在中央，外层有基质蛋白和包膜。病毒基因组 RNA 是不分节段的单负链 RNA，长约 11kb，由引导基因、5 个编码单位和尾随序列排列而成，编码的 5 个结构蛋白分别为：N、P、M、G 和 L 蛋白。CHPV 的形态见图 3-13-3。

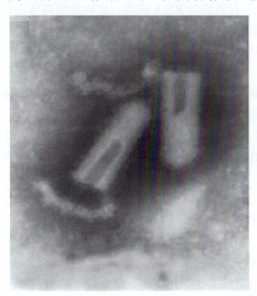
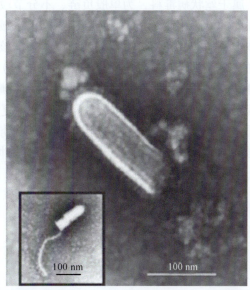

图 3-13-3　金迪普拉病毒的形态
金迪普拉病毒颗粒呈子弹状，长 150 ~ 165 nm，宽 50 ~ 60 nm，有包膜，核心为单负链 RNA

金迪普拉病毒于 1965 年首次从印度金迪普拉村的 1 例发热患者血液中分离到。印度多地于 1958 年、1965 年、1978 年、1983 年都曾发生过 CHPV 感染，但被误诊为其他传染性疾病。2003 年，印度 Andhra Pradesh 有 329 例儿童感染 CHPV 发病，183 例死亡；2004 年，印度 Gujarat 的儿童中出现 CHPV 脑炎暴发流行，病死率高达 78.3%。近年在印度仍有散发报道，CHPV 是一种重要的新发现病毒。

CHPV 在自然界宿主广泛，多种动物是其宿主，传染源和传播途径均不清楚，白蛉可能是其传播媒介，引起儿童急性脑炎。目前金迪普拉脑炎仅见于印度农村，5 月龄 ~ 15 岁儿童是易感者，发病多见于夏季。CHPV 感染起病急骤，病情进展迅速，病死率高（≥ 50%）。临床表现先有寒战发热，随后出现呕吐、腹泻等，严重者出现神经系统症状。查体可有胸腔捻发音、轻度肝大、腱反射消失、四肢肌力和肌张力下降、脑神经损伤等。目前尚无针对 CHPV 的有效疫苗和特异性抗病毒药物，治疗原则主要是对症和支持治疗。

文献

1. Rao BL，Basu A，Wairagkar NS，et al. A large outbreak of acute encephalitis with high fatality rate in children in Andhra Pradesh，India，in 2003，associated with Chandipura virus. The Lancet，2004，364：869-874.

2. Tandale BV，Tikute SS，Arankalle VA，et al. Chandipura Virus：a major cause of acute encephalitis in children in north Telangana，Andhra Pradesh，India. J Med Viol，2008，80：118-124.

3. Rajasekharan S，Rana J，Gulati S，et al. Neuroinvasion by Chandipura virus. Acta Trop，2014，135：122-126.

4. Menghan S，Chikhale R，Raval A，et al. Chandipura Virus：an emerging tropical pathogen. Acta Trop，2012，124（1）：1-14.

5. Basak S，Mondal A，Polley S，et al. Reviewing Chandipura：a vesiculovirus in human epidemics. Biosci Rep，2007，27（4-5）：275-298.

6. Hu S，Mohan KD，Sax C，et al. Pseudotyping of lentiviral vector with novel vesiculovirus envelope glycoproteins derived from Chandipura and Piry viruses. Virology，2015，488：162-168.

十四、丝状病毒科 Filoviridae

1. 埃博拉病毒 Ebola virus，EBOV

EBOV 属于丝状病毒科，为单股负链、不分节段、有囊膜的 RNA 病毒。成熟的病毒体由位于中心的核衣壳和外面的囊膜构成。核衣壳与囊膜之间的区域，称为基质空间，由病毒蛋白 VP40 和 VP24 组成。位于病毒体中心的核衣壳蛋白由螺旋状缠绕的负链核糖核酸与核蛋白（NP）、病毒蛋白 VP35 和 VP30、RNA 依赖的 RNA 聚合酶（L）组成。糖蛋白（GP）为跨膜蛋白，形成三聚体刺突。病毒基因组大小约 19kb，组编码 7 个结构蛋白和 2 个非结构蛋白。基因顺序为 3′ 端 -NP-VP35-VP40-GP-VP30-VP24-L-5′ 端，两端的非编码区含有重要的信号以调节病毒转录、复制和新病毒颗粒包装。EBOV 的形态见图 3-14-1。埃博拉病毒属包括 5 个不同的型别：扎伊尔埃博拉病毒（ZEBOV）、苏丹埃博拉病毒（SUDV/SEBOV）、科特迪瓦埃博拉病毒（CIEBOV，也称塔伊森林埃博拉病毒，TAFV）、本迪布焦埃博拉病毒（BDBV/BEBOV）、雷斯顿埃博拉病毒（RESTV/REBOV）。

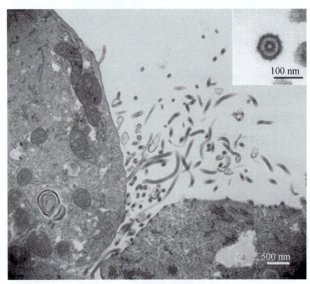

图 3-14-1　埃博拉病毒的形态

EBOV 呈长丝状，常重叠成奇异形状，直径 70～90 nm，长度 0.5～1400 nm，有包膜，衣壳为螺旋对称型，核心为单负链 RNA

EBOV 于 1976 年首次在中非苏丹和扎伊尔暴发流行，病毒从病人体内被分离得到，因其流行于扎伊尔北部的 Ebola 河附近，故得此名。EBOV 引起埃博拉出血热，该病是一种急性出血性传染病，因其极高的致死率而被世界卫生组织列为对人类危害最严重的烈性传染病之一。自 1976 年至今埃博拉出血热发生过 5 次较大规模的流行，均发生在非洲。前 4 次分别于 1976 年、1979 年、1995 年和 2000 年发生在乌干达、刚果、加蓬、苏丹、科特迪瓦、南非、几内亚、利比里亚、塞拉利昂等非洲国家，死亡率高达 80% 左右。自 2014 年 2 月开始暴发于西非的大规模埃博拉出血热疫情，累及几内亚、利比里亚、塞拉利昂、马里、美国、尼日利亚、塞内加尔与西班牙等国，至该年底疫情逐渐控制，累计感染病例约 2 万，其中千余人死亡。

人主要通过接触病人或感染动物的体液、分泌物和排泄物等而感染 EBOV。潜伏期长短不一，一般 2～21 日，平均一周左右。典型临床表现主要为突起发热、出血和多脏器损害。重症病人多于病程第 8～9 日死亡，死亡原因包括出血、肝肾衰竭和致死性并发症等。非重症患者发病 2 周后逐渐恢复。目前尚无有效疫苗和特异性抗病毒药物，主要是对症治疗。

文献

1. Emond RT，Evans B，Bowen ET，et al. A case of Ebola virus infection. British Medical Journal，1977，2：541-544.

2. Irving WL. Ebola virus transmission. International Journal of Experimental Pathology，1995，76：225-226.

3. Watanabe S，Watanabe T，Noda T，et al. Production of novel Ebola virus-like particles from cDNAs：an alternative to Ebola virus generation by reverse genetics. Journal of Virology，2004，78：999-1005.

4. Nicholson-Roberts T，Fletcher T，Rees P. Ebola virus disease managed with blood product replacement and point of care tests in Sierra Leone. QJM，2015，10. 1093/qjmed/hcv092.

5. Safari SS，Baratloo A，Rouhipour A，et al. Ebola hemorrhagic fever as a public health emergency of international concern. Emergency，2015，3（1）：3-7.

6. Maganga GD，Berthet N，Kabange F，et al. Ebola virus disease in the Democratic Republic of Congo. The New England Journal of Medicine，2014，371：2083-2091.

2. 马尔堡病毒　Marburg virus

马尔堡病毒属于丝状病毒科，病毒形态结构与 EBOV 相似，但抗原性不同，可据此鉴别两种病毒。马尔堡病毒的形态见图 3-14-2。

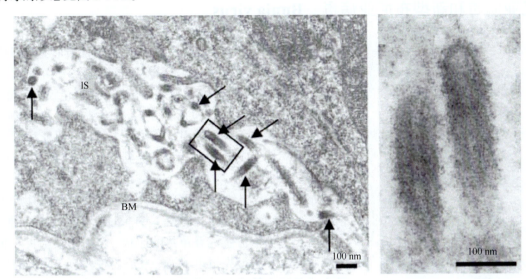

图 3-14-2　马尔堡病毒的形态

马尔堡病毒颗粒呈长丝状，直径 70 ~ 90 nm，长度差异大。病毒外层为包膜，衣壳为螺旋对称型，核心是单负链 RNA

马尔堡病毒初次发现是 1967 年，同时在德国的马尔堡、法兰克福和南斯拉夫的贝尔格莱德的 3 个研究中心同时暴发，感染者均因密切接触来自乌干达 Kyoga 地区运入两地的非洲长尾绿猴而感染，原发病例 25 人，7 人死亡，继发病例 6 人，无死亡。原发感染者均与绿猴或其组织接触过，如进行猴尸解剖、手术和细胞培养等操作。继发病人都是与原发病人接触过的工作人员。1975 年在南非约翰内斯堡发生了第 2 次流行，3 人发病，1 人死亡，从死者肝脏和前房液中分离出病毒。第 3 次暴发流行于 1980 年，在肯尼亚工作的法国工程师发病，当天死亡，随后 2 名医护人员发病，均病愈。该病的流行病学特征未明确，据报道在非洲东部和中部的居民及灵长类动物中，特异性抗体阳性率为 3%，传播途径主要是密切接触，自然宿主也未能确定。

马尔堡病毒引起急性出血性传染病，潜伏期 5 ~ 6 日，临床表现与埃博拉出血热相似，病死率高。目前无特异性防治措施，主要是对症治疗。

文献

1. Kolesnikova L，Ryabchikova E，Shestopalov A，et al. Basolateral budding of marburg Virus：VP40 retargets viral glycoprotein GP to the basolateral surface. The Journal of Infectious Diseases，2007，196：S232-236.
2. Snger C，Mühlberger E，Ryabchikova E，et al. Sorting of Marburg virus surface protein and virus release take place at opposite surfaces of infected polarized epithelial cells. Journal of Virology，2001，75：1274-1283.
3. Han ZY，Madara JJ，Herbert A，et al. Calcium regulation of hemorrhagic fever virus budding：mechanistic implications for host-oriented therapeutic intervention. PLOS Pathogens，2015，DOI：10. 1371/journal. ppat. 1005220.
4. Mehedi M，Groseth A，Feldmann H，et al. Clinical aspects of Marburg hemorrhagic fever. Future Virol，2011，6（9）：1091-1106.
5. Oda SI，Noda T，Kaveesha J，et al. Crystal structure of Marburg virus VP40：matrix assembly and immunosuppression. Journal of Virology，2015，doi：10. 1128/JVI. 01597-15.
6. Warfield KL，Alves DA，Bradfute SB，et al. Development of a model for marburgvirus based on severe-combined immunodeficiency mice. Virology J，2007，http：//www. virologyj. com/ content/4/1/108.

十五、布尼亚病毒科 Bunyaviridae

1. 布尼亚病毒和新型布尼亚病毒 Bunia virus

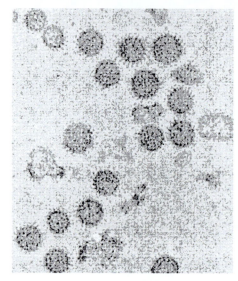

图 3-15-1 布尼亚病毒的形态
布尼亚病毒科的病毒呈球形，直径 80 ~ 100nm，有
包膜，表面有刺突

布尼亚病毒于 1943 年在非洲乌干达西部布尼亚姆韦拉地区研究黄热病时被发现，国际病毒分类委员会于 1975 年将这一类病毒命名为布尼亚病毒科。布尼亚病毒科是一类有包膜的负链 RNA 病毒，其中布尼亚病毒属包括至少 13 个血清组的 112 种病毒及 12 种未分组的病毒，大多数由蚊子传播，包括布尼亚病毒、加利福尼亚脑炎病毒、La Crosse 病毒和新型布尼亚病毒等。布尼亚病毒的形态见图 3-15-1。

布尼亚病毒自然感染见于许多脊椎动物和节肢动物（蚊、蜱、白蛉等），可感染小鼠，并能在一些哺乳类、鸟类和蚊细胞中生长；对人可引起类似流感或登革热的症状、出血热及脑炎。2007 年 4 月在我国江苏省最先报道了被蜱咬后出现发热、肌肉酸痛、腹泻及血小板减少等症状的患者聚集性发病。随后，在河南、山东、湖北等地陆续出现相似病例，严重者出现多器官功能衰竭、弥漫性血管内凝血，病死率达 10%。至 2011 年 3 月 16 日中国疾病预防控制中心宣布在患者体内分离到一种新型布尼亚病毒，并完成了该病毒基因序列测定和同源性比较，确定其为布尼亚病毒科白领热病毒属的新病毒。目前临床治疗以对症和支持治疗为主，尚无特异性疫苗可用。

文献

1. Talmon Y，Prasad BVV，Clerx JPM，et al. Electron microscopy of vitrified-hydrated La Crosse virus. J Virol，1987，61：2319-2321.
2. Huiskonen JT，Parsy ML，Li S，et al. Averaging of viral envelope glycoprotein spikes from electron cryotomography reconstructions using Jsubtomo. J Visual experi，2014，92：e51714.
3. 陈华忠，解奕瑞，阮冰. 新型布尼亚病毒感染的流行病学及诊治进展. 中华危重症医学杂志，2011，4：35-37.
4. 王颖，邵柏，于长友，等. 布尼亚病毒科概述. 中国媒介生物学及控制杂志，2012，23：182-184.
5. 马亦林. 人类感染新型布尼亚病毒近况. 中华临床感染病杂志，2011，4：59-261.

2. 汉坦病毒 Hantavirus，HV

汉坦病毒属于布尼亚病毒科，是单负链 RNA 包膜病毒，其形态见图 3-15-2。包膜上有糖蛋白纤突，基因 RNA 可分为 3 个独特的、大小不同的片段：L、M 和 S。根据抗原结构的差异，汉坦病毒至少有 10 个血清型和 20 多种基因型，Ⅰ型汉坦病毒（HV），代表株 HTN76-118，分离自韩国黑线姬鼠；Ⅱ型汉城病毒（SEOV）代表株 HR80-39、SR-11 分别来自韩国褐家鼠和日本实验大白鼠；Ⅲ型普马拉病毒（PUUV）代表株 Sotkamo、Hallnas B1 分别于芬兰和瑞典的欧洲棕背鼠平；Ⅳ型希望山病毒（PHV）代表株 PH-1 来源于美国草原田鼠。以上 4 型是世界卫生组织汉坦病毒参考中心认定。除此之外的其余血清型并非都能引起人类疾病，有的仅引起宿主动物感染。

汉坦病毒主要引起人类肾综合征出血热（hemorrhagic fever with renal syndrome，HFRS）和汉坦病毒肺综合征（Hantavirus pulmonary syndrome，HPS）。20 世纪 30 年代就发现其流行，目前世界上有 31 个

国家和地区流行，主要流行于亚洲和欧洲的一些国家，非洲和美洲的病例较少。汉坦病毒主要宿主动物和传染源是黑线姬鼠和褐家鼠等。传播途径为动物源性传播（包括呼吸道、消化道和伤口途径）、垂直传播和螨媒传播。肾综合征出血热的临床表现为发热、低血压休克、充血出血和肾损害。汉坦病毒肺综合征以肺浸润及肺间质水肿，迅速发展为呼吸衰竭为特征。早期使用利巴韦林抗病毒治疗。可用灭活疫苗进行特异性预防。

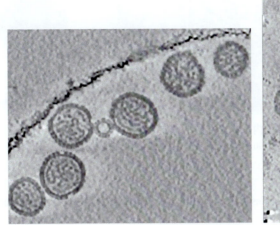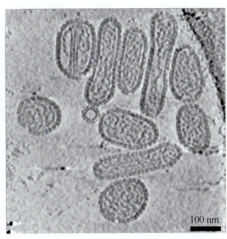

图 3-15-2　汉坦病毒的形态

汉坦病毒呈多形性，多为圆形或椭圆形，直径 75 ~ 210 nm，有包膜，核心为单负链 RNA

文献

1. Huiskonen JT，Hepojoki J，Laurinmki P，et al. Electron cryotomography of Tula Hantavirus suggests a unique assembly paradigm for enveloped viruses. Journal of Virology，2010，84：4889-4897.
2. Jonsson CB，Hooper J，Mertz G. Treatment of hantavirus pulmonary syndrome. Antiviral Res，2008，78：162-169.
3. Mohammed M. Hantaviruses. Clin Lab Med，2010，30（1）：67-91.
4. Detlev H，Krüger G，Klempal B，et al. Human pathogenic hantaviruses. Human Vaccines，2011，（6）：685-693.
5. Muyangwa M，Martynova E，Khaiboullina SF，et al. Hantaviral proteins：structure，functions，and role in Hantavirus infection. Frontiers in Microbiology，2015，6：1-9.
6. Oliveira RC，Guterres A，Fernandes J，et al. Hantavirus reservoirs：current status with an emphasis on data from Brazil. Viruses，2014，6：1929-1973.

3. 内罗毕病毒　Nairovirus

内罗毕病毒属于布尼亚病毒科，为球形 RNA 包膜病毒，基因组为单负链 RNA，由 3 个 RNA 节段组成，分别编码核衣壳蛋白（NP）、膜蛋白 G1、G2 和 L 聚合酶。

内罗毕病毒引起人类病毒性出血热：克里米亚 - 刚果出血热（Crimean-Congo hemorrhagic fever，CCHF）或克里米亚 - 新疆出血热（Crimean-Xinjiang hemorrhagic fever）。1945 年在苏联克里米亚半岛的军人和农民中发现该病并分离到病毒，1965 年又从刚果发热儿童血清中分离到病毒。1977 年，证实这两种病毒在理化性状、形态学和形态发生学上一致，即为内罗毕病毒。我国是在 1965 年从新疆一急性期病人血液、尸检脏器和亚洲璃眼蜱中分离得到，最初命名为新疆出血热病毒（Xinjiang hemorrhagic fever virus，XHFV）。后经形态学和血清学证实 XHFV 和 CCHFV 一致。目前主要流行于俄罗斯的克里米亚、我国的新疆以及刚果、保加利亚、伊朗和扎伊尔等国。早期研究认为各地的 CCHFV 之间差异不大，但经过序列分析表明，各地的 CCHFV 之间具有明显的多态性。

内罗毕病毒通过蜱叮咬或密切接触感染，目前为止已从疫源地的 7 属 31 个蜱种中分离到病毒，主要的媒介蜱种为璃眼蜱。蜱的血源动物和宿主，也可能是病毒的贮存宿主，如沙鼠、跳鼠、塔里木兔等，以及某些家畜。人对 CCHFV 易感，无年龄和性别差异影响。潜伏期 2 ~ 10 日，大多数患者突然起病，临床表现包括：全身中毒症状、发热中毒征、充血出血征和中枢神经系统症状等，且发病具季节性，3 ~ 6月高发，病死率高。可用灭活疫苗进行特异性预防，积极开展疫情监测和常规防治措施。

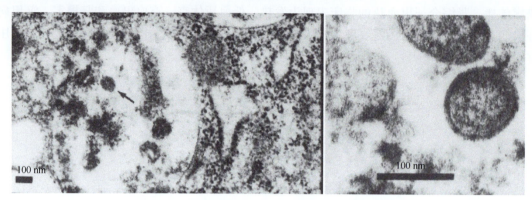

图 3-15-3　内罗毕病毒的形态
内罗毕病毒呈圆形或椭圆形，直径 90 ~ 120 nm，有包膜，核心为单负链 RNA

文献

1. Clerx JPM，Casals J，Bishop DHL. Structural characteristics of Nairoviruses（*Genus Nairovirus*，Bunyaviridae）. Journal of General virology，1981，55：165-178.

2. Flusin O，Vigne S，Peyrefitte CN，et al. Inhibition of Hazara nairovirus replication by small interfering RNAs and their combination with ribavirin. J Virol，2011，8：249.

3. Papa A，Benjiang M，Sophie K，et al. Genetic characterization of the M RNA segment of Crimean Congo hemorrhagic fever virus strains，China. Emerging Infectious Diseases，2002，8：50-53.

4. Morikawa S，Qing T，Kurane I，et al. Genetic diversity of the M RNA segment among Crimean-Congo hemorrhagic fever Virus Isolates in China. Virology，2002，296，159-164.

5. Nurmakhanov T，Sansyzbaev Y，Atshabar B，et al. Crimean-Congo haemorrhagic fever virus in Kazakhstan（1948-2013）. International Journal of Infectious Diseases，2015，38：19-23.

6. Sun S，Aishan M，Meng WW，et al. Epidemiology and phylogenetic analysis of Crimean-Congo hemorrhagic fever viruses in Xinjiang，China. Clinical microbiology，2009，47：2536-2543.

十六、沙粒病毒科 Arenaviridae

淋巴细胞脉络丛脑膜炎病毒　Lymphocytic choriomeningitis virus，LCMV

1934 年，Armstrong 和 Lillie 将一疑诊为圣路易脑炎死者中枢神经组织浸出液接种到猴脑传代分离到病毒颗粒；1935 年，Rivers 和 Scott 从 2 例脑膜炎患者脑脊液中分离出本病毒，并确立其致病性。LCMV 属于沙粒病毒科，病毒颗粒大小不等，直径 50 ~ 150 nm，是球形包膜病毒。病毒基因组由 2 条大小不同的 RNA 链组成（L RNA 和 S RNA），L RNA 编码 RNA 多聚酶和病毒 Z 蛋白；S RNA 编码 NP 蛋白和包膜糖蛋白。发现以来，先后分离到数种不同的病毒株，包括 Armstrong（ca-1371）、e-350Traub、UBC、Pasteur、WE、Matu-Mx 等。

LCMV 人兽共患，传染源主要是受感染的家鼠，传播途径包括接触和呼吸道传播。人类普遍易感，病毒进入机体后，在局部内皮细胞或淋巴细胞内增殖后进入血流致病毒血症，若能突破血 - 脑屏障可引起脑膜炎。感染后临床表现轻重不同，严重者为致死性脑膜炎，死亡病例很少。LCMV 感染呈世界性分布，散发流行，我国报道病例较少。目前无特异性防治措施，主要通过消灭传染源、切断传播途径进行预防；治疗采用支持、对症、抗病毒治疗等综合治疗方法。

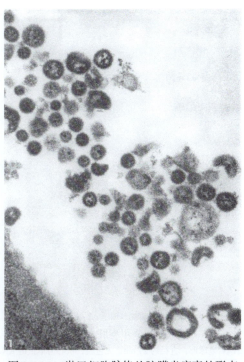

图 3-16-1　淋巴细胞脉络丛脑膜炎病毒的形态
LCMV 病毒颗粒呈近似球形，大小不等，直径 50 ~ 150 nm，基因组由 2 条大小不等的 RNA 链组成

文献

1. Dalton AJ，Rowe WP，Smith GH，et al. Morphological and cytochemical studies on lymphocytic choriomeningitis virus. Journal of Virology，1968，2：1465-1478.

2. Anon. Centers for disease control and prevention brief report：lymphocytic choriomeningitis virus transmited through soild organ transplantation—Massachlusetts，2008. Morb Mortal Wkly Rep，2008，57：799-801.

3. Trinchieri G. Lymphocyte choriomeningitis virus plays hide-and-seek with type 1 interferon. Cell Host & Microbe，2012，11：553-555.

4. Oldstone M. Lessons learned and concepts formed from study of the pathogenesis of the two negative-strand viruses lymphocytic choriomeningitis and influenza. PNAS，2013，12：4180-4183.

5. Zapata J，Pauza CD，Djavani MM，et al. Lymphocytic choriomeningitis virus（LCMV）infection of macaques：a model for Lassa fever. Antiviral Res，2011，92（2）：125-138.

6. Lavergne A，Thoisy B，Tirera S，et al. Identification of lymphocytic choriomeningitis mammarenavirus in house mouse（Mus musculus，Rodentia）in French Guiana. Infection Genetics and Evolution，2016，37：225-230.

十七、小 RNA 病毒科 Picornaviridae

1. 甲型肝炎病毒　Hepatitis A virus，HAV

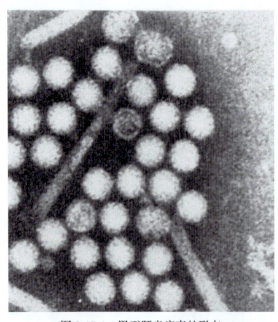

图 3-17-1　甲型肝炎病毒的形态

HAV 呈球形，直径约 27 nm，无包膜，核心为单正链 RNA，目前仅发现一个血清型

　　HAV 属于小 RNA 病毒科，为球形无包膜病毒，病毒衣壳由 12 个五邻体组成，每 1 个五邻体又由 5 个蛋白亚单位组成，每 1 个蛋白亚单位由 3 种多肽组成：VP1、VP2 和 VP3。HAV 基因组是线形单正链 RNA，长约 7.5 kb，其结构分为 4 部分：5′ 非翻译区、翻译区、3′ 非翻译区和多聚 A 尾巴。翻译区又分为 P1、P2 和 P3，分别编码不同的结构蛋白和功能蛋白。HAV 只有一个血清型，用分子生物学方法可将 HAV 分为 7 个基因型，基因型与地理位置和流行特点密切相关。

　　肝炎是一种古老的疾病，公元前 8 世纪就有记载。1908 年，Mcdonald 通过研究急性肝萎缩、急性肝坏死和亚急性肝炎病例后认为肝炎与病毒有关。20 世纪初进行的流行病学调查和志愿者人体实验，证实了病毒是肝炎的病因。1947 年，MacCallum 将传染性肝炎命名为甲型肝炎，血源性肝炎称为乙型肝炎。1973 年，Feinstone 等用免疫电镜技术从实验感染的志愿者粪便中观察到了 HAV 颗粒。1977 年，世界卫生组织采纳并统一了关于病毒性肝炎的命名。

　　HAV 通过粪 - 口途径传播，引起人类甲型病毒性肝炎。HAV 经口进入人体后，经胃肠道进入血流，引起病毒血症，约经过 1 周后到达肝脏，随即通过胆汁排入肠道并出现于粪便之中，粪便排毒一般持续 1 ~ 2 周。HAV 引起肝细胞损伤的机制尚未明了，可观察到肝细胞气球样变、嗜酸性变性、细胞核空泡变性、核溶解，最后肝细胞灶性坏死与再生。HAV 感染后多为隐性感染，有症状者可表现为急性黄疸型或急性无黄疸型肝炎，部分表现为急性淤胆性肝炎，偶可发展为重型肝炎，一般不发展为慢性肝炎。治疗以休息、清淡饮食、保肝降酶和退黄为主。普遍接种甲肝特异性疫苗可有效降低发病率。

文献

1. Skidmore SJ and Boxal EH. Small virus particles in faeces of patients with infectious hepatitis（hepatitis A）. Journal of Medical Microbiology，1977，10：43-53.
2. Moritsugu Y，Dienstag JL，Valdesuso J，et al. Purification of hepatitis A antigen from feces and detection of antigen and antibody by immune adherence hemagglutination. Infection and Immunity，1976，13：898-908.
3. Juan C，Mauro CM. Genetic variability and molecular evolution of hepatitis A virus. Virus Research，2007，44：73-77.
4. McDonald S. Acute yellow atrophy of the liver. Edin Med J，1908，1：83-88.
5. Findlay GM，Dunlop JL，Brown HC. Observations on epidemic catarrhal jaundice. Trans R Soc Trop Med Hyg，1931，25：7-24.

2. 脊髓灰质炎病毒　Poliovirus

　　脊髓灰质炎病毒属于小 RNA 病毒科的肠道病毒属，为球形 RNA 病毒，无包膜。目前发现 3 个血清型：Ⅰ型、Ⅱ型和Ⅲ型，型间很少有交叉免疫。

所致脊髓灰质炎是一种古老的疾病，我国在明、清两代的医学记载中，可以看到类似本病的记载，称为"小儿惊瘫"。根据埃及木乃伊的尸骨推断本病在公元1400年以前已经存在。1908年Landsteiner与Popper首次将患者脊髓接种猴子成功获得感染。1949年Enders等成功地用人胚细胞培养脊髓灰质炎病毒并加以传代，培养出病毒颗粒。

脊髓灰质炎病毒经粪-口途径传播，引起人类脊髓灰质炎。人是脊髓灰质炎病毒的唯一自然宿主，隐性感染和轻症瘫痪型患者是本病的主要传染源。感染后多无症状，有症状者临床主要表现为发热、上呼吸道症状、肢体疼痛，部分患者可发生弛缓性神经麻痹并留下瘫痪后遗症，一般多感染5岁以下儿童。目前尚无特效抗病毒治疗方法。口服脊髓灰质炎疫苗是预防本病的主要措施，可有效降低感染率。1953年Salk发现接种甲醛溶液（福尔马林）灭活疫苗可预防本病，并在1955年获得推广，使本病发病率显著下降被誉为20世纪医学科学一大成就。1960年开始使用Sabin等发明的减毒活疫苗后本病在世界许多地区受到控制。1988年，世界卫生大会确立了全球根除脊髓灰质炎的目标。我国相应号召，建立起由脊髓灰质炎病毒

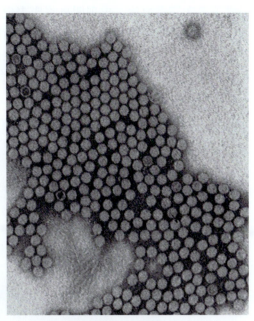

图 3-17-2　脊髓灰质炎病毒的形态
脊髓灰质炎病毒颗粒呈球形，直径 20 ~ 30 nm，无包膜，核心为单链 RNA

或其他病毒引起的急性弛缓性瘫痪的致病原因、发病机制、临床表现等多方面监测和研究。自1988年以来，脊髓灰质炎病例数减少了99%以上，从当时估计的35万例减至2013年的406例报告病例。2014年，仍流行脊髓灰质类的国家减少到3个（阿富汗、尼日利亚和巴基斯坦）。脊髓灰质炎将成为继天花之后消灭的第二种病毒性传染病。

文献

1. Landsteiner K，Popper E. Mikroscopische Praparate von einem menschlichen und zwei Affenriickemarken. Wien klin Wschr，1908，21：1830.
2. Enders JF，Weller TH，Robbins FC. Cultivation of the Lansing strain of poliomyelitis virus in cultures of various human embryonic tissues. Science，1949，109：85-87.
3. Salk JE. Studies in human subjects on active immunization against poliomyelitis：a preliminary report of experiments in progress. JAMA，1953，151：1081-1098.
4. S McGregor，HD Mayor. Biophysical studies on Rhinovirus and Poliovirus. Journal of Virology，1963，2：149-154.
5. Ohka S，Matsuda N，Tohyama K，et al. Receptor（CD155）-dependent endocytosis of Poliovirus and retrograde axonal transport of the endosome. Journal of Virology，2004，78：7186-7198.
6. Sabin AB. Oral poliovirus vaccine：history of its development and prospects for eradication of poliomyelitis. JAMA，1965，194：130-134.

3. 柯萨奇病毒　Coxsackie virus

柯萨奇病毒属于小RNA病毒科的肠病毒属，为球形无包膜病毒，基因组为线形单正链RNA，长约7.5 kb。柯萨奇病毒分为A、B两组，A组有24个血清型，B组有6个血清型，各型间有部分交叉免疫。

1948年，在美国纽约Coxsackie镇暴发流行脊髓灰质炎，将2名麻痹患儿的脑脊液标本接种至乳鼠体内，分离出新的病毒颗粒，被命名为柯萨奇病毒。根据病毒在乳鼠产生的组织病理变化和在细胞内增殖的能力，将其分为A、B两组。

柯萨奇病毒通过粪-口途径传播，首先在咽喉部上皮细胞及局部淋巴结中复制，病毒颗粒数量增多后进入血液循环，形成第一次病毒血症。病毒随着血流进入各种组织细胞中继续复制，并再次进入血流

形成第二次病毒血症，出现明显临床表现。A 组柯萨奇病毒主要引起疱疹性咽峡炎、手足口病、脑膜炎等，B 组柯萨奇病毒主要引起心肌炎、脑膜炎等。人对柯萨奇病毒普遍易感，夏秋季发病率高。患者多于 1 ～ 2 周内痊愈，约 5% 严重病例发生后遗症，病死率小于 6%，但新生儿严重感染病例的病死率可高达 80%。目前尚无特异性防治措施。治疗措施包括支持治疗、对症治疗和抗病毒治疗，抗病毒药物可选用利巴韦林。

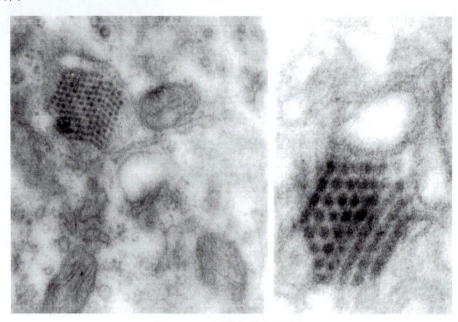

图 3-17-3　柯萨奇病毒的形态
柯萨奇病毒为球形，直径 22 ～ 30 nm，无包膜，核心为单正链 RNA

文献

1. Dalldorf G，Sickles GM，et al. A virus recovered from the feces of poliomyelitis patients pathogenic for suckling mice. J Exp Med，1949，89（6）：567-582.

2. Melnick JL，Shaw EW，Curnen EC. A virus isolated from patients diagnosed as non-paralytic poliomyelitis or aseptic meningitis. Proc Soc Exp Biol Med，1949，71（3）：344-349.

3. Morgan C，Howe C，Rose HM. Intracellular crystals of Coxsackie virus viewed in the electron microscope. Virology，1959，9：145-149.

4. Yan Jiang，Yanxin Zhu，Qiuju Mu，et al. Oxymatrine provides protection against Coxsackievirus B3-induced myocarditis in BALB/c mice. Antiviral Research，2017，141：1-7.

5. Alidjinou EK，Sané F，Trauet J，et al. Coxsackievirus B4 can infect human peripheral blood-derived macrophages. Viruses，2015，7（11）：6067-6079.

6. Zhai X，Bai B，Yu B，et al. Coxsackievirus B3 induces autophagic response in cardiac myocytes in vivo. Biochemistry（Mosc），2015，80（8）：1001-1009.

4. 埃可病毒　Echovirus

埃可病毒属于小 RNA 病毒科，为球形无包膜 RNA 病毒。该病毒早期从孤儿院儿童粪便分离获得，目前已发现 33 个血清型，各型之间存在部分交叉免疫反应。

1951 年，从一名无症状的儿童粪便标本中首次分离到埃可病毒，发现该病毒在细胞培养时可致细胞病变，但对乳鼠和灵长类动物不致病。

埃可病毒经消化道传播，在局部增殖引起细胞病变，可进入血流引起病毒血症。埃可病毒主要感染青少年，可致脑膜炎、脑炎、胃肠炎等。夏秋季发病率较高，一般呈散发性。目前尚无特异性防治方法。

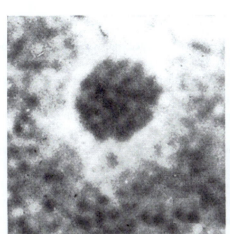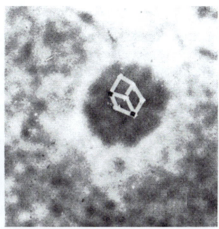

图 3-17-4　埃可病毒的形态

埃可病毒类似球形，在细胞内生长、复制，常呈晶格样排列。颗粒小，无包膜，基因组为单正链 RNA

文献

1. Ramos-Alvarez M，Sabin AB. Characteristics of poliomyelitis and other enteric viruses recovered in tissue culture from healthy American children. Proc Soc Exp Biol Med，1954，87：655-661.

2. Ramos-Alvarez M，Sabin AB. Enteropathogenic viruses and bacteria；role in summer diarrheal diseases of infancy and early childhood. J Am Med Assoc，1958，167：147-156.

3. Jamison RM. Morphology of Echovirus 22. Journal of Virology，1969，4：904-906.

4. Bacon CJ，Sims DG. Echovirus 19 infection in infants under six months. Arch Dis Child，1976，51：631-633.

5. Codd AA，Hale JH. Epidemic of echovirus 19 in the north-east of England. The Journal of hygiene，1976，76：307-317.

6. Angez M，Shaukat S，Zahra R，et al. Identification of new genotype of Echovirus 19 from children with acute flaccid paralysis in Pakistan. Sci Rep，2015，5：17456.

5. 肠道病毒 71 型　Enterovirus 71

　　肠道病毒 71 型属于小 RNA 病毒科肠道病毒属，为球形无包膜病毒，是能引起乳鼠以中枢神经系统病变为主的新型肠道病毒。

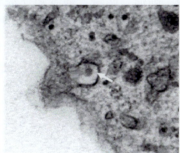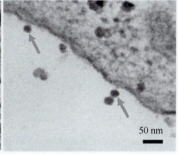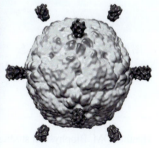

50 nm

图 3-17-5　肠道病毒 71 型的形态

肠道病毒 71 型病毒颗粒小，类似球形，无包膜，基因组为单正链 RNA

　　1969 年，从美国加利福尼亚州一名脑膜脑炎患儿的脑脊液、脑组织和粪便中分离出本病毒，1972 年又从美国手足口病患儿的血液标本中分离出相同病毒，1992 年确定该病毒为肠道病毒 71 血清型。前后多次在不同地区发生肠道病毒 71 型的暴发。我国于 1981 年在上海首次报道该病毒引起的手足口病，此后在我国十余个省市均有报道。1998 年在我国台湾、2008 年我国大陆地区出现过手足口病的暴发流行。

　　肠道病毒 71 型经粪-口途径或呼吸道途径传播，引起手足口病、脑炎、脑膜炎等，发病无地区性、季节性差异，常致较大范围流行，疫情控制难度大。患者多于 1～2 周逐渐痊愈，仅少数发生肢体瘫痪、语言障碍等后遗症。手足口病病死率约 0.14%，脑炎患者病死率约 6%。对肠道病毒 71 型感染目前尚无特异性防治方法。

文献

1. Hussain KM, Leong KLJ, Ng MML, et al. The essential role of clathrin-mediated endocytosis in the infectious entry of human enterovirus 71. The Journal of Biological Chemistry, 2011, 286: 309-321.

2. Lee H, Cifuente JO, Ashley RE, et al. A strain-specific epitope of enterovirus 71 identified by cryo-electron microscopy of the complex with Fab from neutralizing antibody. Journal of Virology, 2013, 87: 11363-11371.

3. Schmidt NJ, Lennette EH, Ho HH. An apparently new enterovirus isolated from patients with disease of the central nervous system. J Infect Dis, 1974, 129: 304-309.

4. Blomberg J, Lycke E, Ahlfors K, et al. Letter: new enterovirus type associated with epidemic of aseptic meningitis and-or hand, foot, and mouth disease. Lancet, 1974, 2: 112.

5. Deibel R, Gross LL, Collins DN. Isolation of a new enterovirus (38506). Proc Soc Exp Biol Med, 1975, 148: 203-207.

6. Zhu FC, Meng FY, Li JX, et al. Efficacy, safety, and immunology of an inactivated alum-adjuvant enterovirus 71 vaccine in children in China: a multicentre, randomised, double-blind, placebo-controlled, phase 3 trial. Lancet, 2013, 381: 2024-2032.

6. 人鼻病毒 Human rhinovirus, HRV

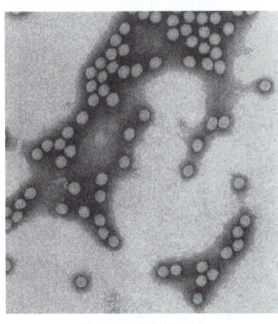

图 3-17-6   鼻病毒的形态
鼻病毒颗粒呈球形，直径 28 ~ 34 nm，无包膜

鼻病毒属于小 RNA 病毒科，病毒颗粒呈球形，无包膜，衣壳为二十面体对称型，基因组为单正链 RNA，长约 7.5 kb，仅包含 1 个开放阅读框，编码 4 种病毒结构蛋白：VP1 ~ VP4。鼻病毒在传代细胞内培养时，可形成大小不等的空斑，使细胞发生变形、脱落和死亡。自 1956 年 Pelon 等人分离培养出第一株 HRV 以来，目前已经发现了 100 多个血清型。

人鼻病毒是引起普通感冒症状的主要病毒之一，20% ~ 50% 普通感冒由鼻病毒引起，超过 50% 的哮喘与慢性阻塞性肺炎患者可检测到鼻病毒感染。鼻病毒经呼吸道传播，进入人体后在上呼吸道上皮细胞及局部淋巴结组织中复制，引起细胞病变和炎症反应。潜伏期 1 ~ 5 天，平均 2 天。病人症状常类似于流行性感冒，出现发热、头痛、鼻塞、流涕、咽痛、咳嗽、疲乏和食欲减退等。少数病人可发生病毒性脑膜炎、脑炎、吉兰 - 巴雷综合征、急性心肌炎、病毒性胃肠炎等。鼻病毒引起的普通感冒，可占普通感冒的约 30%。无特异性防治方法，治疗主要是支持治疗和对症治疗。

文献

1. Sandy M, Heather DM. Biophysical studies on rhinovirus and poliovirus. J Virology, 1968, 2: 149-154.

2. Price WH. The isolation of a new virus associated with respiratory clinical disease in humans. Proc Natl Acad Sci U S A, 1956, 42: 892-896.

3. Hewat EA, Neumann E, Conway JF, et al. The cellular receptor to human rhinovirus 2 binds around the 5-fold axis and not in the canyon: a structural view. EMBO J, 2000, 19: 6317-6325.

4. Morikawa S, Kohdera U, Hosaka T, et al. Seasonal variations of respiratory viruses and etiology of human rhinovirus infection in children. J Clin Virol, 2015, 73: 14-19.

5. Lusamba Kalonji N, Nomura K, Kawase T, et al. The non-antibiotic macrolide EM900 inhibits rhinovirus infection and cytokine production in humanairway epithelial cells. Physiol Rep, 2015, 3 (10). pii: e12557.

6. Jacobs SE, Lamson DM, Soave R, et al. Clinical and molecular epidemiology of human rhinovirus infections in patients with hematologic malignancy. J Clin Virol, 2015, 71: 51-58.

十八、杯状病毒科 Caliciviridae

1. 人杯状病毒　Human calicivirus，HuCV

杯状病毒科分为 4 个属，其中的诺如病毒属（*Norovirus*）和札幌病毒属（*Sapporo virus*）可引起人类感染，是为人杯状病毒。杯状病毒是一种具有典型杯状形态的无包膜 RNA 病毒，衣壳由单一的结构蛋白组成，病毒基因组是单股正链、不分节段 RNA，长 7 ～ 8 kb，包含 2 ～ 3 个开放阅读框，分别编码非结构蛋白前体、衣壳蛋白和碱性蛋白。

诺如病毒和札幌病毒感染均已广泛分布于全世界。人对诺如病毒高度易感，引起的急性胃肠炎在家庭、学校、医院、军营等人员集中部门常发生暴发流行。美国 CDC 1996 ～ 2000 年报道 348 起暴发，仅在 2002 年 11 ～ 12 月间，就有来自华盛顿、新罕布什尔和纽约 3 个州的 104 起诺如病毒引起的胃肠炎暴发报告。日本 IASR 监测网报道，仅 2003 年 10 月一个月，在青森、岩手和滋贺县三个县就相继发生 4 起诺如病毒引起的胃肠炎暴发。

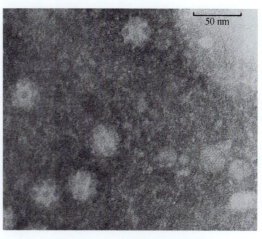

图 3-18-1　人杯状病毒的形态
人杯状病毒呈球形，无包膜，直径为 27 ～ 38 nm，病毒颗粒表面存在 32 个特征性杯状凹陷

人杯状病毒通过粪 - 口途径传播，引起学龄儿童和成人的流行性自限性急性胃肠炎。据统计，90% 以上的非细菌性胃肠炎爆发是由于 HuCV 感染引起。目前尚无特异性抗病毒药物与疫苗。

文献

1. WD Cubitt，ADT Barrett. Propagation of human candidate calicivirus in cell culture. Journal of General Virology，1984，65：1123-1126.
2. Chiba S，Sakuma Y，Kogasaka R，et al. An outbreak of gastroenteritis associated with calicivirus in an infant home. J Med Virol，1979，4（4）：249-254.
3. Berke T，Golding B，Jiang X，et al. Phylogenetic analysis of the caliciviruses. J Med Virol，1997，52：419-424.
4. Fankhauser RL，Noel JS，Monroe SS，et al. Molecular epidemiology of "Norwalk-like viruses" in outbreaks of gastroenteritis in the United States. J Infect Dis，1998，178：1571-1578.
5. Fabián GS，Rosa MRA，Herlinda GL. Molecular characterization of human calicivirus associated with acute diarrheal disease in mexican children. Virol J，2012，9：54.

2. 诺沃克病毒　Norwalk virus

诺沃克病毒属于杯状病毒科诺沃克病毒属，病毒体呈球形，直径约 30 nm。病毒基因组为单股正链 RNA，分子大小约 7.7 kb。病毒基因组有 3 个 ORF，分别编码解旋酶、半胱氨酸蛋白酶、依赖 RNA 的 RNA 聚合酶、衣壳蛋白和特异性小蛋白。

1968 年 10 月在美国诺沃克市一所小学发生分离发现该病毒。1972 年，在美国诺沃克地区一所学校胃肠炎暴发，病人的粪便中检测到该病毒，根据发现地的名称命名。诺沃克病毒主要引起人类一种以呕吐为主要症状疾病的暴发，当时被称为冬季呕吐病。1971 年前后在美国、英国等地一些地区先后发生了多起病毒性胃肠炎的家庭暴发。患者粪便中均找到病毒样颗粒，即为诺沃克病毒。诺沃克病毒性胃肠炎在世界各地分布广泛。

　　诺沃克病毒感染致病毒性胃肠炎、具高度传染性，通过胃肠道传播，主要累及大年龄儿童及成人，易反复感染。潜伏期 1 ~ 2 天，主要症状为突起恶心呕吐、腹泻、发热等，症状一般持续 1 ~ 2 天，病程短，病后恢复快。目前尚无特异性防治方法。

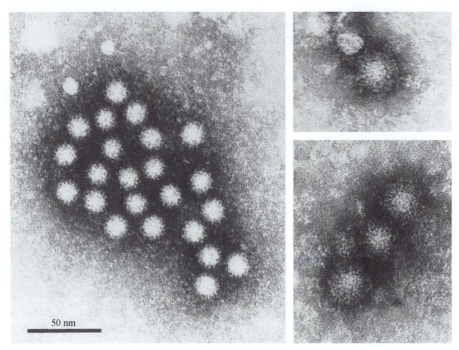

图 3-18-2　诺沃克病毒的形态

诺沃克病毒呈球形，直径 35 ~ 39 nm，无包膜，表面有杯状凹陷

文献

1. AZ Kapikian. The discovery of the 27nm Norwalk virus：an historic perspective. The Journal of Infectious Diseases，2000，181：S295-302.
2. Kapikian AZ，Wyatt RG，Dolin R，et al. Visualization by immune electron microscopy of a 27nm particle associated with acute infectious nonbacterial gastroenteritis. J Virol，1972，10（5）：1075-1081.
3. Clarke SK，Cook GT，Egglestone SI，et al. A virus from epidemic vomiting disease. Br Med J，1972，3（5818）：86-89.
4. Agus SG，Dolin R，Wyatt RG，et al. Acute infectious nonbacterial gastroenteritis：etiology and pathogenesis. Ann Intern Med，1972，76（6）：993-1008.
5. Rita Czakó，Robert L. Atmar，et al. Experimental human infection with Norwalk virus elicits a surrogate neutralizing antibody response with cross-genogroup activity. Estes Clin Vaccine Immunol，2015，22（2）：221-228.
6. Zana M，Lisheng D，Sreejesh S，et al. Structural basis of substrate specificity and protease inhibition in Norwalk virus. J Virol，2013，87（8）：4281-4292.

十九、星状病毒科 Astroviridae

人星状病毒　Human astrovirus，HAstV

　　人星状病毒属于星状病毒科哺乳类星状病毒属，是一种无包膜的单正链 RNA 病毒，呈球形，通过电子显微镜观察可见圆形病毒颗粒表面中心有 5 ～ 6 个尖三角形的突出，呈星芒状排列，故名星状病毒。病毒基因组是连续的单正链 RNA，长约 6.8 kb，包含 3 个开放阅读框，分别编码病毒的功能蛋白和结构蛋白。HAstV 抗原变异频繁，根据抗原的差异性，目前 HAstV 可分为 8 个血清型。

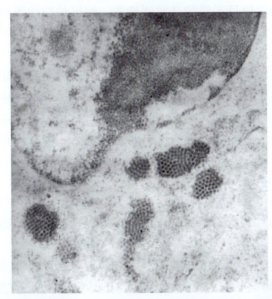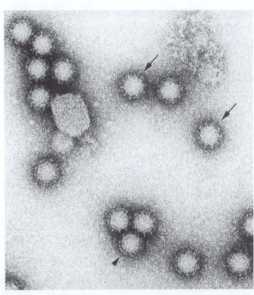

图 3-19-1　人星状病毒的形态
人星状病毒呈球形，直径约 30 nm，无包膜，电镜下表面结构呈星形，有 5 ～ 6 个角

　　HAstV 于 1975 年由 Appleton 和 Higgins 从腹泻婴儿粪便标本中首次发现，因在电镜下观察病毒颗粒呈星状外观而命名为星状病毒。呈世界性分布，全年散发，冬季多见。据我国的一组数据报告，住院腹泻患儿病原分析发现，最常见的是 A 组轮状病毒占 50%，其次是星状病毒，占 8.5%。散发性星状病毒感染可见于任何年龄组，以 5 岁以下儿童多见，发生无明显季节性，以 3 ～ 5 月龄多见。亦可见暴发流行，食物或水污染是引起暴发的主要原因。

　　HAstV 通过粪 - 口途径传播，经胃到达小肠，在小肠黏膜细胞中繁殖是引起婴幼儿、老年人及免疫功能低下者急性病毒性肠炎的重要病毒之一。目前尚无特异性抗病毒药物与疫苗。

文献

1. Geigenmüller U，Ginzton NH，Matsui SM. Studies on intracellular processing of the capsid protein of human astrovirus serotype 1 in infected cells. Journal of General Virology，2002，83：1691-1695.

2. Riseo C，Carrascosa JL，Pedregosa AM，et al. Ultrastructure of human astrovirus serotype 2. Journal of General Virology，1995，76：2075-2080.

3. Appleton H，Higgins PG. Viruses and gastroenteritis in infants. Lancet，1975，1297.

4. Maria da Penha Trindade Pinheiro Xavier，Filipe Aníbal Carvalho Costa，Mnica Simes Rocha，et al. Surveillance of human astrovirus infection in Brazil：the first report of MLB1 astrovirus. PLoS One，2015，10（8）：e0135687.

5. Triveni Krishnan. Novel human astroviruses：challenges for developing countries. Virusdisease，2014，25（2）：208-214.

6. Nan Zhou，Xiaojuan Lin，Suting Wang，et al. Environmental surveillance for human astrovirus in Shandong Province，China in 2013. Sci Rep，2014，4：7539.

二十、冠状病毒科 Coronaviridae

1. 人冠状病毒　Human corona virus，HCoV

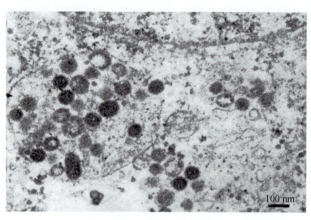

图 3-20-1　冠状病毒的形态

冠状病毒颗粒呈不规则形状，直径 60 ~ 220 nm，有包膜，核心为单链 RNA

人冠状病毒属于冠状病毒科，病毒颗粒呈不规则形状，有包膜，包膜上有间隙较宽的糖蛋白刺突，外观呈花冠状。病毒基因组为连续的单正链 RNA，长 27 ~ 32 kb，是 RNA 病毒中最长的 RNA 链，包含数目不等的开放阅读框，编码的功能蛋白包括：依赖 RNA 的 RNA 聚合酶、蛋白酶等，编码的结构蛋白包括：包膜 HE 蛋白或 S 蛋白、衣壳蛋白等。20 世纪 60 年代，从呼吸道感染者中分离鉴定出 2 株冠状病毒：HCoV-229E 和 HCoV-OC43，2004 年分离到的 HCoV-NL63，2005 年分离到的 HCoV-HKU1，这些冠状病毒均可引起人类感染。根据核衣壳蛋白分群：HCoV-229E、HCoV-NL63 属于 Ⅰ 群，HCoV-OC43 属于 Ⅱ 群。

1965 年前后，Tyrrell、Hamer、Mclntosh 等人用不同培养法，从普通感冒病人标本中分离出三株病毒，分部命名为 B814、229E、OC43 病毒。1967 年，Almeida 等对这些病毒进行了形态学研究，电镜观察发现病毒的包膜上有形似日冕的棘突，故命名为冠状病毒。

人冠状病毒感染在全世界普遍存在，通过呼吸道传播，儿童感染常见上呼吸道感染，成人感染多为普通感冒，冬季和初春发病率高，人群中 10% ~ 30% 的冬季上呼吸道感染由 HCoV 引起，是普通感冒中的第二位病因。该病毒感染常自愈，目前尚无特异性防治方法。

文献

1. Bucknall RA，Kalica AR，Chanoc RM. Intracellular development and mechanism of hemadsorption of a human coronavirus，OC43（36243）. Experimental Biology and Medicine，1972，139：811-817.

2. Peiris J，Lai S，Poon L，et al. Coronavirus as a possible cause of severe acute respiratory syndrome. Lancet，2003，361：1319-1325.

3. Tyrrell DA，Bynoe ML. Cultivation of a novel type of common-cold virus in organ cultures. Br Med J，1965，1：1467-1470.

4. Hamre D，Procknow JJ. A new virus isolated from the human respiratory tract. Proc Soc Exp Biol Med，1966，121：190-193.

5. Tyrrell DA，Bynoe ML. Cultivation of viruses from a high proportion of patients with colds. Lancet，1966，1：76-77.

6. Almeida JD，Tyrrell DAJ. The morphology of three previously uncharacterized human respiratory viruses that grow in organ culture. J Gen Virol，1967，1：175-178.

2. SARS 冠状病毒　SARS coronavirus，SARS-CoV

SARS 冠状病毒属于冠状病毒科冠状病毒属，是冠状病毒的一个新变种，具有与冠状病毒相似的形态特征。SARS-CoV 基因组是单正链 RNA，长 29 ~ 31 kb，全基因序列具有典型冠状病毒的特征：5′ 端是甲基化帽状结构，3′ 端是不少于 50 个碱基的 poly A 尾，核酸中 G+C 含量约为 41%。SARS-CoV 基因组由 14 个开放阅读框，其编码的蛋白与其他已知冠状病毒中每一种蛋白都有特定的氨基酸保守序列，但同源蛋白的配对氨基酸序列一致性仅为 40% ~ 50%。通过基因组系统发生研究尚未能明确 SARS-CoV 是否来自动物。

　　自 2002 年中国广东报告首例 SARS 患者，该病在世界迅速蔓延，至 2003 年 8 月疫情结束时，疫情波及全世界 32 个国家和地区，发病人数 8244 人，死亡 916 人，我国是重灾区。2003 年 3 月 15 日世界卫生组织将该病证正式命名为严重急性呼吸综合征（severe acute respiratory syndrome，SARS），2003 年 4 月 16 日宣布此病是由一种新型冠状病毒即 SARS-CoV 引起的。

　　SARS 是由 SARS-CoV 引起的急性呼吸道病毒性传染病。患者为主要传染源，主要通过短距离飞沫、接触患者呼吸道分泌物及密切接触传播。以发热、头痛、肌肉酸痛、乏力、干咳少痰、胸闷气促、腹泻等为主要临床表现，严重者出现急性呼吸窘迫综合征而危及生命。缺乏特异性抗病毒药物治疗，以对症支持治疗为主。

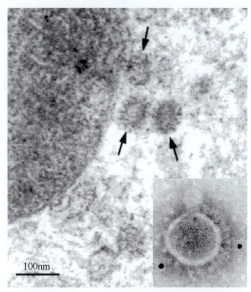

图 3-20-2　SARS 冠状病毒的形态
SARS 冠状病毒颗粒呈球形，直径 90～110 nm，有包膜，核心为单正链 RNA

文献

1. Xu J，Zhong S，Liu J，et al. Detection of severe acute respiratory syndrome coronavirus in the brain：potential role of the chemokine mig in pathogenesis. Clinical Infectious Diseases，2005，41：1089-1096.

2. Schaecher SR，Mackenzie JM，Pekosz A. The ORF7b protein of severe acute respiratory syndrome coronavirus（SARS-CoV）is expressed in virus-infected cells and incorporated into SARS-CoV particles. Journal of Virology，2007，81：718-731.

3. Rota PA，Oberste MS，Monroe SS，et al. Characterization of a novel coronavirus associated with severe acute respiratory syndrome. Science，2003，300：1394-1399.

4. Drosten C，Gunther S，Preiser W，et al. Identification of a novel coronavirus in patients with severe acute respiratory syndrome. N Engl J Med，2003，348：1967-1976.

5. Lau SK，Woo PC，Li KS，et al. Severe acute respiratory syndrome coronavirus-like virus in Chinese horseshoe bats. Proc Natl Acad Sci USA，2005，102：14040-14045.

6. Dominguez SR，O'Shea TJ，Oko LM，et al. Detection of group 1 coronaviruses in bats in North America. Emerg Infect Dis，2007，13：1295-1300.

3. 中东呼吸综合征冠状病毒　MERS corona virus，MERS-CoV

　　2012 年 6 月沙特阿拉伯一名 63 岁男子因急性呼吸困难医治无效死亡，之后从有相同症状的人分离到一种新型病毒，经基因和抗原检测命名为中东呼吸综合征冠状病毒。自 2012 年 9 月以来，全球共向世界卫生组织通报了 566 例感染新型冠状病毒实验室确诊病例，其中 166 例死亡。目前缺乏特异性抗病毒药物治疗，以对症支持治疗为主。

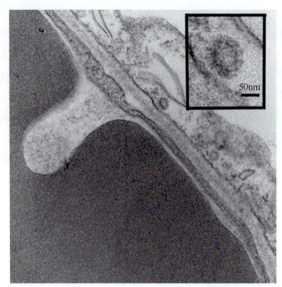

图 3-20-3 MERS 冠状病毒的形态

MERS-CoV 呈球形或近似球形，直径 100 ~ 150 nm，表面可见包膜子粒

文献

1. E de Wit，AL Rasmussen，D Falzarano，et al. Middle east respiratory syndrome coronavirus（MERS-CoV）causes transient lower respiratory tract infectionin rhesus macaques. PNAS，2013，110：16598-16603.

2. AH de Wilde，VS Raj，D Oudshoorn，et al. MERS-coronavirus replication induces severein vitrocytopathology and is strongly inhibited by cyclosporin A or interferon-atreatment. Journal of General Virology，2013，94：1749-1760.

3. Zaki AM，Boheemen van S，Bestebroer TM，et al. Isolation of a novel coronavirus from a man with pneumonia in Saudi Arabia. N Engl J Med，2012，367：1814-1820.

4. Balkhy H. The emergence of a new corona virus--MERS-CoV：hind sight is always 20/20. J Infect Public Health，2013，6（5）：317-318.

5. Lee J . Better understanding on MERS corona virus outbreak in Korea. J Korean Med Sci，2015，30（7）：835-836.

6. Das KM，Lee EY，Al Jawder SE，et al. Acute middle east respiratory syndrome coronavirus：temporal lung changes observed on the chest radiographs of 55 patients. AJR Am J Roentgenol，2015，205（3）：W267-274.

二十一、披膜病毒科 Togaviridae

1. 辛德毕斯病毒　Sindbis virus，SINV

SINV 属于披膜病毒科甲病毒属，是球形单正链 RNA 包膜病毒，包膜表面有糖蛋白组成的刺突。病毒基因组是长约 11.7 kb 的单正链 RNA。SINV 先后发现了不同毒株，如最早发现的 AR339 被作为标准株，在南非分离的 S.A.A.R86 和 Girdwood S.A，在瑞典分离的 Ock，以及我国分离的 YN87448 和 XJ-160 等毒株。

SINV 于 1952 年从埃及尼罗河三角洲辛德毕斯地区的库蚊体内首次分离获得，通过库蚊在鸟类中传播，人类传播方式还未明了。SINV 呈世界分布，在很多地区流行，印度、南非、澳大利亚、俄罗斯等地区均从库蚊标本中分离到 SINV。我国从新疆的按蚊和云南不明原因发热病人血中分离到 SINV，并在上海曾有 SINV 引起脑炎的病例报道。

SINV 的发病机理尚不清楚，动物实验发现病毒感染小鼠可引起脑炎，感染细胞后可致细胞凋亡。SINV 感染人体后，可引起全身临床症状，主要表现为发热、头痛、倦怠、关节痛、多发性关节炎和淋巴结肿大等，重症病例可出现皮疹、脑炎等。目前尚无特异性防治方法。

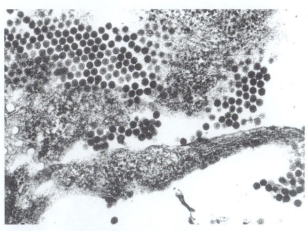

图 3-21-1　辛德毕斯病毒的形态
SINV 病毒颗粒呈球形，直径 50 ~ 70 nm，有包膜

文献

1. Waite MRF，Brown DT，Pfefferkorn ER. Inhibition of Sindbis virus release by media of low ionic strength：an electron microscope study. Journal of Virology，1972，10：537-544.
2. Gliedman JB，Smith JF，Brown DT. Morphogenesis of Sindbis virus in cultured aedes albopictus cells. Journal of Virology，1975，16：913-926.
3. Taylor RM，Hurlbut HS，Work TH，et al. Sindbis virus：a newly recognized arthropodtransmitted virus. Am J Trop Med Hyg，1955，4（5）：844-862.
4. Jose J，Tang J，Taylor AB，et al. Fluorescent protein-tagged Sindbis virus E2 glycoprotein allows single particle analysis of virus budding from live cells. Viruses，2015，7（12）：6182-6199.
5. Niekerk S，Human S，Williams J，et al. Sindbis and Middelburg old world alphaviruses associated with neurologic disease in horses，South Africa. Emerg Infect Dis，2015，21（12）：2225-2229.
6. Smirnova IP，Larichev VF，Shneider YA. L-Lysine-α-Oxidase in vitro activity in experiments on models of viruses Sindbis，forest-spring encephalitis，Western Nile，Tyaginya and Dhori. Antibiot Khimioter，2015，60（3-4）：3-5.

2. 基孔肯雅病毒　Chikungunya virus，CHIKV

基孔肯雅病毒属于披膜病毒科，球形包膜病毒，基因组为不分节段的单正链 RNA，长 11 ~ 12 kb，编码 3 个结构蛋白（衣壳蛋白 C、包膜蛋白 E1 和 E2）和 4 个非结构蛋白（nsP1-4）。

CHIKV 是基孔肯雅热的病原体，1952 年首次在坦桑尼亚证实基孔肯雅热流行，1956 年分离到病毒。人和非人灵长类动物是基孔肯雅病毒主要宿主，急性期患者、隐性感染者和感染病毒的灵长类动物是主要传染源。主要通过伊蚊传播，也可气溶胶传播，目前尚无直接人传人的报道。基孔肯雅热主要在非洲、亚洲印度、东南亚等地区流行，主要流行季节是夏、秋多雨季节，热带地区一年四季均可流行。人对

CHIKV 普遍易感，感染后可表现显性感染或隐性感染。

　　人被感染 CHIKV 的伊蚊叮咬后，约2日后发病，发病后1～2日是高病毒血症期，病毒可侵犯巨噬细胞、上皮细胞、内皮细胞和淋巴细胞等多种细胞，致细胞坏死和凋亡。临床表现主要为发热、皮疹、关节疼痛等，可持续一周至数月不等，少数患者会留有关节受损等后遗症。目前尚无特异性防治方法，对病人主要采取对症和支持治疗。

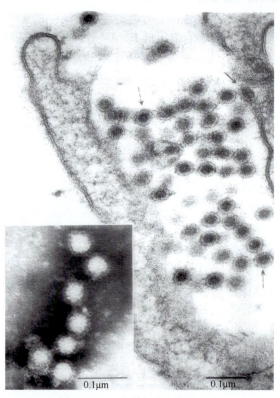

0.1μm   0.1μm

图 3-21-2　基孔肯雅病毒的形态
基孔肯雅病毒颗粒呈球形，直径约 70 nm，有包膜，核心为单正链 RNA

文献

1. Higashi N，Matsumoto A，Tabata K，et al. Electron microscope study of development of Chikungunya virus in green monkey kidney stable（VERO）cells. Virology，1967，33：55-69.

2. Simizu B，Yamamoto K，Hashimoto K，et al. Structural proteins of Chikungunya virus. Journal of Virology，1984，51：254-258.

3. Lumsden WHR. An epidemic of virus disease in Southern Province，Tanganyika territory，in 1952-1953 II. General description and epidemiology. Trans R Soc Trop Med Hyg，1955，49（1）：33-57.

4. Robinson MC. An epidemic of virus disease in Southern Province，Tanganyika territory，in 1952-1953. Trans R Soc Trop Med Hyg，1955，49（1）：28-32.

5. Ross RW. A laboratory technique for studying the insect transmission of animal viruses，employing a bat-wing membrane，demonstrated with two African viruses. J Hyg（Lond），1956，54：192-200.

6. Terk-Shin Teng，Suan-Sin Foo，Diane Simamarta，et al. Viperin restricts Chikungunya virus replication and pathology. J Clin Invest，2012，122（12）：4447-4460.

7. Mareike KS van D，Tabitha EH，Izabela AR-Z，et al. Early events in Chikungunya virus infection-from virus cell binding to membrane fusion. Viruses，2015，7（7）：3647-3674.

3. 风疹病毒　Rubella virus

　　风疹病毒属于披膜病毒科风疹病毒属，为球形包膜病毒，基因组为单正链 RNA，长约 9.7 kb，5′ 端有帽状结构，3′ 端有 poly A 尾，含有 2 个开放阅读框，编码 4 个非结构蛋白（具有螺旋酶、复制酶、蛋白酶的功能）和 1 个结构蛋白前体。

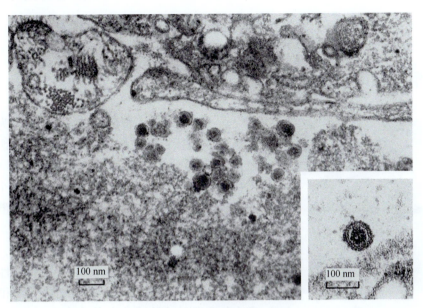

图 3-21-3　风疹病毒的形态

风疹病毒颗粒呈椭圆形或不规则球形，直径 51 ~ 65 nm，有包膜，衣壳为二十面体对称型，核心为单正链 RNA

　　Weller、Neva 和 Parkman 等于 1962 年从风疹患者的咽部洗涤液中分离到病毒颗粒。风疹病毒经呼吸道传播引起急性呼吸道传染病——风疹，经垂直传播引起先天性风疹综合征，导致流产、死产或多器官功能缺陷的先天畸形。易感者感染风疹病毒后，病毒先在上呼吸道黏膜和局部淋巴结增殖，进入血液引起病毒血症，播散至全身各组织器官，引起发热、皮疹、淋巴结肿大、关节炎等临床表现，也可播散至脑组织，引起风疹脑炎。风疹呈世界性流行，冬春季发病率高，接种风疹疫苗后发病率显著降低。

文献

1. Hiro Y，Tasaka S. Die roeteln sind eine viruskrankheit. Monatsschr Kinderheilkd，1938，76：328-332.
2. Weller TH，Neva FA. Propagation in tissue culture of cytopathic agents from patients with rubella-like illness. Proc Soc Exp Biol Med，1962，111：215-225.
3. Cremer NE，Oshiro LS，Weil ML，et al. Isolation of rubella virus from brain in chronic progressive panencephalitis. Journal of General Virology，1975，29：143-153.
4. Oshiro LS，Schmidt NJ，Lennette EH. Electron microscopic studies of rubella virus. Journal of General Virology，1969，5：205-210.
5. Zhu Z，Rivailler P，Abernathy E，et al. Evolutionary analysis of rubella viruses in mainland China during 2010-2012：endemic circulation of genotype 1E and introductions of genotype 2B. Scientific Reports，2015，5：7999.
6. Ma J，Wan L，Xu FL，et al. The very severe sensorineural deafness patients caused by rubella virus infection：two cases report. Journal of Clinical Otorhinolaryngology and Neck Surgery，2015，29（17）：1567-1568.

二十二、黄病毒科 Flaviviridae

1. 黄热病病毒　Yellow fever virus

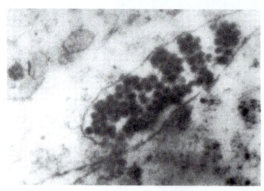

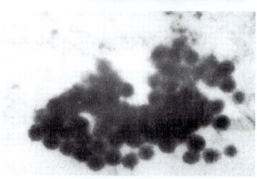

图 3-22-1　黄热病病毒的形态

黄热病病毒颗粒呈球形，直径 40～60 nm，衣壳为二十面
体对称型，核心为单正链 RNA

黄热病病毒属于黄病毒科黄病毒属，为球形包膜病毒，由碱性衣壳蛋白颗粒构成二十面体对称型的衣壳，包膜上镶嵌有包膜糖蛋白 E 组成的刺突。病毒基因组是单正链 RNA，长约 10.8 kb，含有 5′ 非编码区、1 个开放阅读框和 3′ 非编码区，编码结构蛋白（衣壳蛋白、膜蛋白前体和包膜蛋白）和非结构蛋白（NS1-5）。

黄热病病毒经埃及伊蚊叮咬传播，引起急性传染病——黄热病。黄热病是一种古老的传染性疾病，据记载，17～20 世纪美洲尤卡坦半岛、美国纽约和查尔斯顿、非洲塞内加尔等地多次发生黄热病大流行。尤其是 1821 年，西班牙巴塞罗那暴发黄热病流行，约六分之一城市人口死亡。黄热病主要在非洲和美洲热带地区流行，是一种人畜共患病，一般呈散发流行。在过去几十年中，由于人群对疾病感染的免疫力下降、砍伐森林、城市化、人口流动和气候变化等因素的影响，黄热病病例数呈增加趋势。据估计，全世界每年约有 20 万人感染黄热病病毒，约 3 万人病死，其中 90% 发生在欧洲。

黄热病病毒侵入人体后扩散到局部淋巴结，并在其中复制增殖，数日后进入血流引起病毒血症，主要累及肝、脾、肾、淋巴结、骨髓、骨骼肌等组织器官。临床表现包括发热、肌肉疼痛、黄疸、呕吐、腹痛、出血等症状，重症病人伴有肾功能衰竭。疫苗接种是预防黄热病最为重要的方法，接种人群中 99% 在注射 30 天内就获得有效免疫力。对黄热病没有特效治疗方法，一般予支持治疗和对症治疗。

文献

1. McNeill JR. Yellow Jack, Geopolitics. Environment, epidemics, and the struggles for empire in the American Tropics, 1650-1825. OAH Magazine of History, 2000, 18（3）: 9-13.
2. Bigon L. Transnational networks of administrating disease and urban planning in West Africa: the inter-colonial conference on yellow fever, Dakar. GeoJournal, 1928, 79（1）: 103-111.
3. Ishak R, Tovey DG, Howard CR. Morphogenesis of yellow fever virus 17D in infected cell cultures. Journal of General Virology, 1988, 69: 325-335.
4. Bennett KL, Linton YM, Shija F, et al. Molecular differentiation of the African yellow fever vector aedes bromeliae（Diptera: Culicidae）from its sympatric non-vector sister species. PLoS Negl Trop Dis, 2015, 9（12）: e0004250.
5. Nunes MR, Vianez JL Jr, Nunes KN, et al. Analysis of a reverse transcription loop-mediated isothermal amplification（RT-LAMP）for yellow fever diagnostic. J Virol Methods, 2015, 226: 40-51.
6. Manso PP, Dias de OBC, de Sequeira PC, et al. Yellow fever 17DD vaccine virus infection causes detectable changes in chicken embryos. PLoS Negl Trop Dis, 2015, 9（9）: e0004064.

2. 登革病毒　Dengue virus

　　登革病毒属于黄病毒科黄病毒属，为多形性包膜病毒，衣壳为二十面体对称型，包膜表面具有糖蛋白刺突。病毒基因组为线形单正链 RNA，长约 11 kb，5′ 端帽状结构，3′ 端有 poly A 结构，仅含有一个较长的开放阅读框，编码病毒的结构蛋白（C、E、prM/M）和非结构蛋白（NS1-5）。登革病毒分为 4 个血清型。

　　登革病毒感染呈世界性分布，登革病毒的 4 种血清型遍及热带，主要流行于东南亚、太平洋岛屿和加勒比海地区。据统计，每年全球大约有 5000 万到 1 亿人受到感染，25 000 人死亡。1977 ~ 1981 年，加勒比地区的波多黎各和牙买加等地多次发生暴发流行。2009 年 11 月西非佛得角发生了西非有史以来最严重的一次登革热疫情，数万人受到感染。2014 年 6 月，我国广州爆发登革热，随后疫情在广东各地发展，至同年底广东全省共有 20 个地级市累计报告登革热病例 38 753 例，其中重症病例 20 例，死亡病例 6 例。

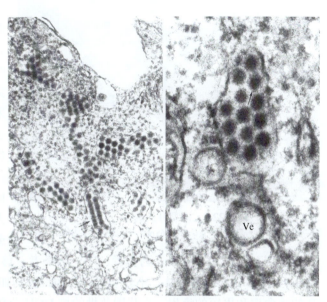

图 3-22-2　登革病毒的形态
登革病毒颗粒呈哑铃状、棒状或球形，有包膜，衣壳为二十面体对称型，核心为单正链 RNA

　　人是登革病毒的主要宿主，经伊蚊叮咬传播，致急性传染病登革热、登革出血热和登革休克综合征。临床表现为发热、皮疹、出血和肝大等症状，重症患者可能出现剧烈头痛、呕吐、躁狂、昏迷，甚至消化道大出血或出血性休克等；并发症包括急性血管内溶血、精神异常、肝炎和急性脊髓炎等。目前无特异性防治方法，对患者主要采用支持治疗和对症治疗。

文献

1. Howe GM. A world geography of human diseases. New York：Academic Press Inc，1977.
2. Nobuchi H. The symptoms of a dengue-like illness recorded in a Chinese medical encyclopedia. Kanpo Rinsho，1979，26：422-425.
3. Sriurairatna S，Bhamarapravati N，Phalavadhtana O. Dengue virus infection of mice：morphology and morphogenesis of dengue type-2 virus in suckling mouse neurones. Infection and Immunity，1973，8：1017-1028.
4. 程明亮，左丽，丁一生，等 . 贵州省首次发现登革出血热 . 中国公共卫生，1997，13（8）：449-450.
5. Morens DM，Rigau-Pérez JG，López-Correa RH，et al. Dengue in Puerto Rico，1977：public health response to characterize and control an epidemic of multiple serotypes. Am J Trop Med Hyg，1986，35（1）：197-211.
6. Brown MG，Salas RA，Vickers IE，et al. Dengue virus serotypes in Jamaica，2003-2007. West Indian Med J，2011，60：114-119.

3. 丙型肝炎病毒　Hepatitis C virus，HCV

　　HCV 属于黄病毒科，是黄病毒科中唯一的嗜肝病毒。HCV 是球形包膜病毒，感染者体内会出现 2 种病毒颗粒：大颗粒直径 55 ~ 65 nm，是完整的病毒颗粒；小颗粒直径 30 ~ 35 nm 是病毒的核衣壳部分。病毒基因组为单正链 RNA，长约 9.6 kb，包含 1 个开放阅读框，编码 1 个约含有 3010 个氨基酸残基的前体蛋白。该前体蛋白可被蛋白酶酶切成 10 个病毒蛋白，包括：核心蛋白 C、包膜蛋白 E1、E2/NS1

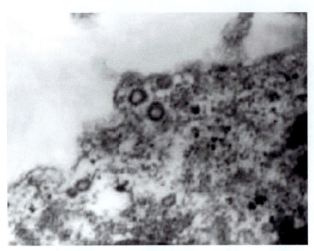

图 3-22-3　丙型肝炎病毒的形态

完整的 HCV 颗粒呈球形，直径 55～65 nm，有包膜，核心为单正链 RNA

和非结构蛋白（NS2、NS3、NS4a、NS4b、NS5a 和 NS5b）。

对丙型肝炎的认识最早起始于 1974 年，纽约输血中心 Prince 首先报道了除 HBV 和 HAV 外，还有另一种输血因子引起的肝炎，当时称为非甲非乙型肝炎（Non A，Non B hepatitis，NANBH）。1989 年，美国 CDC 和 Chiron 公司从 NANBH 中提取了核酸，采用重组技术构造了 cDNA 文库，用免疫筛选获得了 HCV。在此后的病毒学国际会议上命名为丙型肝炎病毒。

HCV 经血源、性接触、医源性等途径传播，血清抗 HCV 抗体和 HCVRNA 阳性。HCV 感染后大多数可发展为慢性持续性感染，可发展成肝硬化或肝细胞癌。该现象与病毒自身因素、宿主因素及二者的相互作用均有关系。药瘾者、HIV 感染者、移植患者及透析患者等是高危人群。抗病毒治疗主要是 α- 干扰素联合利巴韦林。小分子直接抗病毒药物如特拉泼维、博赛泼维和索非布韦等可使患者获得更高的治愈率和更短的疗程。在我国获批的抗 HCV 药包括：盐酸达拉他韦片 Daclatasvir（商品名：百立泽 Daklinza）和阿舒瑞韦软胶囊 Asunaprevir（商品名：速维普 Sunvepra），达拉他韦与阿舒瑞韦联用可治疗基因 1b 型丙肝（非肝硬化或代偿期肝硬化），达拉他韦还可与其他药物如索磷布韦联用，治疗基因 1-6 型丙肝。HCV 疫苗正在研制阶段，预防主要措施是切断传播途径。

文献

1. Nie QH，Gao LH，Cheng YQ，et al. Hepatitis C virus infection of human cytotrophoblasts cultured in vitro. Journal of Medical Virology，2012，84：1586-1592.
2. Alter HJ，Holland PV，Purcell RH. The emerging pattern of post-transfusion hepatitis. Am J Med Sci 1975，27：329-334.
3. Choo QL，Kuo G，Weiner AJ，et al. Isolation of a cDNA clone derived from a blood-borne non-A，non-B viral hepatitis genome. Science，1989，244：359-362.
4. Krishnan P，Schnell G，Tripathi R，et al. Analysis of HCV genotype 1b resistance variants in Japanese patients treated with paritaprevir/ritonavir and ombitasvir. Antimicrob Agents Chemother，2015，pii：AAC. 02606-02615.
5. Nadeem AE，Thomas P，Ulf ML. Cell culture-derived HCV cannot infect synovial fibroblasts. Sci Rep，2015，5：18043.
6. Macías J，López-Cortés LF，Téllez F. Low efficacy of pegylated interferon plus ribavirin plus nitazoxanide for HCV genotype 4 and HIV coinfection. PLoS One，2015，10（12）：e0143492.

4. 流行性乙型脑炎病毒 / 日本脑炎病毒　Epidemic type B encephalitis virus / Japanese B encephalitis virus

流行性乙型脑炎病毒又称为日本脑炎病毒，简称乙脑病毒，属于黄病毒科。病毒颗粒呈球形，衣壳呈二十面体对称型，基因组为单正链 RNA，长约 10.9 kb，仅含有 1 个开放阅读框，编码 1 个由 3432 个氨基酸残基组成的前体蛋白。乙脑病毒至少有 4 个基因型，各型的分布具有地区差异。

乙型脑炎最早在日本发现，1871 年对这种疾病仅有临床上的初步认识，1924 年大流行时才证实是一种特殊的传染病。1934～1936 年，日本马脑炎大流行，用小鼠从病马脑组织中分离到病毒，进而证明这种病毒的性状与从人脑中分离的病毒完全一致，随后又从猪、牛、山羊等动物体内分离到同样的病毒，命名为日本脑炎病毒（Japanese encephalitis virus，JEV）。1949 年，在我国北京首次分离到乙脑病毒，随后在其他地区也相继分离到该病毒，统一命名为流行性乙型脑炎病毒，简称乙脑病毒。

乙脑病毒可引起人类流行性乙型脑炎，为自然疫源性疾病，经蚊传播，多流行于夏秋季。乙脑流行地区广泛，北纬 8° ～ 50°，东经 65° ～ 135° 的广大地区均有乙脑流行。当带有乙脑病毒的蚊虫叮咬人体后，病毒经皮肤毛细血管或淋巴管进入单核 - 吞噬细胞进行复制，病毒数量累积后可侵入血流，引起病毒血症，并侵入各靶组织或器官，引起全身

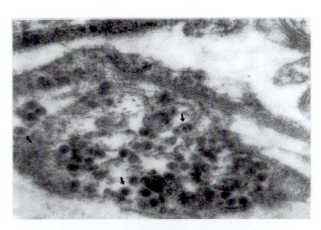

图 3-22-4　流行性乙型脑炎病毒的形态
乙脑病毒呈球形，直径约 40 nm，衣壳为二十面体对称结构，核心为单正链 RNA，具有嗜神经性

性病变。少数病人受乙脑病毒感染后，病毒可突破血脑屏障，引起中枢神经系统感染。乙脑主要侵犯儿童，大多呈隐性感染，发病率 0.02% ～ 0.1%，脑炎患者病死率高，约 10%。给儿童和幼猪接种乙脑疫苗可有效降低人群乙脑发病率，治疗以支持和对症治疗为主。

文献

1. Yasuzami G，Tsubo I. Analysis of the development of Japanese B encephalitis（JBE）virus. Journal Ultrastructure Research，1965，12：304-316.
2. Wang HY，Takasaki T，Fu SH，et al. Molecular epidemiological analysis of Japanese encephalitis virus in China. J Gen Virol，2007，88：885-894.
3. Yun SI，Kim SY，Choi WY，et al. Molecular characterization of the full-length genome of the Japanese encephalitis viral strain K87P39. Virus Res，2003，96：129-140.
4. Erlanger TE，Weiss S，Keiser J，et al. Past，present，and future of Japanese encephalitis. Emerg Infect Dis，2009，15：1-7.
5. Yen LC，Liao JT，Lee HJ，et al. The C-terminus of the core β-ladder domain in Japanese encephalitis virus nonstructural protein 1 is flexible for accommodation of heterologous epitope fusion. J Virol，2015，pii：JVI. 02057-02115.
6. Gupta N，de Wispelaere M，Lecerf M，et al. Neutralization of Japanese encephalitis virus by heme-induced broadly reactive human monoclonal antibody. Sci Rep，2015，5：16248.

5. 西尼罗病毒　West nile virus

西尼罗病毒属于黄病毒科，球形小病毒，基因组为单链 RNA。可在乳鼠脑内增殖，传代培养。

西尼罗病毒首次于 1937 年在乌干达的西尼罗地区，从一位发热的成年妇女身上分离出该病毒。近几十年，西尼罗热在世界范围的流行区域不断扩大，1999 年以前主要分布在东半球，1999 年后，疫情开始在北美肆虐，并且病例显著增多。西尼罗热主要在非洲、南欧、中东和中西亚等区域呈地方性流行。

西尼罗病毒侵犯中枢神经系统，引起脑炎。病人和隐性感染者是主要传染源，许多野生鸟类是储存宿主和传染源，鸟类感染后形成病毒血症，经蚊叮咬传播。人被蚊虫叮咬后，仅约 1% 的人出现症状，表现为发热、斑丘疹，少数出现淋巴结肿大、恶心呕吐等，重症者有头痛、高热、颈强直、定向障碍、肌无力或肌麻痹、昏迷等，偶有死亡。大多数病人 3 ～ 5 日自愈，预后良好。目前无特异性防治方法，预防以防蚊灭蚊为主，治疗以对症支持为主。

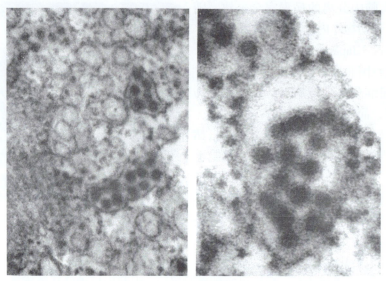

图 3-22-5　西尼罗病毒的形态

西尼罗病毒颗粒呈球形，直径 40 ～ 60 nm，衣壳为二十面体对称型，核心为单链 RNA

文献

1. Southam CM，Shipkey FH，Babcock VI，et al. Virus biographies Ⅰ. growth of west nile and guaroa viruses in tissue culture. Journal of Bacteriology，1964，88：187-199.

2. Chu JJH，Ng ML. Infectious entry of west nile virus occurs through a clathrin-mediated endocytic pathway. Journal of Virology，2004，78：10543-10555.

3. Carney RM，Husted S，Jean C，et al. Efficacy of aerial spraying of mosquito adulticide in reducing incidence of west nile virus，California，2005. Emerg Infect Dis，2008，14：747-754.

4. Smithburn KC，Hughes TP，Burke AW，et al. A neurotropic virus isolated from the blood of a native of Uganda. Amer J Trop Med，1940，20：471-472.

5. Platonov AE，Shipulin GA，Shipulina OY，et al. Outbreak of west nile virus infection，Volgograd Region，Russia，1999. Emerging Infectious Diseases，2001，7（1）：128-132.

6. Tsai TF，Popovici F，Cernescu C，et al. West nile encephalitis epidemic in Southeastern Romania. Lancet，1998，352（9130）：767-771.

6. 寨卡病毒　Zika virus，ZIKV

　　寨卡病毒属于黄病毒科，球形病毒，有包膜，基因组为单正链 RNA。

　　寨卡病毒最早于 1947 年从乌干达森林中的猕猴身上分离到，而后 1952 年从人体分离到。截至 20 世纪末，寨卡病毒感染被认为仅在赤道周围的非洲、美洲、亚洲和太平洋地区散发，被证实的人类感染病例仅十余例。其后，在多个地区发生爆发或散在流行，已知有记载的最大规模暴发是于 2013 年 10 月在法属波利尼西亚和南太平洋，感染了约三万人。2015 年年底至 2016 年年初，美洲出现寨卡疫情，并通过旅游者输入到其他国家。截至 2016 年 2 月，美洲、非洲、亚洲等地已有超过 30 个国家出现寨卡病毒传播。

　　蚊媒传播是寨卡病毒的主要传播途径，可通过伊蚊传播，埃及伊蚊为主要传播媒介。感染寨卡病毒后，约 80% 的人为隐性感染，仅 20% 的人出现临床症状。临床表现的轻重程度不等，包括发热、皮疹、关节痛、肌肉痛、结膜炎等，通常在发病 3 ～ 7 天后可自行痊愈。少数人可能出现神经系统或自身免疫系统的并发症，孕妇感染后可能会导致新生儿小头畸形。2016 年 2 月 1 日，世界卫生组织召开紧急会议，宣布寨卡病毒的暴发和传播已经构成全球突发公共卫生事件。之后越来越多的证据显示寨卡病毒感染和胎儿畸形以及神经系统疾病之间存在因果关系。目前无特异性防治方法，预防以防蚊灭蚊为主，治疗以对症支持为主。

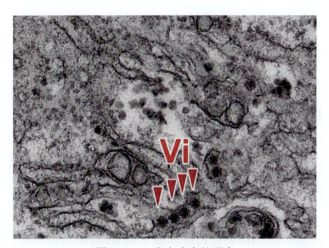

图 3-22-6　寨卡病毒的形态

寨卡病毒颗粒呈球形，直径 40 ~ 70 nm，有包膜，核心为单正链 RNA

文献

1. Dick GW，Kitchen SF，Haddow AJ．Zika virus isolations and serological specificity. Trans R Soc Trop Med Hyg，1952，46：509-520.

2. Rossignol ED，Peters KN，Connor JH，et al. Zika virus induced cellular remodeling. Cellar Microbiology，2017，19（8）：12740.

3. Silva SR，Gao SJ. Zika virus：an update on epidemiology，pathology，molecular biology，and animal model. J Med Virol，2016，88（8）：1291-1296.

4. Shankarl A，Patill AA，Skariyachan S，et al. Recent perspectives on genome，transmission，clinical manifestation，diagnosis，therapeutic strategies，vaccine developments，and challenges of Zika virus research. Frontiers in Microbiology，2017，Doi：01761.

5. Ali A，Wahid B，Rafique S，et al. Advances in research on Zika virus. Asian Pacific Journal of Tropical Medicine，2017，Doi：020.

二十三、分类未定病毒

1. 戊型肝炎病毒　Hepatitis E virus，HEV

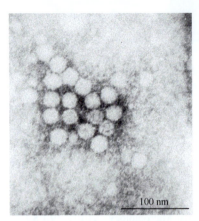

图 3-23-1　戊型肝炎病毒的形态
HEV 呈球形，直径 27 ~ 34 nm，无包膜，
核心为单正链 RNA

HEV 为无包膜的球形小病毒，基因组为单正链 RNA，全长 7.2 ~ 7.6 kb，由 3 个开放阅读框组成。目前普遍认为 HEV 存在 4 个基因型，1 型代表株是缅甸株，2 型代表株是墨西哥株，3 型代表株是美国株和猪 HEV，4 型是中国株。

HEV 最初由苏联学者 Balayan 等于 1983 年从一感染志愿者粪便中用免疫电镜技术观察到病毒颗粒，并通过动物实验证实是戊型病毒性肝炎的病原体。此后，美国、印度、缅甸和中国等地的学者也先后从戊型肝炎病人粪便中检测到该病毒。1989 年 Reyes 等应用分子克隆技术获得 HEV 的基因克隆，并正式命名为戊型肝炎病毒。

HEV 经粪 - 口途径传播，引起人类戊型病毒性肝炎。戊型肝炎主要发生在亚洲、非洲和中美洲等一些发展中国家，散发为主。亦有多次报道经水或食物引起的暴发流行。戊型肝炎为自限性疾病，一般预后好。可接种戊型肝炎疫苗预防。

文献

1. Khuroo MS. Chronic liver disease after non-A，non-B hepatitis. Lancet，1980，860-861.

2. Wong DC，Purcell RH，Sreenivasan MA，et al. Epidemic and endemic hepatitis in India：evidence for a non-A，non-B hepatitis virus aetiology. Lancet，1980，876-879.

3. Huang RT，Li DR，Wei J，et al. Isolation and identification of hepatitis E virus in Xinjiang，China. J of Gen Viro，1992，73：1143-1148.

4. Guu TSY，Liu Z，Ye Q，et al. Structure of the hepatitis E virus-like particle suggests mechanisms for virus assembly and receptor binding. PNAS，2009，12992-12997.

5. Mushahwar IK. Hepatitis E virus：molecular virology，clinical features，diagnosis，transmission，epidemiology，and prevention. J Med Viol，2008，80：646-658.

6. Balayan MS，Andjaparidze AG，Savinskaya SS，et al. Evidence for a virus in non-A，non-B hepatitis transmitted via the fecal-oral route. Intervirology，1983，20：23-31.

2. 朊粒　Prion

朊粒是一种传染性蛋白粒子，主要由朊粒蛋白（prion protein，PrP）构成。研究发现，PrP^C 转变为 PrP^{SC} 是朊粒具有致病性的基本条件，PrP^{SC} 与 PrP^C 在 mRNA 和氨基酸残基水平上无任何差异，但二级结构和理化性状显著不同。

1982 年美国学者 Stanley B. Prusiner 提出动物传播性海绵状脑病的病原体可能是一种传染性蛋白粒子，并命名为朊粒。Prusiner 一直从事朊粒的研究，认为朊粒是引起人和动物海绵状脑病的致病因子，Prusiner 获得了 1997 年诺贝尔生理医学奖。朊粒引起的疾病是一种人和动物中枢神经系统慢性退行性致死性疾病，具有潜伏期长、慢性进行性发展、最终死亡的特点。朊粒导致的人类疾病包括库鲁病、克 - 雅病、致死性家族失眠症等。感染朊粒的人和动物均可成为传染源。传播途径为消化道传播和医源性传播。临床主要表现为痴呆、共济失调、震颤等中枢神经系统症状。目前对朊粒病缺乏有效治疗。

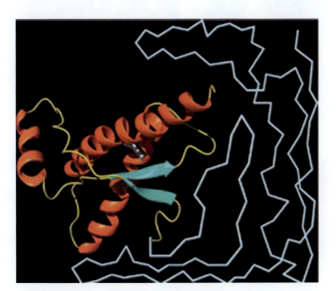

图 3-23-2　朊粒的结构

朊粒与朊蛋白在 mRNA 和氨基酸水平上无差异，但二级结构显著不同。朊粒大小 30～50 nm，含大量 β 片层折叠的构相

文献

1. Prusiner SB. Novel proteinaceous infectious particles cause scrapie. Science，1982，216：136-144.

2. Prusiner SB，McKinley MP，Bowman KA，et al. Scrapie prions aggregate to form amyloid-like birefringent rods. Cell，1983，35：349-358.

3. Michel G. Prions and the like. Brain，2014，137：301-305.

4. Prusiner SB. Prion diseases and the BSE Crisis. Science，1997，78：245-251.

5. Prusiner SB. Prion biology and diseases. 2nd ed. New York：Cold Spring Harbor Laboratory，2004.

6. Newaz K，Sriram K，Bera D. Identification of major signaling pathways in prion disease progression using network analysis. PLoS One，2015，10（12）：e0144389.

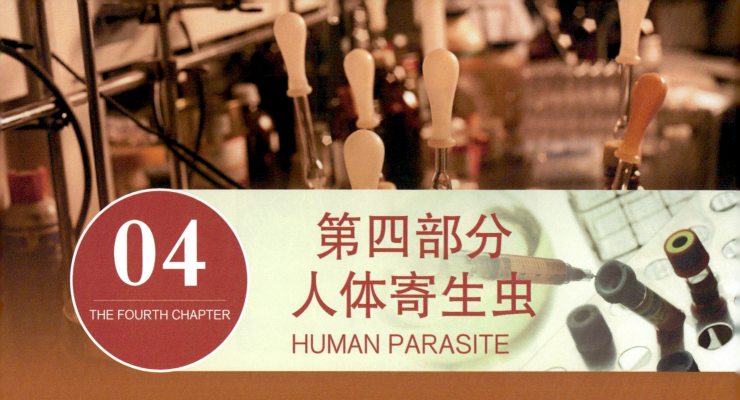

第四部分
人体寄生虫
HUMAN PARASITE

　　寄生虫病是感染性疾病的重要组成部分，广泛分布于非洲、亚洲、中美洲、南美洲。全球有超过10亿人感染寄生虫，且其中大部分是儿童，每年大约有上百万儿童死于寄生虫病。近年来，食物源性寄生虫病发病率显著升高，正成为新的一类全球公共卫生安全问题。

　　人体寄生虫种类繁多，跨越动物界和原生生物界，涵盖有蠕虫、原虫、节肢动物。据记载，全球能感染人体的蠕虫有300余种，原虫有70余种，而节肢动物主要作为传播媒介在寄生虫感染中起到重要作用。

　　本部分作为《人类病原生物学图传》一个重要部分，收集了与诊断及鉴定有关的常见人体寄生虫及其病理的形态结构彩色图片近两百幅。通过图谱形式，直观展现了各种常见人体寄生虫的形态结构，进而延展到寄生虫的溯源、致病、诊断、流行与防治，希望对相关专业人士、医学院校的学生以及对感染病原有兴趣的大众有所帮助。

一、医学原虫

1. 阴道毛滴虫 *Trichomonas vaginalis*

阴道毛滴虫（*Trichomonas vaginalis* Donne，1837）属于肉足鞭毛门、动鞭纲。生活史中只有滋养体阶段，无包囊阶段（图4-1-1）。滋养体寄生在女性阴道、尿道、膀胱和尿道旁腺，以及男性尿道、附睾和前列腺，引起滴虫性阴道病（trichomoniasis）。

1836年Donne在女性阴道和男性泌尿生殖道分泌物中发现并描述了阴道毛滴虫，直到20世纪早期其致病性才被确认。

滴虫病呈世界性分布，在我国流行广泛。20世纪70年代中期世界卫生组织（WHO）决定将滴虫性阴道炎列为性传播疾病之一，近年来感染率有上升趋势。美国CDC估计美国每年约有300万感染者，在非洲男性非淋球菌尿道炎有1/3可能由滴虫引起。

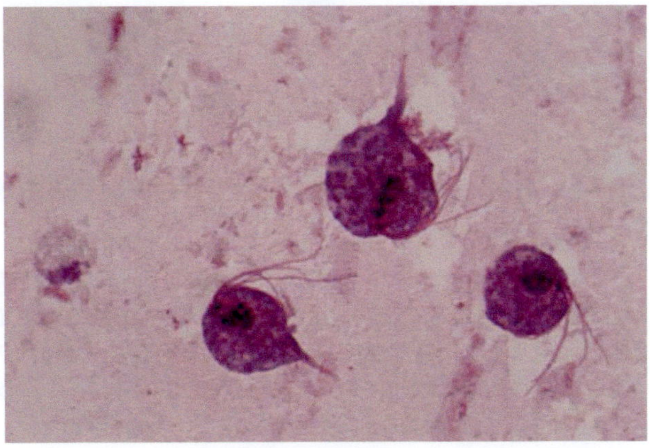

阴道毛滴虫感染可引起滴虫性阴道炎、尿道炎、前列腺炎或附睾炎。女性滴虫性阴道炎患者和带虫者是本病的主要传染源，其次为男性感染者，其传播方式有直接接触和间接接触。直接接触主要通过性交传播。间接接触（非性交传播）也很常见，主要通过公用浴池、浴巾、坐式马桶、游泳池和公用游泳衣裤等传播。常用药物为甲硝唑。

图4-1-1 阴道毛滴虫滋养体（吉氏染色）

长4～32 μm，宽2～17 μm。梨形，虫体前端有4根前鞭毛；后鞭毛向后，呈波浪状，位于波动膜外缘，与波动膜等长。波动膜表面光滑，长约占虫体的1/3。核大，椭圆形，位于虫体前端；轴柱由前向后贯穿虫体

文献

1. Gockel-Blessing EA. Clinical Parasitology，a Practical Approach. 2nd ed. Philadelphia：Elsevier，2013.
2. 高兴政. 阴道毛滴虫病 // 汤林华，许隆祺，陈颖丹主编. 中国寄生虫病防治研究（上）. 北京：北京科学技术出版社，2012，232-234.

2. 蓝氏贾第鞭毛虫 *Giardia lamblia*

蓝氏贾第鞭毛虫（*Giardia lamblia* Stile，1915）属于肉足鞭毛门、动鞭纲原虫。滋养体主要寄生在十二指肠或小肠上段，引起以腹泻为主的人兽共患贾第虫病（giardiasis）。1681年荷兰学者Leeuwenhoke在一次偶发腹泻期间用显微镜检查自己的粪便，发现滋养体。1859年法国Lambl博士从腹泻儿童的粪便中发现此虫，称为*Lamblia intestinalis*，同时捷克Giard博士也从腹泻患者的粪便中发现此虫。1915年Stiles为了纪念Giard和Lambl的发现而命名为蓝氏贾第鞭毛虫（*Giardia lamblia*）。Kessel等于1924年报告了北京首例蓝氏贾第鞭毛虫感染病例。

蓝氏贾第鞭毛虫生活史包括滋养体、包囊时期（图4-1-2～图4-1-4）。人或动物食入被包囊污染的饮水或食物而被感染。包囊在胃酸作用下，在十二指肠脱囊形成滋养体。滋养体以虫体腹面吸盘吸附在小肠上皮细胞表面，通过表膜吸收宿主半消化物质作为营养来源，以纵二分裂方式进行繁殖。当滋养体落入肠腔，在结肠由于环境改变，虫体鞭毛缩短，细胞浆浓缩，分泌一层厚的透明囊壁形成包囊，包囊随成形或半成形的粪便排出体外。在腹泻患者，因肠蠕动增强，滋养体也可随稀便排出体外。包囊对外界抵抗力强，在水中或温度较低环境中可存活数天至3个月。

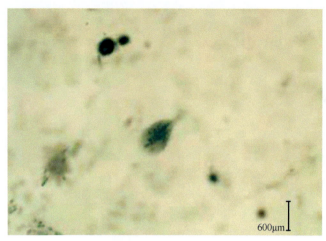

图 4-1-2　蓝氏贾第鞭毛虫滋养体（铁苏木素染色）

呈梨形，前端宽圆，后端尖细，两侧对称。长 10～20 μm。背面呈拱形隆起，腹面凹陷，腹面前半部有吸盘 1 个，吸盘中线两侧各有 1 个卵圆形细胞核，每个细胞核中有 1 个核仁，无核周染粒。有 4 对鞭毛（前侧、腹侧、后侧、尾鞭毛）均发自两核之间的基体，前侧从虫体侧面伸出体外；余 3 对发出后在两核间沿轴柱分别向虫体后两侧、腹侧和尾部伸出体外

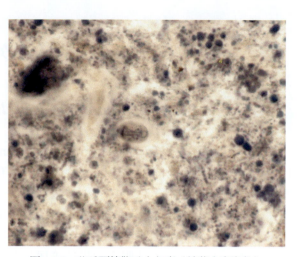

图 4-1-3　蓝氏贾第鞭毛虫包囊（铁苏木素染色）

包囊呈卵圆形，大小为（8～12）μm×（7～10）μm，囊壁较厚、光滑、无色、半透明，可见 2～4 个核，分布于轴柱的两侧，轴柱由前向后延伸

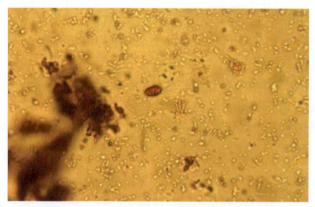

图 4-1-4　蓝氏贾第鞭毛虫包囊（碘液染色）

包囊呈卵圆形，囊壁厚，不着色。囊内可见轴柱，2 个细胞核

　　贾第虫病呈世界性分布，以热带、亚热带常见。经济不发达和环境卫生差的地区人群感染率高，以老年、幼儿、儿童、旅游者、免疫功能低下者尤为易感。AIDS 合并本病者病情严重，常致死亡。水源传播是本病的主要传播方式。治疗药物有甲硝唑、替硝唑、呋喃唑酮和巴龙霉素。

文献

1. Gockel-Blessing EA. Clinical Parasitology，a Practical Approach. 2nd ed. Philadelphia：Elsevier，2013.

2. 卢思奇. 蓝氏贾第鞭毛虫病 // 汤林华，许隆祺，陈颖丹主编. 中国寄生虫病防治研究（上）. 北京：北京科学技术出版社，2012，242-246.

3. 溶组织内阿米巴　*Entamoeba histolytica*

　　溶组织内阿米巴（*Entamoeba histolytica* Schaudinn，1903）属于肉足鞭毛门、叶足纲。营无性生殖，一旦滋养体侵犯宿主肠上皮细胞则引起阿米巴病（amoebiasis），主要包括阿米巴性结肠炎和肠外阿米巴

病（图 4-1-5 ～图 4-1-7）。

1875 年 Fedor Losch 在腹泻患者粪便中发现该原虫，称为大肠阿米巴（*Amoeba coli*）。1891 年 Councilman 和 Lafleur 在无菌性肝脓肿的脓液中发现该原虫，提出该原虫具非细菌依赖性的致病潜力，改称其为痢疾阿米巴（*Amoeba dysenteriae*）。1903 年 Fritz Schaudinn 将其命名为溶组织内阿米巴（*Entamoeba histolytica*）。1929 年 Brumpt 提出溶组织内阿米巴有着形态相似、生活史相同的两种虫种，其中无致病性，具相当高的流行优势，多见于温带地区，导致无症状感染的虫种称为迪斯帕内阿米巴（*Entamoeba dispar*）；另一种具致病性，可

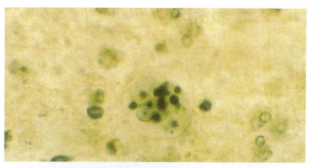

图 4-1-5 溶组织内阿米巴滋养体（铁苏木素染色）

溶组织内阿米巴滋养体（铁苏木素染色）：10 ～ 60 μm。有透明的外质和富含颗粒的内质，有一个球形的泡状核，核膜边缘有单层均匀分布、大小一致的核周染色质粒。核仁小，常居中。胞浆内可见吞噬的红细胞

引起人类侵入性阿米巴病的虫种称为溶组织内阿米巴（*Entamoeba histolytica*），主要分布在热带地区。1993 年，正式将引起侵入性阿米巴病的虫种命名为 *Entamoeba histolytica* Schaudinn，1903，而肠腔同栖的阿米巴虫种命名为 *Entamoeba dispar* Brumpt，1925。

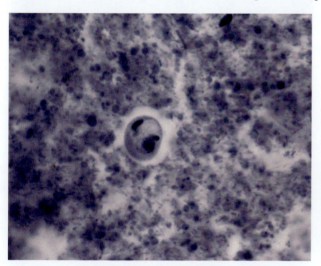

图 4-1-6 溶组织内阿米巴包囊（铁苏木素染色）

包囊呈圆形，大小为 10 ～ 16 μm，深蓝色。可见 1 个细胞核，核仁居中。可见染成黑色的棍棒状拟染色体。糖原泡圆形，不着色

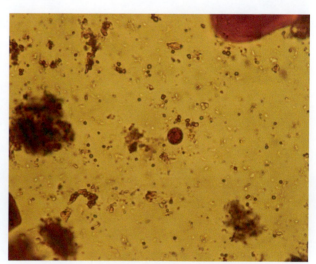

图 4-1-7 溶组织内阿米巴包囊（碘液染色）

包囊呈圆形，黄褐色，囊壁透明，囊内可见 1 个核

人为溶组织内阿米巴的适宜宿主。被粪便污染的食物、饮水中的感染性包囊经口摄入，在小肠内虫体脱囊而出，四核的虫体经三次胞质分裂和一次核分裂发育为八个子虫体，随即移行至结肠上端。偶尔可入侵肠外组织器官，如肝、肺、脑等，引起阿米巴脓肿。虫体如不入侵组织，随着肠蠕动，在肠腔中下移，并随着肠内容物的脱水或环境变化等因素的刺激而成囊，经二次有丝分裂形成四核包囊，随粪便排出。

溶组织内阿米巴病呈世界性分布，热带和亚热带地区最常见。全球每年有 5000 万人感染，约 4 万至 10 万人死于阿米巴病。艾滋病患者中阿米巴的感染率高。阿米巴病按病变部位和临床表现的不同，可分为肠阿米巴病和肠外阿米巴病。肠阿米巴病的主要病变部位在结肠，表现为痢疾样症状；肠外阿米巴病的病变部位可发生在肝、肺或脑，表现为各脏器的脓肿。目前常用的抗溶组织内阿米巴药物有甲硝唑、替硝唑和二氯尼特等。

4. 结肠内阿米巴　*Entamoeba coli*

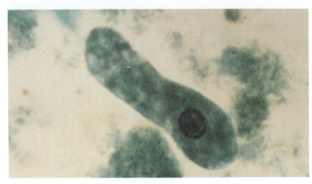

图 4-1-8　结肠内阿米巴滋养体
大小为 10 ~ 50 μm，内、外质区别不明显，伪足短而钝，不透明，运动迟缓；内质为颗粒状，含有 1 个细胞核和许多食物泡。核仁较大，通常偏位，核周染色质粒粗，大小不一致，排列不齐

结肠内阿米巴（*Entamoeba coli* Grassi，1879）呈世界性分布，甚至寒冷地带（如阿拉斯加）也有流行的报告。本虫寄生在人的盲肠和结肠，不侵犯宿主组织，是一种共生原虫，以细菌、酵母和其他原生生物为食，常与溶组织内阿米巴共存。生活史和流行情况与溶组织内阿米巴相似，成熟包囊经口感染宿主，除人外，鼠、猪、犬等动物结肠内也有本虫寄生，粪便污染是主要传播方式。结肠内阿米巴与溶组织内阿米巴同时感染率为 10% ~ 30%，两者需加以鉴别（图 4-1-8 ~ 图 4-1-10）。

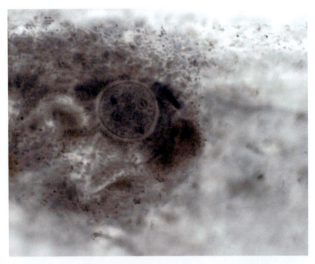

图 4-1-9　结肠内阿米巴成熟包囊（铁苏木素染色）
成熟包囊呈圆形，10 ~ 30 μm，细胞核 8 个，核仁偏位

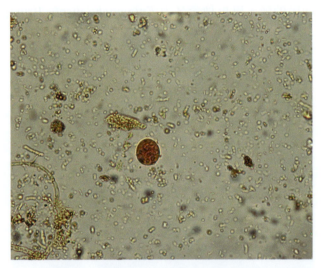

图 4-1-10　结肠内阿米巴成熟包囊（碘液染色）
成熟包囊呈圆形，黄褐色，囊壁厚，不着色，内可见 8 个细胞核

文献

1. Gockel-Blessing EA. Clinical Parasitology, a Practical Approach. 2nd ed. Philadelphia：Elsevier，2013.
2. 程训佳 . 阿米巴病 // 汤林华，许隆祺，陈颖丹主编 . 中国寄生虫病防治研究（上）. 北京：北京科学技术出版社，2012，195-209.

5. 利什曼原虫　*Leishmania spp.*

利什曼原虫（*Leishmania spp.*）属于肉足鞭毛门、动鞭纲。生活史中包括无鞭毛体和前鞭毛体（图 4-1-11，图 4-1-12）。前鞭毛体寄生在白蛉消化道内，无鞭毛体主要寄生在脊椎动物单核巨噬细胞，引起人兽共患利什曼病。寄生人体的利什曼原虫可引起 3 种类型的利什曼病：内脏利什曼病、皮肤利什曼病和黏膜皮肤利什曼病。

利什曼原虫生活史需要两个宿主，即白蛉和人或哺乳动物，犬是重要保虫宿主。当雌性白蛉刺叮病人或受感染的动物宿主时，血液或皮肤内含无鞭毛体的巨噬细胞被吸入消化道内，经 3 ~ 4 天发育成前鞭毛体，以纵二分裂法繁殖。一周后具感染力的前鞭毛体大量聚集在口腔及喙。此时，当白蛉叮刺健康人时，前鞭毛体即随白蛉唾液进入人体的皮下组织。一部分前鞭毛体可被多形核白细胞吞噬消灭；一部分则进入巨噬细胞。进入巨噬细胞的前鞭毛体，逐渐变圆，转化成无鞭毛体，进而大量繁殖，最终导致巨噬细胞破裂。

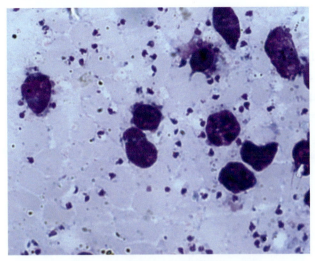

图 4-1-11　杜氏利什曼原虫无鞭毛体

又称利杜体（Leishman-Donovan body，LD body），虫体很小，卵圆形，大小为（2.9～5.7）μm×（1.8～4.0）μm。瑞氏染色下，胞浆淡蓝或淡红色。内有一个较大而明显的圆形核，红色或淡紫色。动基体（kinetoplast）位于核旁，着色较深，细小、杆状。因其主要生活在单核巨噬细胞内，故常常可见巨噬细胞细胞核

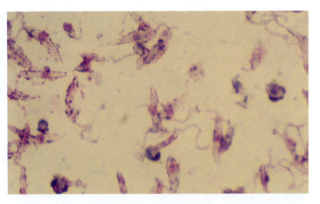

图 4-1-12　杜氏利什曼原虫前鞭毛体

梭形或长梭形，（14.3～20）μm×（1.5～1.8）μm，前端有一根伸出体外的鞭毛。核位于虫体中部，动基体在前部。基体在动基体之前，鞭毛由此发出

利什曼病广泛分布在亚、非、欧、拉美等洲的热带和亚热带地区，波及 88 个国家。2000 年被 WHO/TDR 列为危害人类严重的六类热带病之一。在我国流行的主要是杜氏利什曼原虫［*Leishmania donovani*（Laveran et Mesnil，1903）Ross，1903］。

杜氏利什曼原虫（*Leishmania donovani*）寄生在人或哺乳动物的内脏巨噬细胞内，引起内脏利什曼病或黑热病，犬是重要的保虫宿主。最早是由 Leishman（1903）及 Donavan（1903）同时异地从印度黑热病人体内查获此虫。因患者皮肤常有暗的色素沉着，并有发热，故称 kala-azar，即黑热病。Ross（1903）把它确定为新发现的原虫，定名为杜氏利什曼原虫。

黑热病在世界上分布很广。在亚洲的印度、中国、孟加拉和尼泊尔等国家，东非、北非、欧洲的地中海沿岸地区和国家，苏联的中亚地区，中、南美洲的部分国家也有此病流行。1949 年以前，我国黑热病流行广泛。近年来，黑热病主要发生在新疆、内蒙古、甘肃、四川、陕西、山西等 6 个省、自治区。据 2005～2010 年全国上报黑热病病例 2450 例，平均每年发病人数为 408 例左右，其中以新疆、甘肃和四川的患者最多。根据传染来源不同，黑热病在流行病学上可大致分为三种不同的类型，即人源型、犬源型和自然疫源型。

黑热病患者临床上以长期不规则发热、消瘦、肝脾及淋巴结肿大、全血细胞减少及血清球蛋白增多为特征。治疗药物首选 5 价锑制剂葡萄糖酸锑钠，对锑剂无效或禁忌者可选用米替福新、两性霉素 B 脂质体或巴龙霉素。

文献

1. Gockel-Blessing EA. Clinical Parasitology，a Practical Approach. 2nd ed. Philadelphia：Elsevier，2013.
2. 管立人，杨元清.利什曼病 // 汤林华，许隆祺，陈颖丹主编.中国寄生虫病防治研究（上）.北京：北京科学技术出版社，2012，161-194.

6. 疟原虫 *Plasmodium spp.*

疟原虫属于真球虫目（Eucoccidiida）、疟原虫科（Plasmodiidae）、疟原虫属（Plasmodium），是疟疾（malaria）的病原体。

疟原虫种类繁多，虫种宿主特异性强。寄生于人类的疟原虫主要有4种，即间日疟原虫 [*Plasmodium vivax*（Grassi and Felletti，1890）Labbe，1899]（图 4-1-13 ~ 图 4-1-17）、恶性疟原虫 [*Plasmodium falciparum*（Welch，1897）Schaudinn，1902]（图 4-1-18，图 4-1-19）、三日疟原虫 [*Plasmodium malariae*（Laveran，1881）Grassi and Felletti，1890]（图 4-1-20 ~ 图 4-1-24）和卵形疟原虫 [*Plasmodium ova* Stephens，1922]（图 4-1-25 ~ 图 4-1-27），分别引起间日疟、恶性疟、三日疟和卵形疟。

间日疟原虫

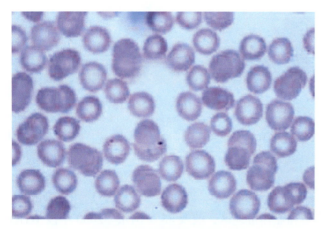

图 4-1-13　间日疟原虫环状体
虫体胞浆淡蓝色，环较大，约为红细胞直径的 1/3，核 1 个；红细胞正常，胞内可见虫体 1 个

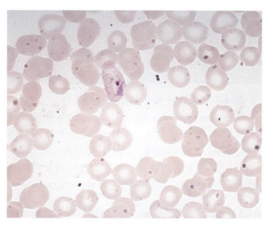

图 4-1-14　间日疟原虫滋养体
虫体蓝染的胞浆有明显空泡，似阿米巴样伪足，细胞核红色，单个；被寄生红细胞明显胀大，有薛氏点

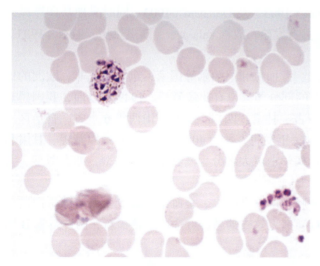

图 4-1-15　间日疟原虫裂殖体（吉氏染色）
虫体胞核分裂为 24 块，疟色素聚集成块状，位于裂殖子中心。被寄生红细胞明显胀大，有薛氏点

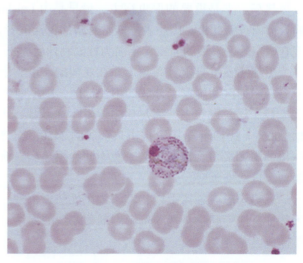

图 4-1-16　间日疟原虫雌配子体
虫体胞浆致密，色深蓝；核 1 个，较致密，偏于一侧，色深红；疟色素散在于胞浆内。被寄生红细胞明显胀大，有薛氏点

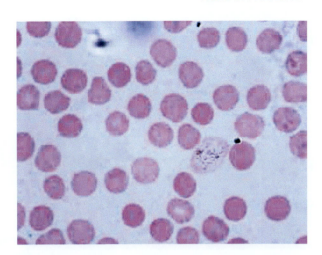

图 4-1-17　间日疟原虫雄配子体

虫体胞浆疏松，色浅蓝；核大疏松，位于虫体中部，色淡红，疟色素散
在于虫体胞浆内。被寄生红细胞明显胀大，有薛氏点

恶性疟原虫

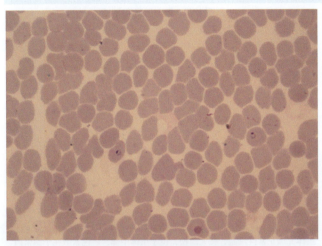

图 4-1-18　恶性疟原虫环状体

红细胞正常，1 个红细胞可见 1 个或多个环状体。虫体胞浆纤细，约为红
细胞直径的 1/5

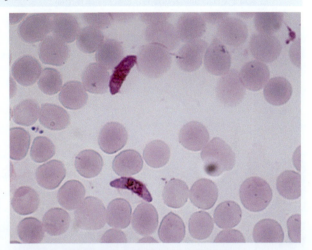

图 4-1-19　恶性疟原虫雌配子体

为月牙形，两端较尖。核小而致密，位于虫体前 1/3，疟色素围绕
于核周，胞浆深蓝色，虫体外围可见红细胞残影。上方为雄配子体
（microgametocyte）腊肠形，两端钝圆，核大疏松，位于虫体中部，
疟色素围于核周

三日疟原虫

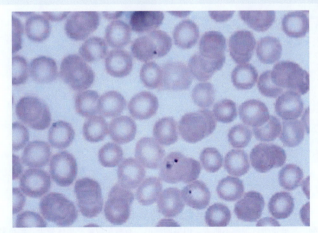

图 4-1-20　三日疟原虫环状体

红细胞正常，胞内可见虫体 1 个。虫体胞浆淡蓝色，环较大，约为红
细胞直径的 1/3，核 1 个

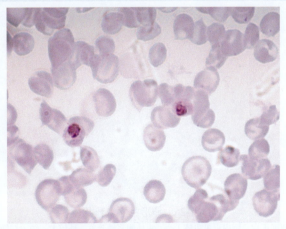

图 4-1-21　三日疟原虫滋养体

被寄生红细胞不胀大。虫体较大，斜列于红细胞中，呈带状，核
条状，疟色素颗粒粗大，砂粒状，主要分布于虫体边缘

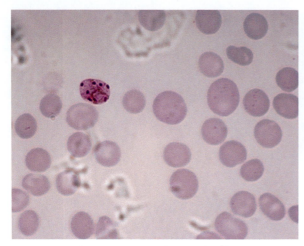

图 4-1-22　三日疟原虫裂殖体
有裂殖子 8 个，呈花瓣状排列，色素聚于虫体中部

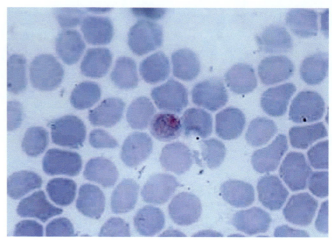

图 4-1-23　三日疟原虫雌配子体
虫体充满正常红细胞，核 1 个，较致密，位于虫体下部，疟色素颗粒粗大，砂粒状，散在于胞浆内

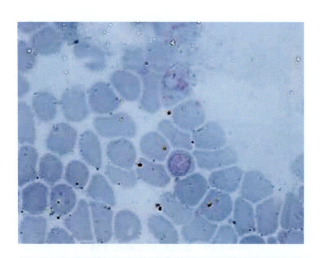

图 4-1-24　三日疟原虫雄配子体
虫体充满正常红细胞，核大疏松，位于虫体中部，疟色素散在于胞浆内

卵形疟原虫

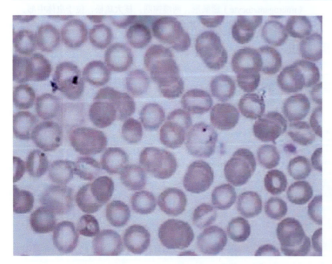

图 4-1-25　卵形疟原虫环状体
红细胞正常，胞内可见虫体 1 个。虫体胞浆淡蓝色，环较大，约为红细胞直径的 1/3，核 1 个

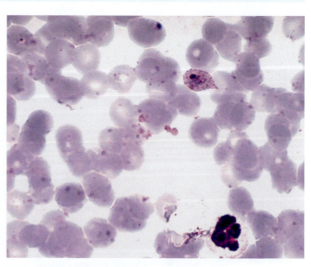

图 4-1-26　卵形疟原虫滋养体
被寄生红细胞不胀大，但呈卵圆形，有彗星现象。虫体较大，疟色素颗粒粗大，砂粒状，主要分布于虫体边缘

疟疾是人类一种古老的疾病，从公元前 2700 年的中国到 19 世纪的欧洲，就有关于疟疾周期性发热的记录。国外古籍中称疟疾为"bad air"，后来意大利学者称疟疾为"malaria"，"mal"是不良，"aira"是空气之意，与我国古代称疟疾为"瘴气"之意相近。直到 19 世纪末，才对疟疾有了科学的认识。1880 年，法国军医 Laveran 在阿尔及利亚检查恶性疟患者血液时，发现引起疟疾的病原体。Laveran 因此获得 1907 年诺贝尔生理与医学奖。1897 年，Ross 证实按蚊是疟疾的传播媒介，阐明了疟原虫在按蚊体内的生活周期及通过叮咬进行传播。因而获 1902 年诺贝尔生理与医学奖。

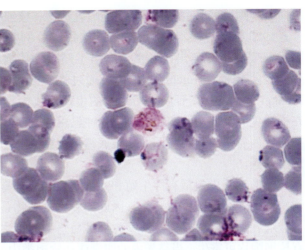

图 4-1-27　卵形疟原虫配子体
虫体充满正常红细胞，核 1 个，较致密，位于虫体下部，疟色素颗粒粗大，砂粒状，散在于胞浆内

寄生于人体的 4 种疟原虫生活史基本相同，需要人和按蚊二个宿主。当雌性按蚊刺叮人，蚊虫唾液腺中的成熟子孢子随唾液进入人体内。约 30 分钟，子孢子侵入肝细胞。子孢子分为速发型子孢子和迟发型子孢子。迟发型子孢子侵入肝细胞后进入休眠期，速发型子孢子开始营裂体增殖。成熟的裂殖体含数以万计的裂殖子破裂肝细胞进入外周血后，一部分裂殖子被巨噬细胞吞噬，其余部分侵入红细胞，开始红内期的裂体增殖。间日疟原虫完成红外期的时间约 8 天，恶性疟原虫约 6 天，三日疟原虫为 11 ~ 12 天，卵形疟原虫为 9 天。完成一代红内期裂体增殖，间日疟原虫约需 48 小时，恶性疟原虫需 36 ~ 48 小时，三日疟原虫约需 72 小时，卵形疟原虫约需 48 小时。疟原虫经几代红内期裂体增殖后，部分裂殖子侵入红细胞后不再进行裂体增殖而是发育成雌、雄配子体。当雌性按蚊刺叮患者或带虫者血液时，在红细胞内发育的各期原虫随血液入蚊中肠，仅雌、雄配子体能在蚊胃内继续发育，其余各期原虫均被消化。雌、雄配子体发育为雌配子、雄配子，雌雄受精形成合子。合子成为动合子（ookinete）。动合子穿过中肠上皮细胞或其间隙，在蚊中肠基底膜下形成卵囊（oocyst），营孢子生殖，产生数以万计的子孢子（sporozoite）。子孢子随卵囊破裂释出或由囊壁钻出，经血淋巴集中于按蚊的唾液腺，发育为成熟子孢子。当受染蚊再吸血时，子孢子即可随唾液进入人体，又开始在人体内的发育。在最适条件下，疟原虫在按蚊体内发育成熟所需时间：间日疟原虫为 9 ~ 10 天，恶性疟原虫为 10 ~ 12 天，三日疟原虫为 25 ~ 28 天，卵形疟原虫约为 16 天。

作为严重危害人类健康的疾病之一，目前世界上仍有 90 多个国家为疟疾流行区（WHO），全球每年发病人数达 1 亿 ~ 3 亿，年死亡人数达 100 万左右，其中 80% 以上的病例发生在非洲。疟疾也曾是我国流行的重要虫媒传染病。目前我国的流行态势是本地感染病例显著降低，输入性病例显著上升。当前我国已向 WHO 承诺，到 2020 年，消灭疟疾。当前的抗疟药品种较多，主要有氯喹、伯氨喹、青蒿素、奎宁等。我国学者屠呦呦因其在青蒿素治疗疟疾上的贡献获得了 2015 年诺贝尔生理学或医学奖。

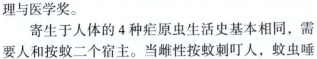

1. Gockel-Blessing EA. Clinical Parasitology, a Practical Approach. 2 nd ed. Philadelphia：Elsevier，2013.
2. 汤林华等. 疟疾 // 汤林华，许隆祺，陈颖丹主编. 中国寄生虫病防治研究（上）. 北京：北京科学技术出版社，2012，73-77.

7. 刚地弓形虫　*Toxoplasma gondii*

刚地弓形虫（*Toxoplasma gondii* Nicolle & Manceaux，1908）简称弓形虫，属真球虫目、弓形虫科。由法国学者 Nicolle 和 Manceaux 于 1908 年在北非刚地梳趾鼠的肝、脾单核细胞内发现，因虫体呈现弓形，故命名为刚地弓形虫。主要寄生在哺乳动物有核细胞内，引起弓形虫病。

　　1923年捷克眼科医师Janku首次报道一例左眼畸形及脑积水弓形虫病儿。Wolf等（1937）首次从脑炎病婴脑中分离出弓形虫并提出了经胎盘传播的可能；Weinman等（1954）提出弓形虫可通过未制熟的肉类传播；Hutchison认为可通过粪便传播（1965）并在猫粪中发现卵囊（1969）；Hutchison和Frenkel等（1970）证实了弓形虫的生殖方式为裂体增殖和配子生殖。国内于恩庶等（1957）首先报告在福建兔和猫体内分离出弓形虫；钟惠澜等（1957）由一例病人肝穿涂片中发现弓形虫；谢天华（1964）报道江西省一例双目失明、从眼底渗出液中查到弓形虫且母体内检测出弓形虫特异性抗体的先天性眼弓形虫病例。

　　弓形生活史包括有性生殖和无性生殖阶段，有性生殖只限于在猫科动物小肠上皮细胞内进行，无性增殖在肠外组织细胞内进行。因此猫和猫科动物是终末宿主。弓形虫对中间宿主的选择极不严格，绝大多数哺乳动物、人、家畜及家禽都是易感中间宿主；对寄生组织的选择也无特异亲嗜性，除红细胞外的有核细胞均可寄生。当猫粪内的卵囊或动物肉类中的包囊或假包囊被中间宿主如人、羊、猪、牛等吞食后，在肠内分别逸出子孢子、缓殖子或速殖子，随即侵入肠壁经血或淋巴进入全身各组织器官，速殖子繁殖迅速，可在48小时内破坏宿主细胞，当宿主细胞被胀破后虫体又侵入新的宿主细胞，如此不断地循环。在免疫功能正常的宿主，部分速殖子侵入细胞后，增殖速度减慢，转化为缓殖子，分泌成囊物质形成包囊（图4-1-28～图4-1-30）。包囊在宿主体内可存活数月、数年，甚至终生。当机体免疫功能低下或长期应用免疫抑制剂时，组织内的包囊可破裂，释出缓殖子，进入血流和新的组织细胞继续发育增殖并转变为速殖子。猫或猫科动物捕食动物内脏或肉类组织时，将带有弓形虫包囊或假包囊吞入消化道而感染，此外食入或饮入被成熟卵囊污染的食物或水也可得到感染。子孢子、缓殖子或速殖子分别在小肠内逸出，主要在回肠部位侵入小肠上皮细胞发育营裂体增殖。经数代增殖后，部分裂殖子发育为雌、雄配子体，继续发育为雌、雄配子。雌、雄配子受精成为合子，最后发育成卵囊。卵囊从破裂的肠上皮细胞内逸出进入肠腔，随粪便排出体外，新排出的卵囊不具感染性，在适宜的温度、湿度环境条件下经2～4天即发育为具有感染性的卵囊。卵囊是重要的传播阶段，具双层囊壁，对酸、碱、消毒剂等抵抗力强，在室温可生存3～18个月，猫粪内可存活1年，对干燥和热的抗力较差，80℃1分钟即可杀死，因此加热是防止卵囊传播最有效的方法。

　　弓形虫病为动物源性疾病，世界性分布，猫科动物和猪是重要的传染源。弓形虫主要经口食入被卵囊污染的食物、水源为重要的传播途径。弓形虫也可经母体胎盘感染胎儿。临床上将弓形虫病分为先天性弓形虫病和获得性弓形虫病。获得性弓形虫病多为隐性感染，临床表现复杂，主要侵犯眼、脑、心、肝、淋巴结等。它是艾滋病患者重要的机会性感染之一。治疗药物包括乙胺嘧啶、磺胺嘧啶、阿奇霉素、乙酰螺旋霉素、克林霉素等。

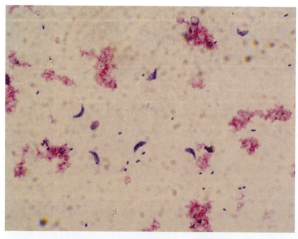

图4-1-28　弓形虫滋养体（吉氏染色）
呈月牙形，4～7μm。一端尖，一端钝，胞浆蓝染，细胞核红染

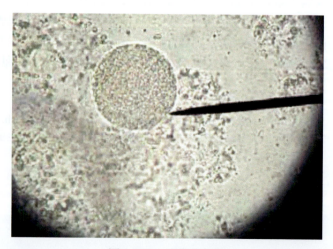

图4-1-29　弓形虫包囊
呈圆形，囊壁厚，囊内有大量缓殖子

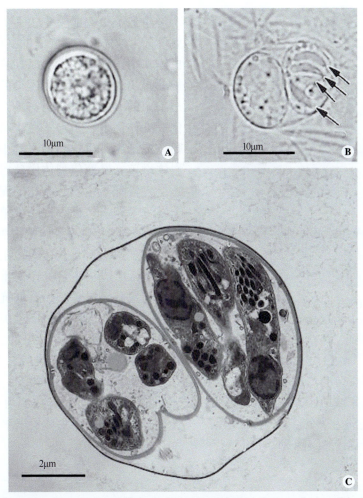

图 4-1-30　弓形虫卵囊

A. 弓形虫未成熟卵囊；B. 弓形虫成熟卵囊：卵圆形，囊壁厚，囊内可见 2 个孢子囊，其中 1 个孢子囊内可见明显的 4 个子孢子；C. 透射电镜下，
可见囊壁薄，囊内 2 个孢子囊，每个孢子囊内可见 4 个子孢子

文献

1. Dubey JP，Lindsay DS，Speer CA. Structures of *Toxoplasma gondii* tachyzoites，bradyzoites and sporozoites and biology and development of tissue cysts. Clin Microbiol Rev，1998，11（2）：267-299.

2. Gockel-Blessing EA. Clinical Parasitology，a Practical Approach. 2nd ed. Philadelphia：Elsevier，2013.

3. 钱门宝. 弓形虫病 // 汤林华，许隆祺，陈颖丹主编. 中国寄生虫病防治研究（上）. 北京：北京科学技术出版社，2012，210-228.

8. 隐孢子虫　*Cryptosporidium spp.*

　　隐孢子虫（*Cryptosporidium spp.*）属于顶复门（Apicomplexa）孢子纲，广泛存在于多种脊椎动物体内。寄生于人的主要为人隐孢子虫（*Cryptosporidium hominis*）和微小隐孢子虫（*Cryptosporidium parvum*）。由微小隐孢子虫引起的疾病称隐孢子虫病（cryptosporidiosis），是一种以腹泻为主要临床表现的人兽共患性原虫病（图 4-1-31）。

　　隐孢子虫是由美国寄生虫学家 Edward Ernest Tyzzer 于 1912 年在实验小鼠的胃腺组织中发现。1976 年，Nime 和 Meisel 首次报道了隐孢子虫感染人体的情况。韩范于 1987 年在南京首先发现了人体隐孢子虫病病例。自 1981 年起，发现大量艾滋病患者感染微小隐孢子虫的病例，且隐孢子虫的感染是导致 HIV 患者死亡的主要原因之一。

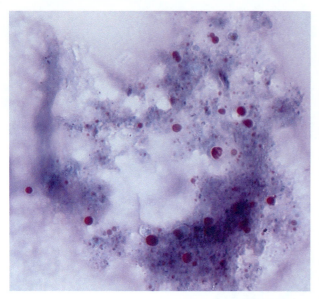

图 4-1-31　微小隐孢子卵囊（抗酸染色）
呈圆形或椭圆形，直径 4 ~ 6 μm，在改良抗酸染色法标本中，卵囊为玫瑰红色，背景为蓝绿色，对比性很强，囊内子孢子排列不规则，形态多样，残留体为暗黑（棕）色颗粒状

隐孢子虫完成整个生活史只需一个宿主。生活史可分为裂体增殖，配子生殖和孢子生殖三个阶段。虫体在宿主体内的发育时期称为内生阶段。随宿主粪便排出的成熟卵囊为感染阶段。人和许多动物都是本虫的易感宿主，当宿主吞食成熟卵囊后，在消化液的作用下，子孢子在小肠脱囊而出，先附着于肠上皮细胞，再主动侵入其中，发育为滋养体，营裂体增殖。经两代裂体增殖后，裂殖子释出后侵入肠上皮营配子生殖。雌、雄配子结合形成合子，合子发育为卵囊，进入孢子生殖阶段。卵囊有薄壁和厚壁两种类型，薄壁卵囊约占 20%，仅有一层单位膜，其子孢子逸出后直接侵入宿主肠上皮细胞，继续无性繁殖，形成宿主自身体内重复感染；厚壁卵囊约占 80%，有二层囊壁，具抵抗性，在宿主细胞内或肠腔内孢子化（形成子孢子）。孢子化的卵囊随宿主粪便排出体外，即具感染性。完成生活史需 5 ~ 11 天，卵囊最早可以在感染后 5 天在粪便查见。

　　隐孢子虫病呈世界性分布。迄今已有 90 多个国家有报道。各地感染率高低不一，一般发达国家或地区感染率低于发展中国家或地区。在腹泻患者中，欧洲、北美洲隐孢子虫检出率为 0.6% ~ 20%，亚洲、大洋洲、非洲和中南美洲为 3% ~ 32%，我国据不完全统计腹泻患者中虫体检出率为 0.9% ~ 13.3%。同性恋并发艾滋病患者近半数感染隐孢子虫。治疗药物为硝唑尼特。

文献

1. Gockel-Blessing EA. Clinical Parasitology，a Practical Approach. 2nd ed. Philadelphia：Elsevier，2013.
2. 曹建平，沈玉娟. 隐孢子虫病 // 汤林华，许隆祺，陈颖丹主编. 中国寄生虫病防治研究（上）. 北京：北京科学技术出版社，2012，229-231.

9. 肉孢子虫　*Sarcocystis spp.*

　　肉孢子虫（*Sarcocystis spp.*）属孢子虫纲。1843 年 Miescher 在小家鼠体内首先发现肉孢子虫。1865 年 Kühn 又在猪体内发现。1882 年 LanKester 提出了其属名为 Sarcocystis。1972 年，Fayer 在细胞培养中观察到了其配子和卵囊；同年 Rommel 等用羊体中的肉孢子囊喂猫，后在猫粪中查到卵囊，表明该虫生活史需两个宿主。

　　肉孢子虫宿主广泛，可寄生于爬行类、鸟类、哺乳类动物和人，也可寄生于鱼类。由该虫所致的肉孢子虫病（sarcocystosis），是一种人兽共患寄生虫病，对畜牧业造成危害。人体感染肉孢子虫主要有两种方式。人作为终末宿主，因食入含有肉孢子囊（图 4-1-32）的生的或半生的猪、牛肉而感染，囊内缓殖子释出并侵入小肠，引起人肠肉孢子虫病。感染者多不表现明显症状（呈自限性），严重者有腹痛、腹胀、腹泻、食欲减退、恶心、呕吐，甚至可发生贫血。主要病

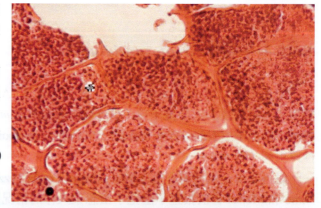

图 4-1-32　肉孢子囊（卡红染色）
呈圆柱形或纺锤形，长径 1 ~ 5 cm，横径 0.1 ~ 1 cm。囊壁内有许多间隔把囊内缓殖子分隔成簇

原体有两种，猪人肉孢子虫（*S. suihominis* Taelros et Laarman，1976），中间宿主为猪；牛人肉孢子虫（*S. bovihominis* Railleita et Lucet，1891），中间宿主为牛。人作为中间宿主，因偶然食入终末宿主粪便中卵囊污染的食物而感染。子孢子释出，进入人横纹肌细胞内发育为肉孢子囊，引起人肌肉孢子虫病。主要临床表现为肌肉酸痛，皮下肿胀等。主要病原体为人肌肉肉孢子虫，又称林氏肉孢子虫（*S. lindemanni*）。

人肉孢子虫病为世界性分布。世界各地黄牛的人肉孢子虫自然感染率为 4.0%～92.4%。欧洲人体人肉孢子虫病较其他地区普遍。猪人肉孢子虫分布在欧洲、中国云南、印度和日本等地。1932 年冯兰洲首次报道我国第一例人肌肉肉孢子虫感染。左仰贤等（1982）报告猪人肉孢子虫感染。云南大理的自然感染率平均为 29.7%。

预防人肠肉孢子虫病应加强猪、牛的饲养管理，加强肉类卫生检疫，不食未熟猪、牛肉，注意粪便管理。预防人肌肉肉孢子虫病，需加强终宿主的调查，防止其粪便污染食物和水源，对患者尚无特效药物治疗，可试用复方新诺明或吡喹酮等治疗，有一定疗效。

文献

1. Fayer R. *Sarcocystis spp.* in human infections. Clin Microbiol Rev，2004，17（4）：894-902.
2. Gockel-Blessing EA. Clinical Parasitology，a Practical Approach. 2nd ed. Philadelphia：Elsevier，2013.
3. 王聚君. 肉孢子虫病 // 汤林华，许隆祺，陈颖丹主编. 中国寄生虫病防治研究（上）. 北京：北京科学技术出版社，2012，263-264.

10. 等孢球虫 *Isospora spp.*

等孢球虫（*Isospora spp.*）属于顶复门，孢子虫纲，艾美球虫科，是一类广泛寄生于哺乳类、鸟类和爬行类动物肠道内的寄生原虫，引起人兽共患的等孢球虫病（Isosporiasis）。一般认为感染人体的虫种为贝氏等孢球虫（*I. belli* Wenyon，1923）和纳塔尔等孢球虫（*I. natalensis* Elson-Dew，1953）。Virchow 于 1860 年首先描述了贝氏等孢球虫，由 Wenyon 于 1923 年命名。

当宿主食入被成熟卵囊污染的食物或水，卵囊内的子孢子在小肠上段逸出，侵入回肠下段黏膜上皮细胞发育为滋养体，经裂体增殖发育为裂殖体，裂殖子侵入附近的上皮细胞继续进行裂体增殖或形成雌、雄配子体，继而发育为雌、雄配子。雌、雄配子结合形成合子，然后发育为卵囊，卵囊落入肠腔随粪便排出。完成生活史不需要中间宿主。卵囊对外界的抵抗力十分强，在寒冷或潮湿的环境中可存活数月。宿主排出的卵囊在外界一定温湿度环境下，发育为成熟卵囊。

等孢球虫病主要在中南美洲、非洲和东南亚多见。随着艾滋病的发病率增多，等孢球虫病在艾滋病患者或同性恋男性中发病率也在升高。美国的艾

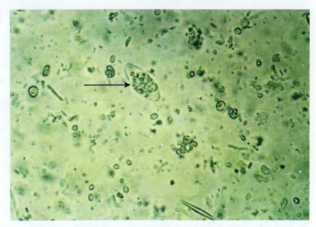

图 4-1-33　贝氏等孢球虫不成熟卵囊
贝氏等孢球虫不成熟卵囊：长圆形，囊壁不着色，薄，内仅含 1 个孢子体

滋病患者中，其发病率为 15%；我国也有 10 多例报告。等孢球虫病的临床表现主要有发热、腹泻和体重减轻。治疗药物有甲氧苄啶和磺胺甲恶唑。

二、医学线虫

1. 似蚓蛔线虫 *Ascaris lumbricoides*

似蚓蛔线虫（*Ascaris lumbricoides* Linnaeus，1758）简称蛔虫，隶属于蛔目，蛔科，蛔线虫属，是一种在粪便中肉眼可见的大型线虫，根据我国和古埃及、古希腊、罗马等的文献记载，应为人类最早认识的人体寄生虫。1984 年在我国出土的公元前 3 世纪左右的战国女尸肠道中，人们发现了未受精蛔虫卵，在《黄帝内经》、《金匮要略》等中医古籍中也有蛔虫病相关的记载，说明蛔虫病在我国早有流行。

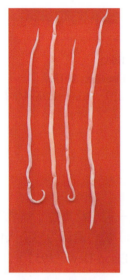

图 4-2-1　蛔虫成虫

呈圆柱形，形似蚯蚓。体表覆盖有角质层，上有细横纹，身体两侧有明显的侧线。雌虫较长，20 ~ 35 cm，尾部伸直；雄虫较短，15 ~ 31 cm，尾部向腹面弯曲

蛔虫成虫（图 4-2-1）寄生于人小肠，以人体半消化的食糜、脱落的肠黏膜细胞等为营养，雌雄交配后产卵，以受精卵为主，平均每天每条雌虫可产卵 24 万个。虫卵随粪便排出体外后在潮湿、荫蔽、氧气充足的土壤中，于 21 ~ 30℃条件下经约 3 周时间，其内的幼虫蜕皮一次发育为感染期卵。感染期卵被人误食后在小肠内孵出 2 期幼虫，后者侵入肠黏膜和黏膜下层，钻入静脉或淋巴管，随血流至肝脏、右心，到达肺，然后穿破肺泡毛细血管进入肺泡，再蜕皮两次发育为 4 期幼虫后沿支气管、气管逆行至咽部，最后随吞咽活动进入胃、小肠，在小肠内最后蜕皮一次逐渐发育为成虫。人体内蛔虫的寿命一般在 1 年左右。

蛔虫病是一种世界性寄生虫病，在温带、亚热带及热带均有流行。在气候适宜、生活水平低，环境卫生和个人卫生差的地方，本病十分常见，如非洲有些国家感染率高达 95%，南美洲平均为 45%。据估计全球约有 10 亿人感染，在不同年龄人群中，以 5 ~ 9 岁和 10 ~ 14 岁组为最高；在不同职业人群中，以农民为最高。随文化程度的提高，感染率也逐渐下降。据 2001 ~ 2004 年第二次全国人体寄生虫病调查显示，我国人群平均感染率为 12.72%。

蛔虫病的主要流行因素首先是粪便管理不当造成虫卵污染土壤、水源和瓜果、蔬菜等；其次是人群卫生习惯不良，误食被感染期卵污染的食物或饮水。此外，蝇、蟑螂等常见卫生害虫的机械性携带也扩大了蛔虫卵的污染范围。人是蛔虫的唯一终宿主，蛔虫感染者和患者是传染源。感染期虫卵经口进入人体，幼虫移行于肺时可出现低热、咳嗽、哮喘，嗜酸性粒细胞增多。肠蛔虫症大多数无症状，少数出现腹痛、食欲减退、体重下降与贫血。异位蛔虫症包括胆道蛔虫症、胰管蛔虫症、阑尾蛔虫症和蛔虫性脑病等，引起相应脏器损害的表现。蛔虫的代谢产物可引起哮喘、荨麻疹、结膜炎或腹泻等过敏反应。驱虫药物有阿苯达唑、伊维菌素、三苯双脒等。异位蛔虫症可行手术治疗（图 4-2-2 ~ 图 4-2-9）。

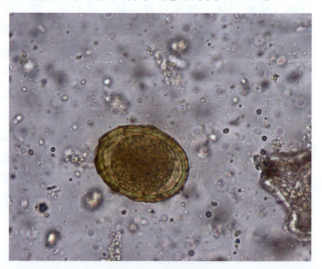

图 4-2-2　受精蛔虫卵

呈宽椭圆形，大小约为（45 ~ 75）μm ×（35 ~ 50）μm。卵壳较厚，外有一层棕黄色凹凸不平的蛋白质膜，卵内含 1 个大而圆的卵细胞，在其两端与卵壳间可见新月形空隙

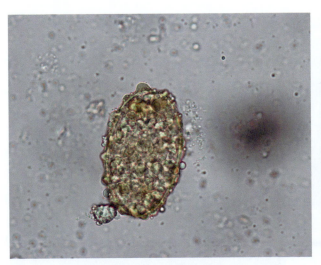

图 4-2-3　未受精蛔虫卵
呈长椭圆形，大小为（88 ~ 94）μm ×（39 ~ 44）μm。卵壳与蛋白质膜均较受精蛔虫卵薄，蛋白质膜棕黄色，卵内充满大小不等的折光性颗粒

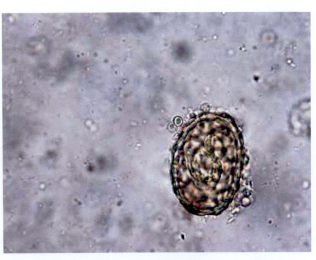

图 4-2-4　感染期蛔虫卵
呈宽椭圆形，大小为（45 ~ 75）μm ×（35 ~ 50）μm。卵壳较厚，外有一层棕黄色凹凸不平的蛋白质膜，卵内含 1 条线形幼虫

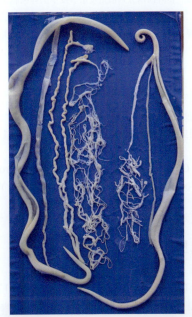

图 4-2-5　蛔虫生殖系统解剖（左侧为雌虫，右侧为雄虫）
雌虫有两套生殖器官，最细端为卵巢，连接逐渐膨大的输卵管，通至较粗的管状子宫，最后两个子宫合并为一个排卵管和阴道通向阴门。阴门的开口位于虫体腹面中部之前。雄虫的生殖器官最细端为睾丸，连接逐渐膨大的储精囊、输精管、射精管，最后与直肠合并成泄殖腔，其开口位于虫体尾部交合刺前方

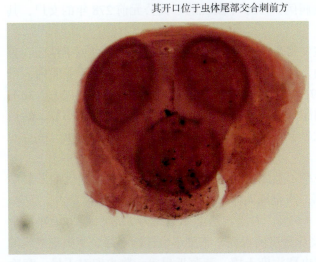

图 4-2-6　蛔虫口孔
位于虫体头端，周围具有"品"字形排列的 3 个唇瓣（1 个背唇瓣较大，2 个亚腹唇瓣略小）

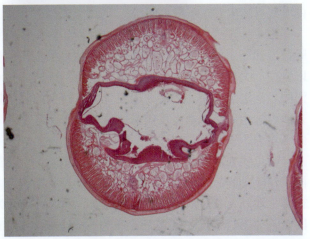

图 4-2-7　蛔虫横截面（肠管）
为近似圆形，最外层是体壁，由外向内分别由角皮层、皮下层和纵肌层组成。角皮层无细胞结构。皮下层由合胞体组成，无细胞界限。纵肌层肌细胞较多，突入原体腔十分明显。蛔虫的肠管位于原体腔中部，是一条中空的直行管道，无肌细胞，肠壁由单层柱状上皮细胞构成

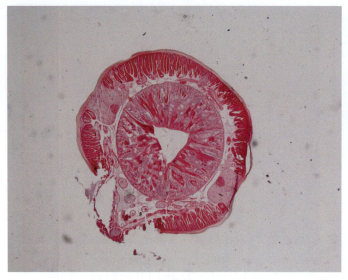

图 4-2-8　蛔虫横截面（咽管）

为近似圆形，最外层是体壁，由外向内分别由角皮层、皮下层和纵肌层组成。角皮层无细胞结构。皮下层由合胞体组成，无细胞界限。蛔虫的纵肌层肌细胞较多，突入原体腔十分明显。蛔虫的咽管腔横截面呈三角形，管腔壁由腺细胞和肌细胞组成

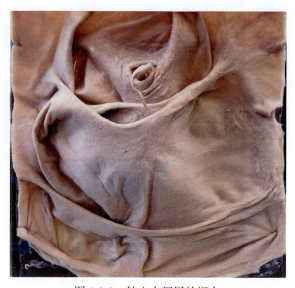

图 4-2-9　钻入人阑尾的蛔虫

蛔虫具有钻孔习性，在人体不适（如发热、胃肠道疾病等）、大量食入辛辣食物等因素刺激下可钻入开口于肠壁的各种管道，如胆管、胰腺管、阑尾等处，可引起阑尾炎、胆囊炎、胆结石、胆管炎、肠梗阻、肠穿孔并发急性腹膜炎等

文献

1. 孙新，陈兴保 . 似蚓蛔线虫 // 吴观陵主编 . 人体寄生虫学 . 第 3 版 . 北京：人民卫生出版社，2005，686-695.
2. 孙凤华，沈明学 . 蛔虫病 // 汤林华，许隆祺，陈颖丹主编 . 中国寄生虫病防治与研究（上）. 北京：北京科学技术出版社，2012，677-696.
3. Gockel-Blessing EA. Clinical Parasitology，a Practical Approach. 2nd ed. Philadelphia：Elsevier，2013.
4. Larry SR，John JJ. Foundation of Parasitology. 8th ed. New York：McGraw-Hill Education，2009.

2. 毛首鞭形线虫　*Trichuris trichiura*

　　毛首鞭形线虫（*Trichuris trichiura* Linnaeus，1771）简称鞭虫，隶属于鞭尾目、鞭虫科、鞭虫属。我国最早的感染记录是 1907 年 Kubo 在台湾发现的鞭虫病例。1958 年发现的一具公元前 278 年的女尸，其内脏残存物中发现了鞭虫卵。

　　鞭虫地理分布广泛，感染率也较高。鞭虫成虫主要寄生于人体盲肠，感染严重时也可见于结肠、直肠甚至回肠下段。成虫以细长的前端钻入肠上皮层内，吸取组织液或血液为食，后端游离于肠腔内，可以排便、交配。雌雄交配后产卵，平均每天产卵 5000 ～ 20000 个。虫卵随粪便排出体外，在 20 ～ 30℃温暖、潮湿土壤中，约经 3 周发育为含幼虫的感染期卵。感染期卵随污染的食物或饮水进入小肠，幼虫自卵内孵出后钻入肠上皮内摄取营养，10 天左右再次回到肠腔，从小肠移行至盲肠发育为成虫。成虫寿命平均为 3 ～ 5 年。

　　鞭虫病在温暖、潮湿的热带地区较多见，但感染率不及蛔虫高，多见于热带、亚热带地区的发展中国家，特别是农村地区。在我国，据 2001 ～ 2004 年第二次全国人体寄生虫病调查显示，除内蒙古、辽宁、吉林三地外，其余地区均有鞭虫感染，平均感染率为 4.63%，海南省感染率最高为 27.84%。2008 年据全国 22 个监测点调查，平均感染率为 6.6%。随年龄和文化程度的提高，感染率也逐渐下降。感染鞭虫病的主要原因是粪便管理不当，如用新鲜人粪便施肥造成虫卵污染土壤、蔬菜瓜果等。鞭虫卵对干燥、寒冷的抵抗力较弱，在我国南方人群感染率明显高于北方。

　　鞭虫病是一种肠道寄生虫病，人是唯一传染源。临床表现为恶心、呕吐、腹痛、腹泻、贫血、发育迟缓等。严重感染者出现并发症，包括上消化道出血、肠梗阻、肠套叠、腹膜炎等。治疗原则与蛔虫病相同（图 4-2-10 ~ 图 4-2-12）。

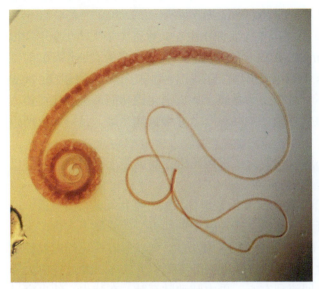

图 4-2-10　鞭虫雄虫

外形似马鞭，前 3/5 细长似鞭梢，后 2/5 粗如鞭柄。长 3 ~ 4.5 cm，尾端向腹面呈环状卷曲

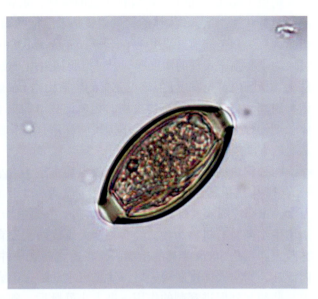

图 4-2-11　鞭虫卵

呈纺锤形，棕黄色，大小为（50 ~ 54）μm ×（22 ~ 23）μm。卵壳较厚，两端各具一透明塞状突起，称为盖塞。卵内有一个尚未分裂的卵细胞

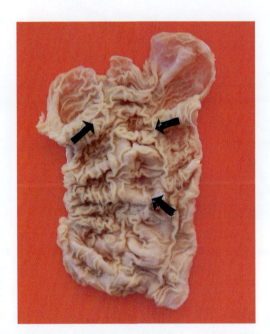

图 4-2-12　猴鞭虫寄生在盲肠上

猴鞭虫以细长的前端插入猴盲肠上皮，后部游离在肠腔中。被寄生的局部肠黏膜出现大小不等的溃疡

文献

1. 孙新，彭玉芳. 毛首鞭形线虫 // 吴观陵主编. 人体寄生虫学. 第 3 版. 北京：人民卫生出版社，2005，624-630.
2. 蔡黎，刘新. 鞭虫病 // 汤林华，许隆祺，陈颖丹主编. 中国寄生虫病防治与研究（上）. 北京：北京科学技术出版社，2012，697-713.
3. Gockel-Blessing EA. Clinical Parasitology，a Practical Approach. 2nd ed. Philadelphia：Elsevier，2013.
4. Larry SR，John JJ. Foundation of Parasitology. 8th ed. New York：McGraw-Hill Education，2009.

3. 钩虫 *Hookworm*

钩虫（hookworm）是钩口科线虫的统称，隶属于圆线目、钩口科、钩口线虫属。其中属于人兽共患的钩虫有9种，寄生于人体的钩虫主要是十二指肠钩口线虫（*Ancylostoma duodenale* Dubini，1834）（十二指肠钩虫）和美洲板口线虫（*Necator americanus* Stiles，1902）（美洲钩虫），可寄生于人体小肠引起以贫血为主要临床表现的钩虫病。十二指肠钩虫由 Dubini 在 1838 年给意大利一死于急症的农妇作尸检时，从十二指肠内首先发现，但该虫完整的生活史由 Looss 于 1898 年阐明。在我国，最早于公元前 3 世纪的《史记》扁鹊仓公列传中就有钩虫病的相关记载。钩虫不但可损伤肠黏膜，造成消化道功能紊乱，还可使人体长期慢性失血而发生贫血。中国民间在清代将钩虫病称为"桑叶黄"、"懒黄病"等，是对钩虫所致贫血的生动描述。

两种钩虫的生活史基本相似，成虫均寄生于人小肠，用钩齿或板齿咬附在肠黏膜上吸取血液、淋巴液为食。十二指肠钩虫雌虫平均每日产卵 1 万 ~ 3 万个，美洲钩虫雌虫（图 4-2-13）平均每日产卵 0.5 万 ~ 1 万个。虫卵（图 4-2-14）随粪便排出体外，在适宜土壤中经 1 ~ 2 天孵出杆状蚴。杆状蚴营自生生活，以土壤中细菌及有机物为食，经 7 ~ 8 天蜕皮两次发育为丝状蚴，即为感染期幼虫。丝状蚴不进食，生活在距虫卵孵化 50cm 半径的土壤内，在适宜温度条件下至少可存活 15 周左右。丝状蚴有明显的向温性和向湿性，当与人体皮肤接触后，幼虫可主动通过毛囊、汗腺或皮肤破损处穿刺侵入人体，此过程中会分泌一些酶起到促进穿刺的作用。进入小静脉后，随血回流到右心，再由肺动脉至肺。在肺内，幼虫穿过微血管进入肺泡，然后随宿主吞咽活动到达小肠，蜕皮两次发育为成虫。

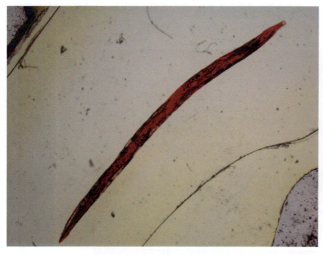

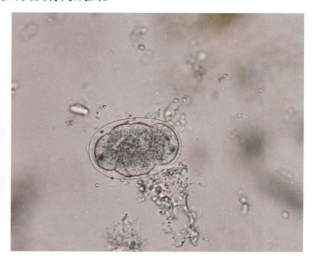

图 4-2-13　美洲钩虫雌虫
外形细长，长约 1 cm。虫体前端较细，顶端有一个发达的角质口囊，呈圆形，尾端钝直

图 4-2-14　钩虫卵
为椭圆形，大小为（57 ~ 76）μm×（36 ~ 40）μm，两端钝圆。卵壳较薄，无色透明。卵内含 4 个卵细胞，卵壳与卵细胞间有明显空隙

钩虫病主要流行于非洲、南美洲和东南亚。在我国，东北、西北、华北感染率低，黄河以南感染率相对较高。总体而言南方以美洲钩虫感染为主，北方以十二指肠钩虫感染为主，但混合感染并不少见。据 2001 ~ 2004 年第二次全国人体寄生虫病调查显示，我国人群平均感染率为 6.12%，海南（34.58%）、广西（19.67%）和四川（18.01%）感染率最高。与 20 世纪 90 年代相比，随着社会经济的发展和防治工作的展开，21 世纪初以来总感染率显著下降，并且以轻度感染为主。

钩虫幼虫在外界土壤中发育需要适宜的温度，因此钩虫病的流行季节在各地有所不同，如广东省全年几乎都可感染。

钩虫病是由十二指肠钩口线虫和美洲板口线虫寄生于人体小肠所致的疾病。钩虫感染者和患者是主要传染源。传播途径主要是钩蚴经皮肤而感染，也可生食含钩蚴的蔬菜、瓜果等经口腔黏膜侵入人体。幼虫主要引起钩蚴性皮炎和咳嗽、咳痰、哮喘等呼吸道症状。成虫引起消化道症状和贫血。驱虫药物为

阿苯达唑、甲苯达唑和三苯双脒等。

文献

1. 吴中兴，刘宜升，胡孝素.钩虫 // 吴观陵主编.人体寄生虫学.第3版.北京：人民卫生出版社，2005，642-668.
2. 陈颖丹，刘常华.钩虫病 // 汤林华，许隆祺，陈颖丹主编.中国寄生虫病防治与研究（上）.北京：北京科学技术出版社，2012，653-675.
3. Gockel-Blessing EA. Clinical Parasitology，a Practical Approach. 2nd ed. Philadelphia：Elsevier，2013.

4. 蛲虫 *Enterobius vermicularis*

　　蛲虫是蠕形住肠线虫（*Enterobius vermicularis* Linnaeus，1758）的简称，隶属于尖尾目、尖尾科、住肠线虫属。蛲虫病是儿童常见的肠道寄生虫病，在幼儿园、小学等集体机构中广泛传播。公元前3世纪《史记》中就有过蛲虫病的相关记载，1972年长沙出土的西汉古尸体内发现了蛲虫卵，证明我国曾在距今2000多年前就有过蛲虫病的流行。

　　蛲虫生活史中虫体无需体外发育，因此蛲虫病的分布不受地理因素限制，在全世界广泛分布。据2001～2004年第二次全国人体寄生虫病调查显示，我国12岁以下儿童蛲虫感染率为10.28%，其分布具有儿童集体机构聚集性及家庭聚集性的特点。按年龄分组，< 6岁组、6～9岁组和≥ 10岁组的感染率分别是9.67%、12.52%、9.18%，6～9岁组显著高于其他两组。流行的主要因素是社会发展水平和个人卫生习惯。有学者研究发现，将全国经济水平分为上、中、下三个等级的调查县，下等县的感染率显著高于中等和上等县。不良的卫生习惯如饭前便后不洗手、不勤剪指甲、不爱洗澡等与蛲虫的感染呈正相关。

　　蛲虫成虫主要寄生于人体盲肠和结肠，附着在肠黏膜上。雌雄交配后，雄虫很快死亡，雌虫在患者睡眠后肛门括约肌松弛时爬至肛门外产卵。虫卵在适宜的温度（34～36℃）和湿度（相对湿度90%～100%）下约经6小时发育为感染期卵。雌虫的活动会刺激肛周局部皮肤引起瘙痒，当患者用手挠痒时感染期卵经肛门 - 手 - 口途径形成自身感染。虫卵很容易附着在衣裤、被褥上，甚至在整理床铺时四处飘扬，患者可因经口或空气吸入等方式而感染。虫卵进入人体后在小肠孵出幼虫，在下行至结肠过程中蜕皮数次发育为成虫（图4-2-15）。此外，雌虫产卵（图4-2-16）后一般干枯死亡，但有部分雌虫可能经肛门逆行入肠道造成逆行感染，甚至进入阴道、子宫、尿道等部位造成异位损害。雌虫寿命一般不超过2个月。

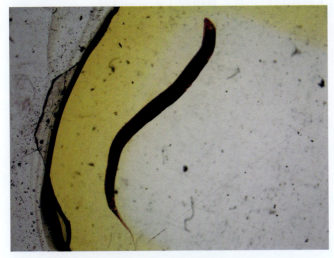

图 4-2-15　蛲虫雌虫
蛲虫雌虫细小，长8～13 mm，虫体中部膨大，尾端长直而尖细

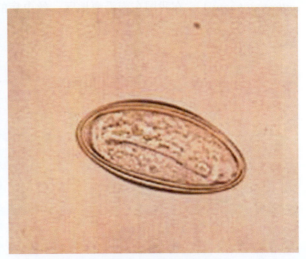

图 4-2-16　蛲虫卵
蛲虫卵无色透明，长椭圆形，两侧不对称，一侧扁平，一侧隆起，大小为（50～60）μm×（20～30）μm。卵壳较厚，光镜下可见内、外两层，卵内含一线形幼虫

　　蛲虫病是由蠕形住肠线虫寄生于人体肠道而引起的一种常见寄生虫病。人是蛲虫唯一的终宿主，患者是唯一的传染源，患者和感染人群主要是儿童。主要症状为肛门周围和会阴部夜间瘙痒。治疗包括口服阿苯达唑、甲苯咪唑、恩波吡维安、双羟萘酸噻嘧啶等驱虫治疗以及 2% 氧化氨基汞软膏或 3% 噻嘧啶软膏涂搽肛周和会阴部。

文献

1. 陈锡慰 . 蠕形住肠线虫 // 吴观陵主编 . 人体寄生虫学 . 第 3 版 . 北京：人民卫生出版社，2005，680-686.
2. 黄勇 . 蛲虫病 // 汤林华，许隆祺，陈颖丹主编 . 中国寄生虫病防治与研究（上）. 北京：北京科学技术出版社，2012，714-722.
3. Gockel-Blessing EA. Clinical Parasitology，a Practical Approach. 2nd ed. Philadelphia：Elsevier，2013.
4. Gerald DS，Larry SR. Foundations of Parasitology. 8th ed. New York：McGraw-Hill，2008.

5. 班氏丝虫与马来丝虫　*Wuchereria bancrofti & Brugia malayi*

　　班氏丝虫即班氏吴策线虫（*Wuchereria bancrofti* Seurat，1921），隶属于丝虫目、盖头虫科、吴策线虫属；马来丝虫即马来布鲁线虫（*Brugia malayi* buckley，1958）隶属于丝虫目、盖头虫科、布鲁线虫属。

　　古籍中最早关于丝虫病的记载是公元前 722 年的《诗经·小雅巧言篇》，其中有丝虫病典型症状——象皮肿的相关描述。据此判断至少在 2700 多年前我国就有丝虫病的流行。Manson 于 1872 年在我国厦门一带发现阴囊象皮肿患者，1876 年在厦门一患者的血中首次发现班氏微丝蚴。我国学者李宗恩于 1925 年首次发现江苏省北部有班氏丝虫病流行，冯兰洲于 1933 年发现浙江省有马来丝虫病流行。

　　两种丝虫的生活史都要经过两个发育阶段，即幼虫在蚊体（中间宿主和传播媒介）内和成虫在人体（终宿主）内的发育。丝虫成虫主要寄生在人体淋巴系统内，雌雄交配后，雌虫直接产出微丝蚴（图 4-2-17、图 4-2-18）。微丝蚴自淋巴系统经胸导管流入血液，白天滞留于肺血管中，夜晚出现于外周血液，称为夜现周期性，一般在晚上 8 点以后出现。当中间宿主蚊叮咬患者吸血后，微丝蚴随血进入蚊胃，然后脱去鞘膜，穿过胃壁经血腔侵入胸肌发育为感染期幼虫，随后又移入血腔，到达下唇寄生。当蚊再次叮人吸血时，感染期幼虫自蚊下唇逸出经吸血伤口钻入人体，进入附近小淋巴管内，再移行至大淋巴管和淋巴结逐渐发育为成虫。成虫寿命一般为 4 ~ 10 年，微丝蚴寿命有 2 ~ 3 个月。在我国可传播丝虫病的蚊有十余种，但班氏丝虫的主要传播媒介是淡色库蚊（*Culex pipiens pallens*）和致倦库蚊（*C. quinquefasciatus*），次要媒介是中华按蚊（*Anopheles sinensis*）；马来丝虫的主要传播媒介为中华按蚊（*A. sinensis*）和嗜人按蚊（*A. anthropophagus*）。在我国东南沿海地区，丝虫病的主要传播媒介是东乡伊蚊（*A. togoi*）。

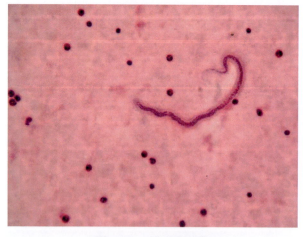

图 4-2-17　班氏微丝蚴

大小为（244 ~ 296）μm ×（5.3 ~ 7）μm，体态柔和，头隙较短，体核相互分离，清晰可数，尾部无尾核

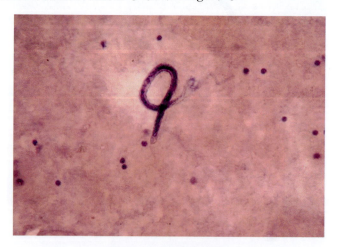

图 4-2-18　马来微丝蚴

大小为（177 ~ 230）μm ×（5 ~ 6）μm，体态硬直，头隙较长，体核排列紧密，常相互重叠，尾部有 2 个尾核

　　丝虫病是全世界重点控制的十大热带病之一，也曾是我国五大重点防治的寄生虫病之一。该病主要流行于热带及亚热带，据 WHO 2001 年报告，全世界受淋巴丝虫病威胁人口达 10.1 亿人，分布在 80 多个国家，感染丝虫患者约 1.2 亿人，其中约 4000 万人致残。我国曾是丝虫病流行最严重的国家之一。从 1956 年制订防治规划后直到 1994 年，经过近 30 年的努力，1995 年广西率先实现省级消除丝虫病，随后贵州、上海、四川、重庆、湖南等地先后宣布消除丝虫病。2007 年 5 月，世界卫生组织确认中国消除了丝虫病，标志着中国在全球 83 个丝虫病流行国家和地区中第一个消除丝虫病。

　　丝虫病是由丝虫寄生于人体淋巴组织、皮下组织或浆膜腔所致的寄生虫病。主要传染源是血内含微丝蚴的人。本病通过蚊虫叮咬传播。临床症状早期主要表现为发热，淋巴管炎和淋巴结炎，精囊炎、附睾炎和睾丸炎。晚期主要表现为鞘膜腔积液、象皮肿和乳糜尿等。驱虫药物有乙胺嗪、伊维菌素和呋喃唑酮等。

文献

1. 孙德建 . 丝虫 // 吴观陵主编 . 人体寄生虫学 . 第 3 版 . 北京：人民卫生出版社，2005，718-741.
2. 孙德建 . 丝虫病 // 汤林华，许隆祺，陈颖丹主编 . 中国寄生虫病防治与研究（上）. 北京：北京科学技术出版社，2012，591-652.
3. Gockel-Blessing EA. Clinical Parasitology，a Practical Approach. 2nd ed. Philadelphia：Elsevier，2013.

6. 旋毛虫　*Trichinella spiralis*

　　旋毛虫是旋毛形线虫（*Trichinella spiralis Railliet*，1895）的简称，隶属于鞭尾目、毛形科、旋毛形线虫属（图 4-2-19）。1828 年 Peacock 在伦敦进行尸检时首次在人体肌肉组织中发现该虫，在我国，Manson 于 1881 年在厦门猪肉内首先发现旋毛虫幼虫，1964 年在西藏自治区报道了我国首例人体旋毛虫病患者。旋毛虫病是重要的食源性寄生虫病，该病死亡率较高，国外为 6% ~ 30%，国内约为 3%。

　　旋毛虫成虫寄生在人和猪等动物小肠内，主要在十二指肠和空肠上段，而幼虫以形成囊包的方式寄生在同一宿主的横纹肌细胞内（图 4-2-20）。囊包对新宿主具有感染性，不需要在体外发育，但必须转换宿主才能完成生活史。因此，被旋毛虫寄生的人和猪、野猪、猫、犬、鼠等动物既是终宿主，又是中间宿主。人或动物食入含活幼虫囊包的动物肉类后，囊包经胃液和肠液的消化作用，其内幼虫在十二指肠逸出，钻入肠黏膜内，经一段时间发育再返回肠腔逐渐发育为成虫。雌雄交配后雄虫死亡，雌虫于感染后 5 ~ 7 天开始产出幼虫，每条雌虫一生可产幼虫 1500 ~ 2000 条，寿命约 1 个月左右。少数新生幼虫随肠蠕动被排出体外，但大部分新生幼虫侵入局部淋巴管和小静脉随血液循环到达全身各组织，但只有到达横纹肌的幼虫才能进一步发育，并以膈肌、舌肌、咽肌、胸肌等血供丰富肌肉最多见。幼虫在肌细胞内迅速生长，体积增大约 200 倍，同时刺激肌细胞使其周围出现炎性细胞浸润和纤维组织增生，约在感染后 1 个月内形成囊包。囊包若未被新宿主吞食，在半年后开始出现钙化，其内的幼虫也随之死亡。

　　旋毛虫病属于典型的人兽共患寄生虫病，目前已知有 150 多种动物能自然感染。这些动物互相残杀吞食或食入含活幼虫囊包的动物尸体而互相传播，但以猪肉与人体感染的关系最为密切。在我国发生的 548 次旋毛虫病暴发中，因食猪肉引起者为 525 次，其次为狗肉（8 次）。猪的感染主要来源于吞食含旋毛虫囊包的肉屑或鼠类。旋毛虫病呈世界性分布，目前流行严重的国家主要是东欧国家和俄罗斯、墨西哥、智利、泰国等地。在我国，人体旋毛虫病流行区主要有 3 个：①云南、西藏、广西、四川；②湖北、河南；③辽宁、吉林和黑龙江。据 2001 ~ 2004 年第二次全国人体寄生虫病调查显示，10 个省（市、区）的人群旋毛虫血清阳性率为 3.38%，云南省最高（8.43%），其次为内蒙古（6.19%），最低为辽宁（0.26%）。估计全国感染人数超 2000 万人。旋毛虫病临床主要特征为胃肠道症状、发热、肌肉剧烈疼痛、嗜酸性粒细胞明显增高。幼虫移行至心、肺、脑时，可引起心肌炎、肺炎或脑炎等。阿苯达唑为首选药物。

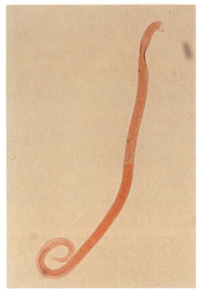

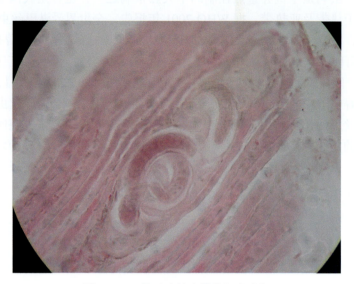

图 4-2-19　旋毛虫雌虫

细线状，大小为（3.0 ～ 4.0）mm × 0.06 mm。
生殖器官为单管型，子宫较长，位于虫体中
后段

图 4-2-20　旋毛虫幼虫横纹肌内囊包

在宿主横纹肌内幼虫卷曲于梭形囊包中，囊包大小为（0.25 ～ 0.5）mm ×
（0.21 ～ 0.42）mm。囊包长轴与横纹肌纤维平行排列，囊包内含 2 条幼虫

文献

1. 王中全 . 旋毛形线虫 // 吴观陵主编 . 人体寄生虫学 . 第 3 版 . 北京：人民卫生出版社，2005，603-618.
2. 崔晶 . 旋毛虫病 // 汤林华，许隆祺，陈颖丹主编 . 中国寄生虫病防治与研究（上）. 北京：北京科学技术出版社，2012，723-740.
3. Gerald DS，Larry SR. Foundations of Parasitology. 8th ed. New York：McGraw-Hill，2008.

7. 粪类圆线虫　*Strongyloides stercoralis*

　　粪类圆线虫（*Strongyloides stercoralis* Stiles and Hassall，1902）隶属于小杆目、类圆科、类圆线虫属。其幼虫在某些情况下可侵入肝、肺、脑等组织器官，引起严重的粪类圆线虫病，有学者认为它是一种机会致病性寄生虫。粪类圆线虫最先是 Normand 于 1876 年在越南境内一患腹泻的法国士兵粪便中发现，尔后在尸检时又在肠道、胆管等处发现许多线虫，但形态上与粪便中线虫不同。后经众多学者研究认为其属于同一虫种的不同发育阶段。我国人体感染的首个病例是 Jefferys 于 1908 年在上海发现的。

　　粪类圆线虫是一种兼性寄生虫，生活史包括自生世代和寄生世代。在自生世代中，成虫在外界土壤中交配产卵，孵出的杆状蚴在 2 天内数次蜕皮发育为成虫。环境条件合适时自生世代可多次进行。当外界环境不利于虫体发育时，杆状蚴蜕皮 2 次发育为感染期丝状蚴，后者主要经皮肤黏膜、经口吞食进入人体开始寄生世代。在寄生世代中，丝状蚴侵入人体后经静脉系统、右心至肺，穿过毛细血管进入肺泡后，大部分幼虫沿支气管、气管逆行至咽部，随宿主吞咽进入消化道。在小肠内钻入肠黏膜蜕皮 2 次发育为成虫（图 4-2-21）。成虫产出的虫卵发育很快，只需数小时即可孵出杆状蚴，后者随粪便排出体外发育为自生世代的成虫。当宿主免疫力低下或发生便秘时，杆状蚴可在体内直接发育为丝状蚴（图 4-2-22）经肠黏膜进入血液循环，侵入肺、脑、肝、肾等组织器官，引起粪类圆线虫病（体内自身感染途径）。部分排出的丝状蚴可在肛周钻入皮肤导致体外自身感染。

　　本病在热带、亚热带、温带、寒带地区呈散发分布，全球约有 1 亿 ～ 2 亿人感染。该病与钩虫病的流行基本一致，除少数流行区外，感染率一般很低。人体是因接触了被污染的土壤，丝状蚴经皮肤而感染。若出现自身感染，因免疫力低下病情一般较重，可反复感染导致播散性粪类圆线虫病，预后较差。我国近年来此虫的病例报道有增多的趋势，在海南、湖南、福建、云南、北京等地均有重度感染致死的报道。

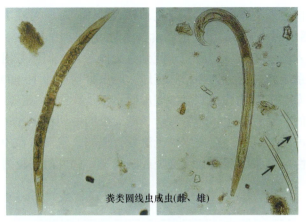
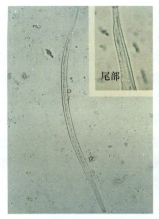
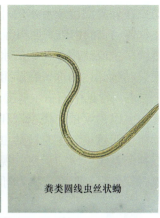

粪类圆线虫成虫(雌、雄)

尾部

粪类圆线虫丝状蚴

图 4-2-21　粪类圆线虫成虫

虫体半透明，体表具细横纹，尾尖细，末端呈锥形，口腔短，咽管细长。
雌虫大小为 2.2 mm×（0.04～0.06）mm，生殖器官双管型，子宫前
后排列。雄虫大小为 0.7 mm×（0.04～0.06）mm，有明显口囊，尾
端向腹面卷曲，具 2 根交合刺

图 4-2-22　粪类圆线虫丝状蚴

虫体细长，0.6～0.7 mm。咽管长约为体长 1/2，尾端分叉

　　粪类圆线虫病临床主要症状为荨麻疹、咳嗽、哮喘、消化道症状。若患者免疫力低下，丝状蚴移行扩散到心、脑、肺、肝、肾等处，导致弥漫性粪类圆线虫病，预后较差。驱虫药物首选阿苯达唑。

文献

1. 刘宜升，吴中兴，王兴振 . 粪类圆线虫 // 吴观陵主编 . 人体寄生虫学 . 第 3 版 . 北京：人民卫生出版社，2005，633-636.
2. 李莉莎，陈宝建 . 粪类圆线虫病 // 汤林华，许隆祺，陈颖丹主编 . 中国寄生虫病防治与研究（上）. 北京：北京科学技术出版社，2012，757-761.
3. Gerald DS，Larry SR. Foundations of Parasitology. 8th ed. New York：McGraw-Hill，2008.

8. 广州管圆线虫　*Angiostrongylus cantonensis*

　　广州管圆线虫（*Angiostrongylus cantonensis* Dougherty，1946）隶属于圆线目、管圆科、管圆线虫属，最早由陈心陶于 1933 年和 1935 年首先在广州黑家鼠及褐家鼠体内发现，至 1946 年由 Dougherty 将其放在管圆线虫属，最后定名为广州管圆线虫。广州管圆线虫幼虫可侵入人体中枢神经系统，引起严重的嗜酸性脑膜脑炎等病变，首例人体感染是由 Nomura 和 Lin 于 1944 年在台湾省发现的。

　　广州管圆线虫病分布于热带和亚热带地区，约从南纬 23° 到北纬 23°，东至非洲埃及，西到美洲古巴。全世界报告的广州管圆线虫病人已超过 3000 例，多数呈散在分布。我国大陆自 1984 年报道首例病人后患病人数不断增加，近年来常有群体暴发流行的报道，如 2006 年北京因食用未煮熟的螺肉暴发群体广州管圆线虫病，确诊病例达 160 人。本病在我国主要分布于台湾、香港、广东、浙江、福建、海南等地。

　　广州管圆线虫成虫（图 4-2-23）寄生在鼠类的肺动脉内，雌虫产出的虫卵随血流到肺毛细血管，孵出 1 期幼虫后穿破血管进入肺泡，沿呼吸道上行至咽，再吞入消化道，然后与宿主粪便一起排出体外。1 期

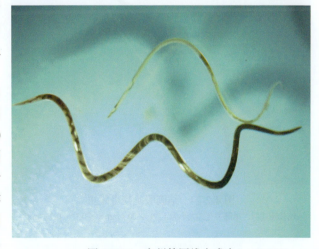

图 4-2-23　广州管圆线虫成虫

呈线状、细长，体表具微细环状横纹，头端钝圆。上方为雄虫，大小为（11～26）mm×（0.21～0.53）mm。下方为雌虫大小为（17～45）mm×（0.3～0.66）mm，尾端呈斜锥形，子宫双管型，白色，与红色肠管缠绕成红白相间的螺旋纹

　　幼虫在外界潮湿或有水的环境中可存活 3 周，被中间宿主螺类或蛞蝓吞食或主动钻入其体内后，可在上述软体动物的内脏、肌肉等处逐渐发育为 3 期幼虫（感染期幼虫）。鼠类因吞食含 3 期幼虫的中间宿主、转续宿主或饮用被污染的水而感染，幼虫在鼠体内侵入肠壁小血管，后随血流到达身体各部，但多数沿颈总动脉到达脑部，在脑组织内蜕皮 2 次后从脑静脉系统经右心再到肺动脉定居。雌虫日均产卵 15 000 个左右。常见中间宿主有褐云玛瑙螺、福寿螺和蛞蝓，转续宿主有黑眶蟾蜍、虎皮蛙、各种鱼、虾、蟹等。终宿主以褐家鼠、黑家鼠和黄胸鼠较多见。人是本虫的非适宜宿主，因生食含 3 期幼虫的中间宿主和转续宿主而感染，生吃被幼虫污染的蔬菜、喝生水等也可感染。幼虫在人体内无法发育成熟，常滞留在中枢神经系统、眼前后房、视网膜等处。主要引起嗜酸性粒细胞增多性脑膜脑炎或脑膜炎，偶可引起视力障碍、失明。驱虫药物为阿苯达唑。

文献

1. 沈浩贤 . 广州管圆线虫 // 吴观陵主编 . 人体寄生虫学 . 第 3 版 . 北京：人民卫生出版社，2005，668-680.
2. 潘长旺，谭峰 . 广州管圆线虫病 // 汤林华，许隆祺，陈颖丹主编 . 中国寄生虫病防治与研究（上）. 北京: 北京科学技术出版社，2012，741-756.
3. Gerald DS，Larry SR. Foundations of Parasitology. 8th ed. New York：McGraw-Hill，2008.

9. 结膜吸吮线虫　*Thelazia callipaeda*

　　结膜吸吮线虫（*Thelazia callipaeda* Railliet & Henry，1910）隶属于旋尾目、吸吮科、吸吮线虫属，最早由 Railliet 和 Henry 于 1910 年在印度旁遮普邦犬的眼结膜囊内发现，主要寄生于犬、猫等动物眼结膜囊内，也可寄生于人眼，引起的结膜吸吮线虫病属于人兽共患寄生虫病。在我国，1917 年 Fischer 首次在重庆的犬眼结膜囊内发现该虫，同一年 Stuckey 和 Trimble 分别在北京和福州发现最早的人体感染病例。

　　结膜吸吮线虫主要分布在亚洲，曾被称为"东方眼虫"，日本、韩国的病例报告已分别达 100 例和 24 例。我国的患病人数最多，自 1917 年以来，累计报告至少 377 例，散布在全国 27 个省（区、市）。本病的感染季节与中间宿主蝇类的季节消长相吻合，以夏秋季为主。

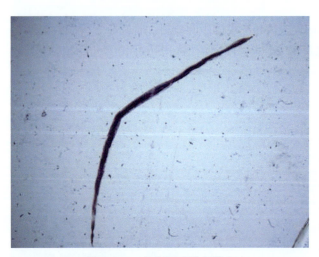

图 4-2-24　结膜吸吮线虫雌虫

细长圆柱形，尾部尖直，大小为（7.9 ~ 20）mm ×（0.3 ~ 0.7）mm

　　结膜吸吮线虫生活史曾长期未明。我国王增贤等于 1989 ~ 1991 年在安徽省本病的流行区先后调查了 737 只冈田绕眼果蝇（*Amiota okadai*），终于在 12 只果蝇体内发现其幼虫，将该幼虫用于犬和兔的眼部感染实验，结果证明冈田绕眼果蝇是本虫的中间宿主。结膜吸吮线虫成虫寄生于人和犬、猫等动物的眼结膜囊内，雌虫（图 4-2-24）在囊内直接产出幼虫，当冈田绕眼果蝇舐吸终宿主眼部分泌物时幼虫被吸入蝇体内，经两次蜕皮发育为感染期幼虫进入蝇头部的口器。当蝇再次舐吸终宿主眼部时感染期幼虫从口器逸出侵入眼部，经 20 天左右发育为成虫。结膜吸吮线虫可引起眼结膜炎症及肉芽肿形成，治疗可用 1% ~ 2% 可卡因或丁卡因溶液滴眼，刺激虫体从眼角爬出。

文献

1. 王增贤 . 结膜吸吮线虫 // 吴观陵主编 . 人体寄生虫学 . 第 3 版 . 北京：人民卫生出版社，2005，713-718.
2. 王增贤，沈继龙 . 结膜吸吮线虫病 // 汤林华，许隆祺，陈颖丹主编 . 中国寄生虫病防治与研究（上）. 北京: 北京科学技术出版社，2012，778-783.

3. Gerald DS，Larry SR. Foundations of Parasitology. 8th ed. New York：McGraw-Hill，2008.

10. 肾膨结线虫　*Dioctophyma renale*

　　肾膨结线虫（*Dioctophyma renale* Stiles，1901）俗称巨肾虫，隶属于膨结目、膨结科、膨结线虫属，主要寄生在犬、水貂等的肾脏及腹腔内。偶尔感染人体引起肾膨结线虫病。国内首个人体感染病例是张森康于 1981 年报道的，4 个患者分别来自湖北、广东和江苏，其后陆续有散发病例报道。

　　肾膨结线虫成虫主要寄生在终宿主的肾脏（图 4-2-25），虫卵随尿排出体外（图 4-2-26），在水中发育为含蚴卵。后者被中间宿主寡毛类环节动物如蛭蚓吞食后，在其肠内孵出 1 期幼虫，穿过肠壁在腹部血管中发育至 3 期幼虫（即感染期幼虫，有分泌的外囊包裹）。当人和其他脊椎动物终宿主吞食含感染期幼虫的中间宿主后，在终宿主的胃或十二指肠内幼虫破囊而出，穿过胃肠壁侵入肾脏或肝脏寄生，蜕皮 2 次发育为成虫。淡水鱼、蛙等作为转续宿主吞食含 3 期幼虫的寡毛类环节动物后，在消化道内幼虫脱囊而出，侵入肠系膜等组织重新结囊，但并不进一步发育，终宿主也可因生食或半生食转续宿主而感染。

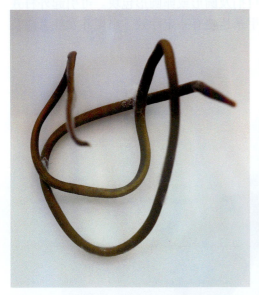

图 4-2-25　肾膨结线虫雌虫

圆柱形，两端略细。大小为（20～100）cm ×
（0.5～1.2）cm

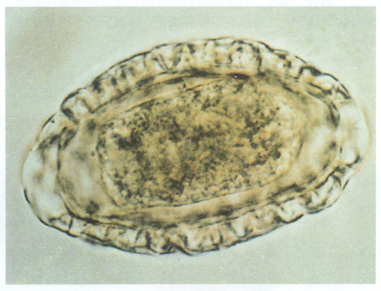

图 4-2-26　肾膨结线虫卵

呈椭圆形，棕黄色，大小为（60～80）μm ×（39～46）μm。卵壳厚，除两端外，
两面有许多明显的小凹陷。卵内含一卵细胞

　　肾膨结线虫病属于人兽共患寄生虫病，主要寄生在多种哺乳动物体内，如水貂、水獭、雪貂、獾、豹、狼、犬、猫、狐等。在欧洲特别是意大利、波兰和北美洲较常见。人体感染病例发现较少，从 1981 年至今国内报道仅 19 例。临床症状主要有肾绞痛、反复血尿、尿频，可并发肾盂肾炎、肾结石、肾功能障碍等。虫体阻塞尿路可引起急性尿毒症。治疗药物有阿苯达唑和噻嘧啶，需多个疗程。虫体寄生于肾盂者需手术取虫。

文献

1. 蒋则孝. 肾膨结线虫 // 吴观陵主编. 人体寄生虫学. 第 3 版. 北京：人民卫生出版社，2005，630-633.
2. 孙凤新. 肾膨结线虫病 // 汤林华，许隆祺，陈颖丹主编. 中国寄生虫病防治与研究（上）. 北京：北京科学技术出版社，2012，770-771.
3. Gockel-Blessing EA. Clinical Parasitology，a Practical Approach. 2nd ed. Philadelphia：Elsevier，2013.

11. 猪巨吻棘头虫　*Macracanthorhynchus hirudinaceus*

　　猪巨吻棘头虫（*Macracanthorhynchus hirudinaceus* Travassos, 1916）属于棘头动物门，是一类介于线虫和绦虫之间的蠕虫，最早是由 Pallas 于 1776 年首先发现。

　　猪巨吻棘头虫的主要终宿主是猪和野猪，成虫在终宿主小肠内以吻突固着在肠壁上寄生（图 4-2-27）。虫卵（图 4-2-28）随粪便排出体外后，在条件合适的土壤中可存活数年。当虫卵被中间宿主甲虫类的幼虫吞食后，在中间宿主小肠内孵出棘头蚴，后者借小钩穿破肠壁进入血腔逐渐发育为感染性棘头体。感染性棘头体可在甲虫类的各个变态阶段（包括幼虫、蛹、成虫）体内寄生，在 2 ~ 3 年内均保持其感染力。当猪等终宿主翻拱泥土吞食含感染性棘头体的甲虫后，在其小肠内逐渐发育为成虫。人因误食含感染性棘头体的甲虫类而感染，但人不是猪巨吻棘头虫的适宜宿主，本虫在人体内很少能发育到成虫期。偶有成虫寄生于人回肠，可引起猪巨吻棘头虫病。

　　猪巨吻棘头虫病是由猪巨吻棘头虫感染所引起的肠道寄生虫病，目前为止国内共报道 363 例。儿童较成年人更喜欢捕食甲虫类，因此患病率较成人更高。猪是本病的主要传染源，鞘翅目昆虫可作为本虫的中间宿主。人感染猪巨吻棘头虫主要与生食甲虫的习惯有密切关系。临床表现有消化不良、食欲减退、乏力、消瘦、腹泻，右下腹或脐周疼痛，在腹部明显压痛处常可扪及圆形或卵圆形包块。可引起外科并发症，如肠穿孔、腹膜炎、腹腔脓肿、肠梗阻等。阿苯达唑、甲苯达唑有一定疗效。出现并发症者应及时手术治疗。

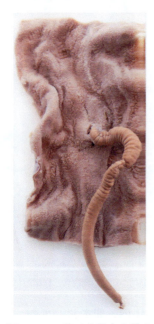

图 4-2-27　猪巨吻棘头虫雄虫
圆柱状，背腹略扁，体表有明显环状横皱褶。
虫体分吻突、颈部和躯干三部分。体长 5 ~
10 cm，尾端有一钟形交合伞

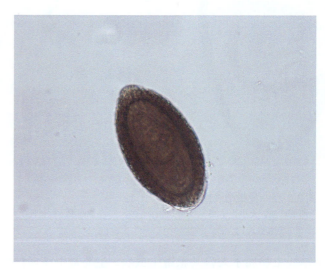

图 4-2-28　猪巨吻棘头虫卵
呈椭圆形，棕褐色，大小为（67 ~ 110）μm ×（40 ~ 65）μm。卵壳厚，
一端明显增厚，闭合不全，呈透明状。卵内含 1 个棘头蚴

　　文献

1. 王翠霞. 猪巨吻棘头虫 // 吴观陵主编. 人体寄生虫学. 第 3 版. 北京：人民卫生出版社，2005，587-594.
2. 赵金红，李朝品. 棘头虫病 // 汤林华，许隆祺，陈颖丹主编. 中国寄生虫病防治与研究（上）. 北京：北京科学技术出版社，
   2012，799-801.

12. 东方毛圆线虫　*Trichostrongylus orientalis*

　　毛圆线虫（*Trichostrongylus*）隶属于圆线目、毛圆科、毛圆线虫属，是一类动物消化道寄生虫，在我国最常见的是东方毛圆线虫（*Trichostrongylus orientalis* Jimbo，1914）主要寄生于绵羊、骆驼、兔、豪猪等食草动物的消化道内，偶尔可寄生于人体。

　　东方毛圆线虫成虫在终宿主的胃和小肠内寄生，产出的虫卵排出体外（图4-2-29），在适宜温度和湿度的土壤中孵出杆状蚴，后者蜕皮2次发育为丝状蚴（感染期幼虫）。丝状蚴经皮肤感染人体，进入附近小静脉或淋巴管后随血流至右心、肺，沿支气管、气管上行至咽部，然后随宿主吞咽活动到达小肠，蜕皮2次发育为成虫；也可因生食被丝状蚴污染的蔬菜、饮用含丝状蚴的生水等经口感染本病，丝状蚴直接在小肠侵入肠黏膜发育数日后返回肠腔发育为成虫。

　　东方毛圆线虫病在全世界散在分布，主要流行在农牧地区。据2001～2004年第二次全国人体寄生虫病调查显示，14个省（区、市）共有86个病例报告。

　　东方毛圆线虫病的临床特征为腹痛、贫血及由虫体代谢产物引起的毒性反应。本虫常与钩虫混合感染。防治原则同钩虫病。

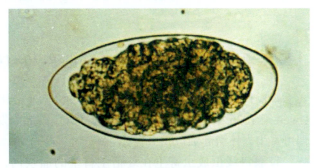

图4-2-29　东方毛圆线虫卵
呈长圆形，大小为（80～100）μm×（40～47）μm，一端较尖，一端较钝，虫卵长径为横径的两倍以上，横径最宽处偏于钝端。虫卵无色透明，卵壳薄，内含10～20个卵细胞，与卵壳间有明显空隙

文献

1. 刘宜升，吴中兴，王兴振.毛圆线虫//吴观陵主编.人体寄生虫学.第3版.北京：人民卫生出版社，2005，638-640.
2. 王增贤.毛圆线虫病//汤林华，许隆祺，陈颖丹主编.中国寄生虫病防治与研究（上）.北京：北京科学技术出版社，2012，786-792.
3. Gockel-Blessing EA. Clinical Parasitology，a Practical Approach. 2nd ed. Philadelphia：Elsevier，2013.

13. 美丽筒线虫　*Gongylonema pulchrum*

　　美丽筒线虫（*Gongylonema pulchrum* Molin，1857）隶属于旋尾目、筒线科、筒线虫属，该属共有34个种，其中仅美丽筒线虫可寄生人体。最早人体感染病例是1850年由Leidy在美国费城发现。美丽筒线虫成虫主要寄生在反刍动物和猪、羊、马等终宿主动物的口腔和食道黏膜下层，产出的虫卵经溃烂的黏膜处进入消化道随粪便排出体外。虫卵（图4-2-30）被中间宿主粪甲虫或蟑螂等吞食后在其消化道内孵出幼虫，后者穿过肠壁在血体腔中成囊，变为感染期幼虫。幼虫一般在中间宿主体内越冬，次年夏天被终宿主吞食后在其胃里幼虫破囊而出，侵入胃或十二指肠黏膜内，逐渐向上潜行直至食管、咽或口腔等处黏膜内寄生，发育为成虫。成虫寿命约1年左右。

　　美丽筒线虫在动物中的感染十分常见，但人体感染较少见，通常是因误食各种被中间宿主污染的食物或饮水而被感染。少数患者因直接食用蝗虫、螳螂及各种甲虫而被感染。2000年至今，我国报告

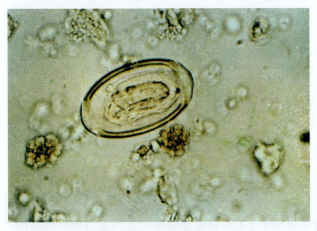

图4-2-30　美丽筒线虫卵
呈椭圆形，两端较钝，表面光滑，大小为（50～70）μm×（25～42）μm，壳厚而透明

的病例有 10 例，主要散见于长江以北，以农牧民感染多见。虫体的快速移动可使患者口腔黏膜产生痒感、刺痛麻木感以及虫样蠕动感等症状。治疗可用手术取出虫体。

▎文献

1. 陈兴保 . 美丽筒线虫 // 吴观陵主编 . 人体寄生虫学 . 第 3 版 . 北京：人民卫生出版社，2005，696-701.
2. 赵金红，李朝品 . 美丽筒线虫病 // 汤林华，许隆祺，陈颖丹主编 . 中国寄生虫病防治与研究（上）. 北京：北京科学技术出版社，2012，775-777.
3. Gockel-Blessing EA. Clinical Parasitology，a Practical Approach. 2nd ed. Philadelphia：Elsevier，2013.
4. Gerald DS，Larry SR. Foundations of Parasitology. 8th ed. New York：McGraw-Hill，2008.

14. 棘颚口线虫　*Gnathostoma spinigerum*

棘颚口线虫（*Gnathostoma spinigerum* Owen，1836）隶属于旋尾目、颚口科、颚口线虫属，最早是由 Owen 于 1836 年在英国伦敦动物园的虎胃壁肿瘤中发现的，是犬、猫、虎、狮、豹等动物的常见寄生虫，偶可寄生人体引起颚口线虫病。

棘颚口线虫成虫寄生在终宿主胃壁的瘤块内，产出的虫卵随宿主粪便排出体外（图 4-2-31），在 27℃左右水中经约 1 周时间孵出幼虫。幼虫被第一中间宿主剑水蚤吞食后穿过肠壁进入血体腔，7 ~ 10 天后发育为 2 期幼虫。此时剑水蚤被第二中间宿主淡水鱼类吞食后，幼虫经肠壁移行至肌肉，约 1 个月后形成外有囊壁包裹的 3 期幼虫。人、犬、猫等终宿主吞食感染的淡水鱼类后，3 期幼虫在胃中脱囊，幼虫穿过肠壁经肝脏移行至肌肉或组织中，最后到达胃壁发育为成虫，同时形成瘤块。一般每个宿主胃壁上有一个瘤块，每个瘤块都有小孔与胃腔相通，其内寄生 1 ~ 2 条成虫。

棘颚口线虫病主要分布在亚洲，在日本和泰国流行严重，主要因生食或半生食淡水鱼而引起。在我国，到 2008 年为止共报道感染病例 57 例。棘颚口线虫病的病变主要是由于虫体在移行时对全身各处，特别是皮肤、皮下组织及肌肉的损害。可在寄生部位形成以脓肿为中心的结节型损坏。治疗主要采取手术取虫。阿苯达唑、伊维菌素等药有一定疗效。

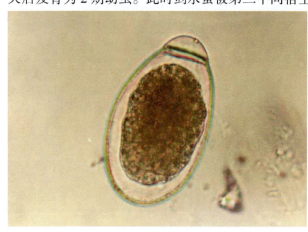

图 4-2-31　棘颚口线虫卵

呈椭圆形，大小为（62 ~ 79）μm×（36 ~ 42）μm，表面粗糙不平，一端有帽状突起。棕黄色，透明，内含 1 ~ 2 个卵细胞

▎文献

1. 陈兴保 . 颚口线虫 // 吴观陵主编 . 人体寄生虫学 . 第 3 版 . 北京：人民卫生出版社，2005，701-711.
2. 陈宝建，李莉莎 . 颚口线虫病 // 汤林华，许隆祺，陈颖丹主编 . 中国寄生虫病防治与研究（上）. 北京：北京科学技术出版社，2012，762-769.
3. Gerald DS，Larry SR. Foundations of Parasitology. 8th ed. New York：McGraw-Hill，2008.

15. 艾氏小杆线虫　*Rhabditis axei*

艾氏小杆线虫（*Rhabditis axei* Dougherty，1955）隶属于小杆目、小杆科、小杆线虫属，又名艾氏同杆线虫或艾氏同小杆线虫，是一种自生生活的线虫，偶尔可寄生人体。成虫主要生活在污水或腐败植物中，雌雄交配后产卵（图 4-2-32），虫卵孵出杆状蚴，逐渐蜕皮发育为成虫（图 4-2-33）。人可因误食幼虫经口和消化道而感染，或因在污水中活动时幼虫经泌尿系统上行感染。

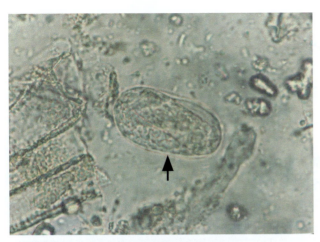

图 4-2-32　艾氏小杆线虫卵

呈长椭圆形，无色透明，大小约为（48～52）μm×（28～32）μm，卵
壳薄而光滑，内含一线形幼虫，与卵壳之间有明显间隙

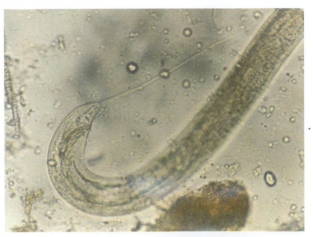

图 4-2-33　艾氏小杆线虫雄虫

长约 1.2 mm，体态纤细，体表光滑乳白色，尾部极尖细而长

　　自 1950 年冯兰洲等首次报告 2 例人体感染后，到 2001 年 8 月为止全国共报告病例 25 例，其中从尿内检出虫体 11 例，从粪便检出虫体 14 例，1988～1992 年全国人体寄生虫分布调查中共发现感染者 121 例，病例与感染者合计全国共发现 146 例，分布在 16 个省（区、市）。国外在日本、墨西哥和以色列也有病例报告。

　　人被艾氏小杆线虫感染，临床症状主要有腹痛、腹泻等消化道症状，发热、腰痛、血尿、尿频、尿急、尿痛等泌尿系统感染症状等。治疗药物有阿苯达唑、甲苯达唑等。

文献

1. 崔晶，王运章. 艾氏小杆线虫 // 吴观陵主编. 人体寄生虫学. 第 3 版. 北京：人民卫生出版社，2005：637-638.
2. Gockel-Blessing EA. Clinical Parasitology，a Practical Approach. 2nd ed. Philadelphia：Elsevier，2013.
3. Gerald DS，Larry SR. Foundations of Parasitology. 8th ed. New York：McGraw-Hill，2008.

三、医 学 吸 虫

1. 华支睾吸虫 *Clonorchis sinensis*

华支睾吸虫（*Clonorchis sinensis* Looss，1907）简称肝吸虫。隶属于后睾科，支睾属，成虫寄生在人肝胆管内，引起华支睾吸虫病。1874 年在印度加尔各答解剖一华侨尸体时，在其肝脏和胆管内首先发现本虫。Mc Connel 于 1878 年首次报道一香港厨师感染华支睾吸虫。1956 年在广州出土的明代古尸体内发现华支睾吸虫卵，之后分别在汉代、宋代、清代的古尸体内发现其虫卵。证明华支睾吸虫病的流行在我国至少有 2300 多年的历史。

华支睾吸虫病主要分布在亚洲，包括中国、日本、朝鲜和越南等东南亚国家均有流行。我国除青海、宁夏、内蒙古、西藏未见报道外，其余 27 个省、市、自治区均有发现或流行。据 2001 ~ 2004 年第二次全国人体寄生虫病调查显示，流行区平均感染率为 2.4%，较第一次调查上升了 75%，其中感染率最高的是广东（17.48%），其次是广西（9.44%）和黑龙江（4.54%）。

华支睾吸虫成虫（图 4-3-1）寄生在人和犬、猫、猪等哺乳动物终宿主的肝胆管内，寄生数量多时也可在胆囊和胰腺管内寄生。成虫产卵随粪便排出体外（图 4-3-2），必须入水才能进一步发育。在水中被第一中间宿主淡水螺类吞食后，在螺消化道内孵出毛蚴，毛蚴穿过肠壁在肝脏内发育为胞蚴，后者经分裂繁殖发育为大量雷蚴。雷蚴继续分裂发育为众多尾蚴，尾蚴成熟后逸出螺体，遇到第二中间宿主淡水鱼、虾后主动侵入其肌肉组织逐渐发育为囊蚴。当终宿主食入含活囊蚴的鱼、虾类后，囊蚴在十二指肠内孵出童虫，沿胆总管逆行进入肝内胆管发育为成虫。此外，童虫也可穿过肠壁到达肝脏，进入肝内胆管寄生。成虫在人体内寿命可达 20 ~ 30 年。

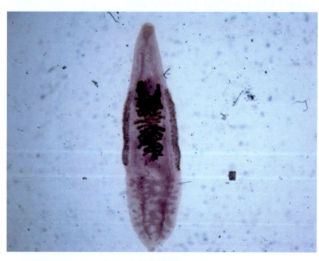

图 4-3-1　华支睾吸虫成虫

虫体扁平，体形狭长，前端稍窄，后端钝圆，状似葵花籽，体表无棘。成虫大小为（10 ~ 25）mm ×（3 ~ 5）mm，虫体前端有一个口吸盘，虫体前 1/5 处有一个腹吸盘，口吸盘比腹吸盘略大。口位于口吸盘中央，咽呈球形，食管短，其后为肠支。肠支分左右两支，末端为盲端。睾丸一对，排列于虫体后 1/3 处，呈分枝状；卵巢一个，分叶状，位于睾丸之前；受精囊在卵巢与睾丸之间。子宫较大，盘绕于虫体中部，卵黄腺呈滤泡样分布于虫体的两侧

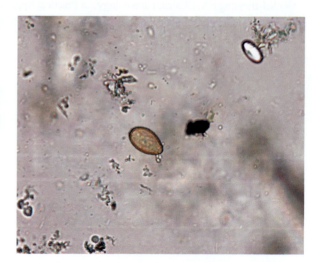

图 4-3-2　华支睾吸虫卵

形似芝麻，淡黄褐色，一端较窄有卵盖，卵盖周围卵壳增厚形成肩峰，另一端有小疣。卵甚小，大小为（27 ~ 35）μm ×（12 ~ 20）μm。卵内含有一毛蚴

华支睾吸虫病是一种人畜共患病，保虫宿主众多，除猫、犬、猪等常见家养动物外，有约 32 种野生哺乳动物和几种禽类也可被感染。华支睾吸虫病的主要传染源是感染华支睾吸虫的哺乳动物（猫、犬、猪等）

和人。因进食未煮熟而含有华支睾吸虫囊蚴的淡水鱼或虾而感染。临床特征为精神不振、上腹隐痛、腹泻、肝肿大等，严重者可发生胆管炎、胆石症及肝硬化等并发症，感染严重的儿童常有营养不良和发育障碍。治疗药物有吡喹酮和阿苯达唑。

文献

1. 崔晶，王运章. 华支睾吸虫 // 吴观陵主编. 人体寄生虫学. 第3版. 北京：人民卫生出版社，2005，448-464.
2. 方悦怡. 华支睾吸虫病 // 汤林华，许隆祺，陈颖丹主编. 中国寄生虫病防治与研究（上）. 北京：北京科学技术出版社，2012，375-399.
3. Gerald DS，Larry SR. Foundations of Parasitology. 8th ed. New York：McGraw-Hill，2008.

2. 布氏姜片吸虫 *Fasciolopsis buski*

　　布氏姜片吸虫（*Fasciolopsis buski* Odhner，1902）简称姜片虫，隶属于片形科、姜片属，是寄生于人、猪小肠内的一种大型吸虫，引起姜片虫病。1843年Buski首先在伦敦海洋医院一具印度水手尸体的十二指肠内发现本虫。我国早在1600年前的东晋时期就有关于布氏姜片吸虫的记载。1960年在广州出土了两具1513年的明代干尸，在其粪便中发现大量姜片虫卵，证明姜片虫病在我国至少已流行了480多年。

　　姜片虫成虫（图4-3-3）寄生在终宿主人和猪小肠上段，虫卵随粪便排入水中，雌虫日均产卵15 000～25 000个（图4-3-4）。在水中适宜条件下孵出毛蚴，可主动侵入中间宿主扁卷螺体内，在淋巴间隙中发育，经胞蚴、母雷蚴、子雷蚴阶段形成许多尾蚴自螺体逸出。尾蚴活动范围不大，吸附在附近的媒介水生植物上，分泌成囊物质结成囊蚴。囊蚴被终宿主吞食后在十二指肠内孵出童虫，吸附于肠壁上逐渐发育为成虫。成虫寿命在人体内最长可达4年半。

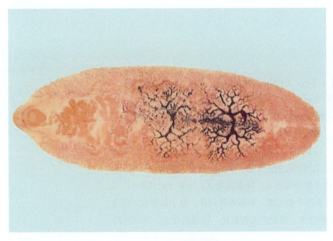

图4-3-3　姜片虫成虫

硕大肥厚，椭圆形，背腹扁平，前窄后宽。大小为（20～75）mm×（8～20）mm，体表有皮棘。虫体前端口腹吸盘相距很近，口吸盘亚顶位，腹吸盘呈漏斗状，较口吸盘大4～5倍，肉眼可见。肠支呈波浪状弯曲。睾丸一对，高度分支如珊瑚样前后排列于虫体后方。卵巢位于虫体中部稍前方，子宫盘曲在腹吸盘和卵巢之间。卵黄腺发达分布于虫体两侧

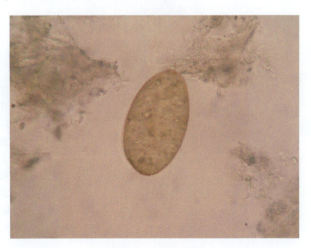

图4-3-4　姜片虫卵

呈椭圆形，大小为（130～140）μm×（80～85）μm，淡黄色，壳薄而均匀，一端有一不明显的卵盖。卵内含一个卵细胞和20～40个卵黄细胞

　　姜片虫病流行于亚洲的中国、泰国、缅甸、菲律宾、马来西亚等国，在我国已发现有17个省（区、市）有人或猪的姜片虫病流行。粪便污染水源是本病流行的最重要因素，在我国农村，以人、猪粪便作为肥料施肥，导致虫卵进入水田、沟渠、池塘等，加上中间宿主扁卷螺的普遍存在和媒介水生植物如水红菱、荸荠、茭白等的大量种植，极易造成姜片虫病的广泛流行。人因生食媒介水生植物或饮入含活囊蚴的生水而感染本病。与20世纪90年代相比，随着农村城镇化和生态环境的改变，姜片虫病的流行区明显缩小，人群感染率明显下降。

姜片虫病是由布氏姜片吸虫寄生于人、猪小肠内所致的人畜共患寄生虫病。患者和受感染的猪为主要传染源。人因生食含囊蚴的水生植物或饮入含囊蚴的生水而感染本病。临床表现为腹痛、腹泻、消化功能紊乱。治疗药物有吡喹酮和硫氯酚。

文献

1. 高隆生，章子豪.布氏姜片吸虫 // 吴观陵主编.人体寄生虫学.第 3 版.北京：人民卫生出版社，2005，397-405.
2. 李礼，闻礼永.布氏姜片吸虫病 // 汤林华，许隆祺，陈颖丹主编.中国寄生虫病防治与研究(上).北京：北京科学技术出版社，2012，430-436.
3. Gerald DS，Larry SR. Foundations of Parasitology. 8th ed. New York：McGraw-Hill，2008.

3. 肝片形吸虫　*Fasciola hepatica*

肝片形吸虫（*Fasciola hepatica* Linn，1758）隶属于片形科、片形属，是牛羊等哺乳动物肝脏胆管内常见的大型吸虫，人偶被感染，引起肝片形吸虫病。成虫寄生在上述终宿主的肝胆管内，产出的虫卵随胆汁流入小肠，后随粪便排入水中。雌虫日均产卵约 20 000 个，虫卵在水中孵出毛蚴，侵入中间宿主椎实螺体内，经胞蚴和雷蚴阶段的发育分裂繁殖为大量尾蚴逸出螺体。尾蚴附着在水草等水生植物表面结成囊蚴，囊蚴被终宿主吞食后，在十二指肠童虫脱囊而出，穿过肠壁经腹腔进入肝脏内胆管寄生，逐渐发育为成虫（图 4-3-5）。部分童虫可在移行过程中进入其他器官如肺、脑、皮下等处异位寄生造成损害。在人体内成虫寿命达 12 ~ 13 年。

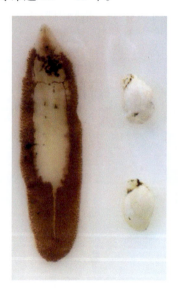

图 4-3-5　肝片形吸虫及其中间宿主椎实螺
肝片形吸虫成虫硕大肥厚，背腹扁平，叶片状，大小为（20 ~ 50）mm×15mm。虫体前端有一头锥，其顶部有一口吸盘，腹吸盘稍大，位于头锥基部水平。肠支上有许多侧小分支。卵巢小，分支细，位于腹吸盘后方的右侧。在卵巢与腹吸盘之间为盘曲的子宫。睾丸一对，分支细，前后排列于虫体中部卵巢后方。卵黄腺发达，分布于虫体两侧。虫体右侧可见两个椎实螺，本螺雌雄同体，形小如椎实，壳薄，暗色，半透明。螺旋部尖而低矮，体螺层颇大，壳口宽阔

肝片形吸虫病呈全世界散发分布，欧、亚、非、美洲都有本病的流行。如埃及尼罗河三角洲地区，调查者曾粪检 547 人，感染率达 7.3%。在我国已有 19 个省（区、市）报道人体感染的病例，人群感染率为 0.002% ~ 0.171%，以甘肃省的感染率最高。肝片形吸虫的保虫宿主众多，在食草动物中流行普遍。据调查家畜中以牛和羊的感染率最高，达 20% ~ 60%。人因生食水生植物如水田芹等或饮入含活囊蚴的生水而感染，迄今为止全国共发现患者 200 余例。

肝片形吸虫病是由肝片吸虫寄生于人、牛羊及其他哺乳动物胆管内所致人畜共患寄生虫，临床表现主要有乏力、食欲不佳、腹痛、腹胀、消瘦、肝脏肿大、胆汁淤积；重度感染者可发生胆囊炎、胆管炎、胆石症，甚至肝硬化。治疗药物有硫氯酚、吡喹酮和阿苯达唑。有胆道梗阻者需行手术治疗。

文献

1. 沈继龙.肝片形吸虫 // 吴观陵主编.人体寄生虫学.第 3 版.北京：人民卫生出版社，2005，389-395.
2. 臧炜.片形吸虫病 // 汤林华，许隆祺，陈颖丹主编.中国寄生虫病防治与研究(上).北京：北京科学技术出版社，

2012，412-421.

3. Gockel-Blessing EA. Clinical Parasitology，a Practical Approach. 2nd ed. Philadelphia：Elsevier，2013.

4. 血吸虫 *Schistosome*

血吸虫（*Schistosome*）即裂体吸虫，隶属于裂体科、裂体属，成虫寄生在人和其他哺乳动物的静脉内，引起的血吸虫病（schistosomiasis）是世界上对人类危害最严重的寄生虫病之一。血吸虫种类繁多，能感染人体的有 19 种，但最常见的主要是日本血吸虫（*S. japonicum* Katsurada，1904）、埃及血吸虫（*S. haematobium* Bilharz，1852）和曼氏血吸虫（*S. mansoni* Sambon，1907）3 种，我国只有日本血吸虫病流行。20 世纪 70 年代，在湖南长沙马王堆出土的西汉女尸及湖北江陵出土的西汉男尸的直肠和肝脏内均发现有日本血吸虫卵，证明我国在 2100 年前已有本病流行。1905 年，Catto 在新加坡解剖一福建华侨尸体时在其肠系膜静脉中首次发现日本血吸虫成虫，同年 Logan 于湖南一渔民粪便中发现了日本血吸虫虫卵，是我国日本血吸虫病的首例确诊病例。

日本血吸虫成虫（图 4-3-6）寄生于人和其他哺乳动物终宿主的门脉 - 肠系膜静脉系统内，雌虫在肠系膜静脉末梢内产卵（图 4-3-7），部分虫卵沉积在肠壁，部分虫卵随门静脉系统回流到肝门静脉并沉积在肝脏中。沉积在肠壁的虫卵发育成熟后，其内的毛蚴分泌物可透过卵壳引起周围组织的炎症坏死，在肠蠕动、血流压力等作用下随破溃的黏膜掉入肠腔，随粪便排出体外，剩余不能排出的虫卵沉积在肝、肠等组织中逐渐钙化死亡。虫卵入水后在一定条件下（温度 10 ~ 30℃、清水）孵化出毛蚴，后者在水中遇到中间宿主钉螺后主动侵入其体内，经母胞蚴、子胞蚴的分裂繁殖阶段发育为尾蚴（图 4-3-8、图 4-3-9）。尾蚴逸出螺体后主要分布在水的表层，若遇到终宿主，可主动钻入皮肤发育为童虫。童虫进入小静脉或淋巴管，经血流或淋巴液回流至右心、肺，再由左心进入体循环，最后到达肠系膜动脉的童虫可穿过毛细血管网进入肝门静脉。童虫在此发育到雌雄合抱阶段，再移行到肠系膜静脉及直肠静脉定居发育为成虫。曼氏和埃及血吸虫生活史与日本血吸虫相似，主要不同在于曼氏血吸虫成虫寄生在肠系膜小静脉和痔静脉丛，虫卵随粪便排出体外，也可沉积在肠壁和肝脏，中间宿主是双脐螺。埃及血吸虫成虫寄生在膀胱静脉丛和骨盆静脉丛等，虫卵随尿排出体外，也可沉积在膀胱及生殖器官，中间宿主是水泡螺（图 4-3-10、图 4-3-11）。

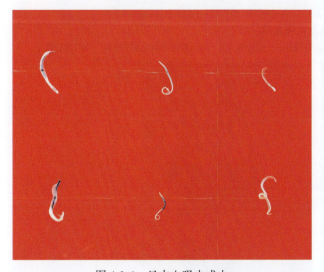

图 4-3-6 日本血吸虫成虫

虫体呈圆柱形，外观似线虫。口、腹吸盘位于虫体前端。雄虫大小为（10 ~ 20）mm ×（0.5 ~ 0.55）mm，乳白色，背腹扁平，自腹吸盘以下虫体两侧向腹面卷曲形成抱雌沟。雌虫圆柱形，前细后粗，呈灰褐色，大小为（12 ~ 28）mm ×（0.1 ~ 0.3）mm，居留于抱雌沟内与雄虫合抱

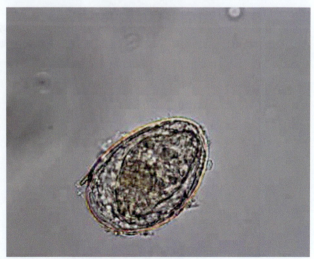

图 4-3-7 日本血吸虫卵

大小为 89 μm × 67 μm，淡黄色，椭圆形，卵壳厚薄均匀，无卵盖。卵壳一侧有小棘，表面附有宿主组织残留物。卵内含毛蚴，在毛蚴和卵壳间可见大小不等的圆形或椭圆形的油滴状毛蚴分泌物

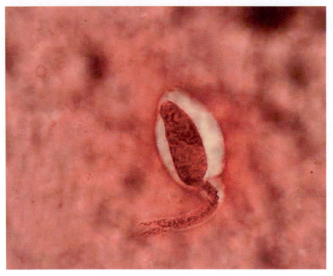

图 4-3-8　日本血吸虫尾蚴
呈梨形，周身被有纤毛，前端有一锥形的顶突，平均大小为 99 μm×35 μm

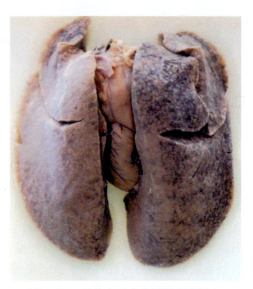

图 4-3-9　日本血吸虫卵沉积在兔肺上
两个肺叶明显硬化变形，表面可见大量黄褐色虫卵肉
芽肿或结节

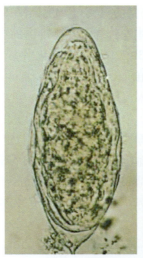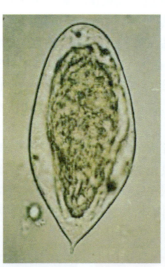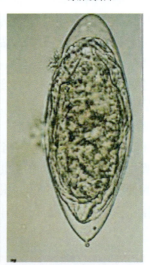

图 4-3-10　埃及血吸虫卵
大小为（112 ~ 182）μm×（45 ~ 73）μm，黄褐色，无卵盖，壳薄，纺锤形，一端钝圆，另一端呈锥形逐渐成尖的终刺。卵内含毛蚴

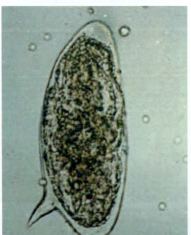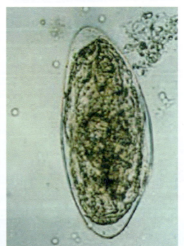

图 4-3-11　曼氏血吸虫卵
大小为（83 ~ 187）μm×（40 ~ 73）μm，淡黄色，长椭圆形，卵壳表面较粗糙，无卵盖，侧刺较长，有侧刺的一侧比对侧弯曲度大，卵内含毛蚴

  日本血吸虫、曼氏血吸虫和埃及血吸虫是世界上 3 种主要的血吸虫，流行于 74 个国家和地区，全球估计有 1.93 亿人感染，6.52 亿人受感染威胁。其中曼氏血吸虫病主要分布在非洲和拉丁美洲，埃及血吸虫病主要分布在非洲和亚洲。日本血吸虫病仅流行于亚洲，但日本已消灭该病，目前仅在中国、菲律宾及印度尼西亚流行。在我国，到 2010 年，广东、上海、浙江、福建和广西已达到消灭血吸虫病标准，四川、云南和江苏达到基本消灭血吸虫病标准，安徽、江西、湖北、湖南达到疫情控制标准。全国估计血吸虫病病人 325 824 人。与 20 世纪 90 年代相比，血吸虫病防治取得了显著效果，疫情控制达到了历史最低水平。本病的主要传染源是病人和病牛，传播途径是终宿主粪便中虫卵入水，孵出毛蚴后侵入中间宿主钉螺体内发育为尾蚴，人因接触含活尾蚴的疫水经皮肤而感染。

  日本血吸虫病是日本血吸虫寄生于门静脉系统引起的疾病。由皮肤接触含尾蚴的疫水而感染。主要病变为虫卵沉积于肠道和肝脏等组织而引起的虫卵肉芽肿。急性期患者有发热、腹痛、腹泻或脓血便，肝大与压痛，血中嗜酸性粒细胞显著增多。慢性期以肝脾大或慢性腹泻为主。晚期则以门静脉周围纤维化病变为主，可发展为肝硬化、巨脾与腹水。有时可发生血吸虫病异位损害。曼氏血吸虫病与日本血吸虫病临床症状相似但较轻。埃及血吸虫病是由埃及血吸虫寄生在膀胱静脉和盆腔静脉丛所引起。临床上有终末血尿、膀胱刺激与尿路梗阻等症状。治疗药物是吡喹酮。

文献

1. 吴忠道，余新炳 . 血吸虫 // 吴观陵主编 . 人体寄生虫学 . 第 3 版 . 北京：人民卫生出版社，2005，312-386.
2. 茹炜炜，黄轶昕，洪青标等 . 血吸虫病 // 汤林华，许隆祺，陈颖丹主编 . 中国寄生虫病防治与研究（上）. 北京：北京科学技术出版社，2012，265-356.
3. Gockel-Blessing EA. Clinical Parasitology，a Practical Approach. 2nd ed. Philadelphia：Elsevier，2013.
4. Gerald DS，Larry SR. Foundations of Parasitology. 8th ed. New York：McGraw-Hill，2008.

四、医学绦虫

1. 曼氏迭宫绦虫 *Spirometra mansoni*

曼 氏 迭 宫 绦 虫（*Spirometra mansoni* Joyeux et Houdemer，1928）隶属于假叶目、裂头科、迭宫属，成虫（图4-4-1）罕见寄生人体，但中绦期幼虫裂头蚴（图4-4-2）可在人体寄生引起曼氏裂头蚴病。Manson于1882年在我国厦门一男尸腹膜下筋膜内发现裂头蚴，是我国和世界上的首个病例。

曼氏迭宫绦虫成虫寄生在终宿主猫、虎、豹等猫科动物和犬的小肠内，人并不是曼氏迭宫绦虫（图4-4-3）的正常终宿主，因此曼氏迭宫绦虫成虫感染人体十分罕见。国外仅有日本、苏联等少数国家报道过，我国成虫寄生人体的报道有约21例。裂头蚴病在全世界分布广泛，东亚、东南亚的朝鲜、日本、印度尼西亚、越南等国多见。我国裂头蚴病则有近千例报道。人体感染裂头蚴病的途径主要有：①裂头蚴或原尾蚴经皮肤或黏膜侵入；②误食裂头蚴或原尾蚴。曼氏裂头蚴病的临床类型包括：眼裂头蚴病、皮下裂头蚴病、口腔颌面部裂头蚴病、脑裂头蚴病和内脏裂头蚴病。成虫感染可用吡喹酮、阿苯达唑等药驱除。裂头蚴主要靠手术摘除。

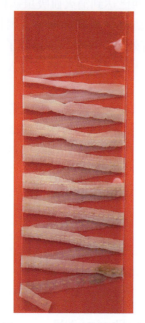

图 4-4-1 曼氏迭宫绦虫成虫

大小为（60～100）cm×（0.5～0.6）cm，虫体分头节、颈部和链体三部分。头节细小呈指状，其背、腹面各有一条纵行的吸槽，颈部细长。链体有节片约1000个，节片宽度均大于长度，但远端节片长宽几乎相等。成节和孕节的结构基本相似，肉眼可见每个节片中间凸起的子宫

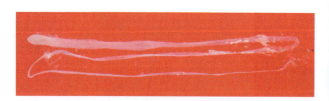

图 4-4-2 曼氏裂头蚴

曼氏迭宫绦虫裂头蚴为长带形，白色，大小约为300 mm×0.7 mm，头端膨大，中央有一明显凹陷，体不分节，但具不规则横皱褶，后端呈钝圆形

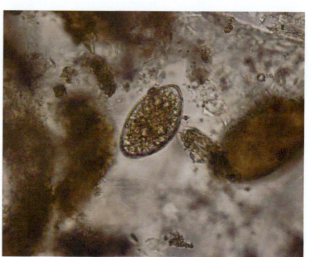

图 4-4-3 曼氏迭宫绦虫卵

曼氏迭宫绦虫卵呈椭圆形，两端稍尖，大小为（52～76）μm×（31～44）μm。浅灰褐色，卵壳较薄，一端有卵盖，内有一个卵细胞和若干个卵黄细胞

文献

1.许世锷，金立群.曼氏迭宫绦虫 // 吴观陵主编.人体寄生虫学.第3版.北京：人民卫生出版社，2005，571-582.

2.金立群,许世锷.曼氏裂头蚴病//汤林华,许隆祺,陈颖丹主编.中国寄生虫病防治与研究(上).北京:北京科学技术出版社,2012,566-574.

2. 阔节裂头绦虫 *Diphyllobothrium latum*

阔节裂头绦虫（*Diphyllobothrium latum* Linnaeus，1758）隶属于假叶目、裂头科、裂头属，成虫主要寄生于终宿主犬科食肉动物和人的小肠内，虫卵（图 4-4-4）随粪便排出体外，在水中孵出钩球蚴。钩球蚴被第一中间宿主剑水蚤吞食后在其体内发育为原尾蚴。当含原尾蚴的剑水蚤被第二中间宿主淡水鱼吞食后在鱼体内发育为裂头蚴。裂头蚴可随鱼卵排出，部分肉食性鱼类可通过捕食小型鱼类和鱼卵而感染裂头蚴。当人生食、半生食鱼类时裂头蚴进入人体附着在小肠壁上逐渐发育为成虫。成虫在人体肠内寄生部位不引起特殊病理变化，多数感染者无明显症状，可仅有疲倦、乏力、腹泻或便秘以及饥饿感、嗜食盐等轻微症状，但有时虫体可扭结成团，导致肠道、胆道口阻塞。阔节裂头绦虫病可并发绦虫性贫血。驱虫药物有吡喹酮和阿苯达唑。

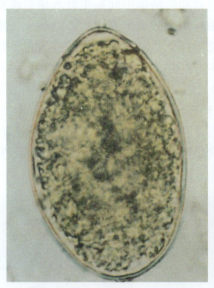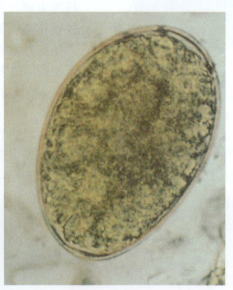

图 4-4-4　阔节裂头绦虫卵

近卵圆形，大小为（55 ~ 76）μm ×（41 ~ 56）μm，呈浅灰褐色，卵壳较厚，一端有明显的卵盖，另一端有一小棘；卵内胚胎已开始发育

阔节裂头绦虫病分布于欧、美、亚洲的温带和亚寒带地区，以苏联病人最多。但人群中感染率最高的是加拿大的因纽特人，感染率高达83%。我国仅在黑龙江省和台湾省的本地人及北京、上海等地的外出归国人员中有 10 余例报道。人主要因生食或半生食含裂头蚴的鱼和鱼卵，如腌鱼、熏鱼、果汁浸鱼等而感染。

文献

1.许世锷,金立群.阔节裂头绦虫//吴观陵主编.人体寄生虫学.第 3 版.北京：人民卫生出版社,2005,582-586.
2.金立群,许世锷.阔节裂头绦虫病//汤林华,许隆祺,陈颖丹主编.中国寄生虫病防治与研究（上）.北京:北京科学技术出版社,2012,574-575.
3. Gockel-Blessing EA. Clinical Parasitology, a Practical Approach. 2nd ed. Philadelphia：Elsevier, 2013.

3. 猪带绦虫和牛带绦虫 *Taenia solium*

猪带绦虫又名链状带绦虫（*Taenia solium* Linnaeus，1758），有钩绦虫；牛带绦虫又名肥胖带绦虫（*T.*

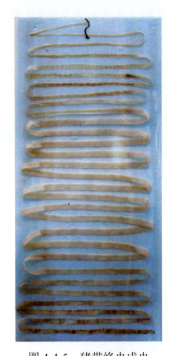

图 4-4-5　猪带绦虫成虫

乳白色、带状，长 2 ~ 4 m，虫体分头节、颈部和链体
三部分。头节近似球形，上有 4 个吸盘和一个顶突，顶
突周围有 2 圈小钩。颈部纤细。链体具有 700 ~ 1000
个节片，前段为幼节，外形短宽；中段为成节近方形；
末段孕节最大为长方形

saginata Goeze，1782），无钩绦虫。两者都隶属于圆叶目、带科、带属，引起的带绦虫病是世界性的食源性寄生虫病。由于可从粪便中排出肉眼可见的白色节片，带绦虫病在国内外都是最早被人类记录的寄生虫病，在古埃及、古印度和中国的古文献中都有相关的记载。公元 217 年的《金匮要略》中就有关于"白虫"的记载，公元 610 年的《诸病源候论》中将带绦虫称为"寸白虫"，并提出"炙食肉类而传染"的观点。从湖北江陵县凤凰山汉墓男尸体内曾发现带绦虫卵，证明在公元前 167 年我国已有带绦虫病流行。

　　猪带绦虫成虫（图 4-4-5）寄生于终宿主人的小肠上段，以头节（图 4-4-6）上的吸盘和小钩固着在肠壁上。虫体（图 4-4-7）后端的孕节（图 4-4-8）常单独或 5 ~ 6 节相连的脱落，随粪便排出体外。脱落的孕节在外界仍有一定活动力，受压破裂后可排出虫卵。当猪和野猪等中间宿主食入孕节或虫卵后，虫卵的胚膜在消化液作用下破裂，卵内六钩蚴在十二指肠内孵出，钻入肠壁经血液循环到达猪体内各处发育为囊尾蚴寄生。囊尾蚴寄生的部位多是血供丰富的肌肉如股内侧肌、深腰肌、肩胛肌、咬肌、膈肌等处。人因误食含活囊尾蚴的猪肉（俗称"米猪肉"）而感染，囊尾蚴进入人体后在消化液作用下，于小肠处翻出头节，吸附在肠壁上，经 2 ~ 3 个月发育为成虫，其寿命可达 25 年以上。人若误食猪带绦虫的虫卵也可作为中间宿主而感染猪囊虫病，在人体内的生活史与猪体内相似，囊尾蚴可寄生在皮下、肌肉、脑、眼等处。

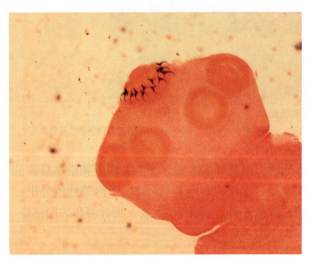

图 4-4-6　猪带绦虫头节

近似球形，细小，有 4 个杯状吸盘，顶部中央隆起为顶突，其周围有
25 ~ 50 个小钩，排列成内外两圈，内圈的钩较大，外圈的钩较小

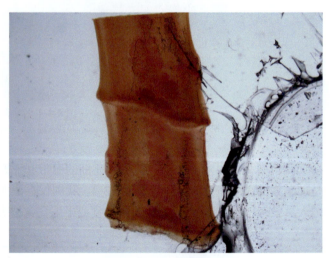

图 4-4-7　猪带绦虫成节

呈正方形，内含成熟的雌、雄性生殖器官各一套。睾丸呈滤泡状，150 ~
200 个，分布于节片背面两侧；输精管横列于节片中部一侧，末端与阴茎
囊相连，后者开口于虫体侧面的生殖腔。卵巢分 3 叶，位于节片后 1/3 中央，
左右两叶较大，中央叶较小，位于子宫与阴道之间。子宫长袋状，纵行于
节片中央，阴道在输精管下方进入生殖腔

　　牛带绦虫的生活史与猪带绦虫相似，牛、羊等中间宿主食入人体排出的孕节（图 4-4-10 至图 4-4-12）或虫卵后，在体内各处发育为囊尾蚴。人因生食或半生食含活囊尾蚴的牛肉而感染，囊尾蚴进入人体后在小肠发育为成虫（图 4-4-9）。但人对牛带绦虫卵内六钩蚴（图 4-4-13）有天然免疫力，误食其虫卵也

不会感染囊尾蚴病，因此人只是牛带绦虫的终宿主而不是中间宿主。此外，牛带绦虫的孕节活动力较猪带绦虫孕节更强，可主动从肛门逸出体外。

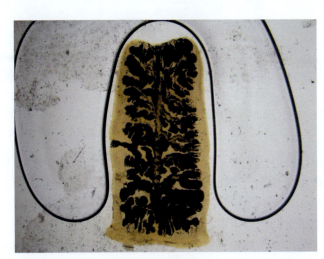

图 4-4-8　猪带绦虫孕节
呈长方形，大小为（10～12）mm×（5～6）mm。其内只有充满虫卵的子宫，向两侧分支不整齐，每侧 7～13 支，每支末端再分支呈树枝状

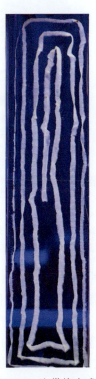

图 4-4-9　牛带绦虫成虫
乳白色、带状，长 4～8 m，虫体分头节、颈部和链体三部分。头节略呈方形，上有 4 个吸盘。颈部纤细。链体具有 1000～2000 个节片，前段为幼节，外形短宽；中段为成节近方形；末段孕节最大呈长方形

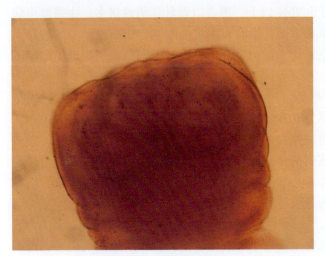

图 4-4-10　牛带绦虫头节
略呈方形，其顶端微凹入，有 4 个杯状吸盘，位于头节的四角

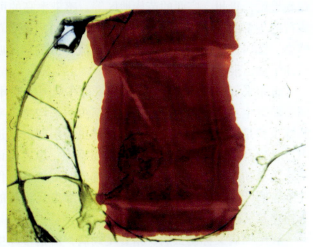

图 4-4-11　牛带绦虫成节
呈正方形，内含成熟的雌、雄性生殖器官各一套。睾丸呈滤泡状有 700～1000 个，分布于节片背面两侧；输精管横列于节片中部一侧，末端与阴茎囊相连，后者开口于虫体侧面的生殖腔。卵巢分左右两叶，位于节片后 1/3 中央。子宫长袋状，纵行于节片中央，阴道在输精管下方进入生殖腔

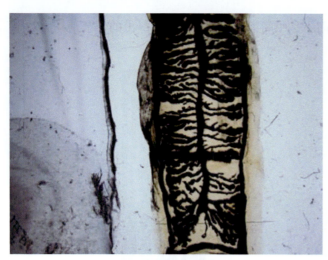

图 4-4-12　牛带绦虫孕节

呈长方形，其内只有充满虫卵的子宫，向两侧分支较整齐，每侧 15 ~ 30 支，
每支末端再分支呈树枝状

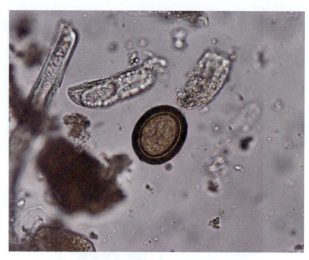

图 4-4-13　不完整带绦虫卵

虫卵近似球形，直径 31 ~ 43 μm。卵壳已脱落，外面是较厚的胚膜，
棕黄色，具有放射状条纹。胚膜内是球形的六钩蚴

　　猪带绦虫病的分布较广，除禁食猪肉的国家和民族外，在世界各地都有散发病例，主要见于欧洲、拉丁美洲和南亚地区。在我国猪带绦虫病主要流行于黑龙江、吉林、河北、河南、云南等地。据2001 ~ 2004 年第二次全国人体寄生虫病调查显示，全国 31 个省（市、区）人群中囊尾蚴病血清阳性率为 0.58%，据此推算囊尾蚴病人约 100 万。猪带绦虫的感染主要是生食或半生食含活囊尾蚴的猪肉所致，如广西、云南少数民族地区食用的"生皮"、"刹生"，西南地区的"生片火锅"，云南的"过桥米线"等所食用的猪肉都可能含活囊尾蚴。居民卫生习惯不良，如生熟砧板不分，饭前便后不洗手等可能导致直接摄入虫卵而感染猪囊尾蚴病。此外，散养的猪能吃到人粪便中的虫卵而感染，部分个体屠宰点检疫不严等也是流行的重要因素。

　　牛带绦虫病为世界性的分布，在有食用牛肉习惯的国家和民族中常有流行。我国牛带绦虫基本上只有散发病例报道，仅在部分少数民族地区有较高的感染率，主要有内蒙古、西藏、新疆和云南、四川的藏族地区，贵州、广西的苗族地区等。感染率高的可达 70% 以上，患者以青壮年男性居多。牛带绦虫病流行的主要因素是：①病人和带虫者的粪便污染牧草和水源，牛有较大机会吃到含虫卵或孕节的牧草而感染；②居民食用牛肉的方法不当，流行区的居民吃所谓"红肉"、"腌肉"等都是将生牛肉简单加工后即生食，很容易造成人群感染。

　　近年来资料显示，带绦虫病的流行在全国呈上升趋势，西部流行更为严重，2001 ~ 2004 年第二次全国重要寄生虫病调查结果显示，带绦虫病平均感染率为 0.28%，较第一次调查的 0.18% 上升了 52.49%。肠绦虫病是由寄生于人体中的各种绦虫所引起的肠道寄生虫病，以猪带绦虫和牛带绦虫最为常见。人多因进食含有活囊尾蚴的猪肉或牛肉而感染。患者是该病的传染源。临床症状多轻微，一般以粪便中出现节片为最初的唯一症状。可有上腹部或脐周疼痛，伴恶心、呕吐、消化不良、腹泻等消化道症状，偶见失眠、磨牙、癫痫样发作或晕厥。牛带绦虫病重要的并发症有肠梗阻与阑尾炎。驱虫药物有吡喹酮、阿苯达唑和氯硝柳胺等。

　　囊尾蚴病又称囊虫病、猪囊尾蚴病，由猪带绦虫囊尾蚴寄生于人体各组织器官所致的疾病。人因吞食猪带绦虫虫卵而感染。根据囊尾蚴寄生部位不同可分为脑囊尾蚴病、眼囊尾蚴病及皮下组织和肌肉囊尾蚴病。吡喹酮和阿苯达唑是抗囊尾蚴的主要药物，需在严密监测下进行杀虫治疗。脑囊尾蚴病和眼囊尾蚴病应手术摘除囊尾蚴。

文献

1.吴忠道，余新炳.血吸虫 // 吴观陵主编.人体寄生虫学.第 3 版.北京：人民卫生出版社，2005，312-386.

2.茹炜炜，黄轶昕，洪青标，等.血吸虫病 // 汤林华，许隆祺，陈颖丹主编.中国寄生虫病防治与研究（上）.北京：北京科学技术出版社，2012，265-356.

3. Gockel-Blessing EA. Clinical Parasitology, a Practical Approach. 2nd ed. Philadelphia：Elsevier，2013.

4. Gerald DS，Larry SR. Foundations of Parasitology. 8th ed. New York：McGraw-Hill，2008.

4. 亚洲带绦虫 *Taenia asiatica*

近 40 年以来，在亚洲东部及太平洋西岸东南部的一些国家和地区发现了一种成虫与牛带绦虫很相似，而囊尾蚴与猪囊尾蚴相似的带绦虫。这些地方的居民很少吃甚至根本不吃牛肉，而喜欢吃生猪肝和猪肉、野猪肉等。虽然这些地方的猪体内常可发现囊尾蚴，然而人感染后发育出的成虫的却像是牛带绦虫而不是猪带绦虫。经我国学者范秉真等近 30 年来在台湾 10 余个县的调查研究，提出这是一种外形极似牛带绦虫的新虫种。之后发现这种绦虫分布遍及韩国、新加坡、泰国、缅甸等许多国家。在广西、贵州和云南也发现了这种绦虫。现在已形成两种观点：一些学者认为它是一个新种，称为亚洲带绦虫（*Taenia asiatica*），另一些学者认为他是牛带绦虫的一个亚种，称为牛带绦虫亚洲亚种（*T. saginata asiatica*）或亚洲牛带绦虫。

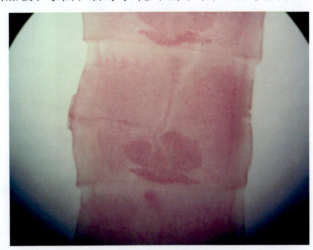

图 4-4-14　亚洲带绦虫成节

亚洲带绦虫（图 4-4-14、图 4-4-15）生活史与牛带绦虫相似，成虫寄生于终宿主人的小肠，产出的虫卵被中间宿主猪、野猪、牛、羊等动物食入后在其体内孵出六钩蚴，随血流主要分布到肝脏等内脏器官发育为囊尾蚴。人因食入含活囊尾蚴的中间宿主的内脏（主要是肝脏）而感染亚洲带绦虫病，囊尾蚴在人小肠内翻出头节（图 4-4-16），吸附在肠壁上逐渐发育为成虫。

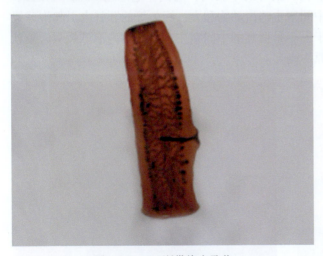
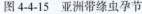

图 4-4-15　亚洲带绦虫孕节

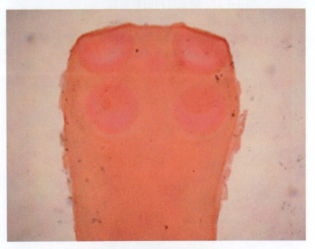

图 4-4-16　亚洲带绦虫头节

亚洲带绦虫病主要流行于亚太地区，自范秉真等在我国台湾省首先发现并命名以来，韩国、日本、菲律宾等国也不断发现该虫病例报道。大陆自 1999 年首次在云南省兰坪县发现本虫以来，相继在云南、贵州、广西、四川等地少数民族聚居区发现地方性流行。

亚洲带绦虫病的临床表现有排节片史、肛门瘙痒、伴有消化道和神经系统症状，如恶心、呕吐、腹痛、头晕、头痛等。治疗药物同猪带绦虫。

文献

1. 包怀恩. 亚洲牛带绦虫 // 吴观陵主编. 人体寄生虫学. 第 3 版. 北京：人民卫生出版社，2005，530-534.
2. 包怀恩，葛凌云. 带绦虫病 // 汤林华，许隆祺，陈颖丹主编. 中国寄生虫病防治与研究（上）. 北京：北京科学技术出版社，2012，528-539.

5. 细粒棘球绦虫和多房棘球绦虫　*Echinococcus granulosus* & *E.multilocularis*

细粒棘球绦虫（*Echinococcus granulosus* Batsch，1786）又称包生绦虫，隶属于圆叶目、带科、棘球属，成虫寄生在终宿主犬、狼等的小肠上段，孕节或虫卵随粪便排出体外污染草场、畜舍、土壤和水源等。当中间宿主羊、牛、骆驼等食草动物吞食虫卵或孕节后，六钩蚴在其肠内孵出，钻入肠壁随血流到达肝、肺等器官，逐渐发育为棘球蚴（图 4-4-17）。棘球蚴内随寄生时间长短不同，直径可在一厘米至数十厘米之间，其内含大量原头蚴，数量从数千到数百万个。原头蚴在中间宿主体内可播散形成新的棘球蚴，若被终宿主吞食，棘球蚴内所含的每一条原头蚴都可发育为一条成虫。成虫寿命 5 ~ 6 个月。人作为中间宿主误食虫卵后也可在体内长出棘球蚴，寄生部位包括肝（69.9%）、肺（19.3%）、腹腔（3%）及原发在肝向各器官转移（5.3%），可转移到脑、脾、盆腔、肾、胸腔等处。棘球蚴在人体内多为单个寄生，多个寄生约占患者的 20%以上。

多房棘球绦虫（图 4-4-18）（*E. multilocularis* Leuckart，1863）的生活史与细粒棘球绦虫相似，但成虫主要寄生在终宿主狐、狗、狼等的小肠内，幼虫（泡球蚴）（图 4-4-19）寄生于中间宿主啮齿动物和人、绵羊等的肝脏内引起泡球蚴病。由于人不是适宜的中间宿主，在人体内泡球蚴只含胶状物而无原头蚴。

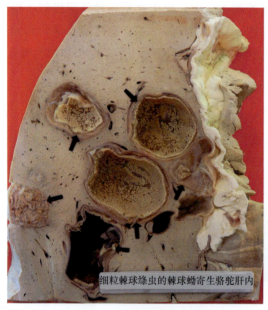

图 4-4-17　骆驼肝内的棘球蚴

肝内有 6 个近圆形空腔，其内囊液已排掉。囊壁乳白色、半透明，似粉皮状。囊壁内层长出大量淡黄色的生发囊，囊壁外侧有宿主的纤维组织包绕

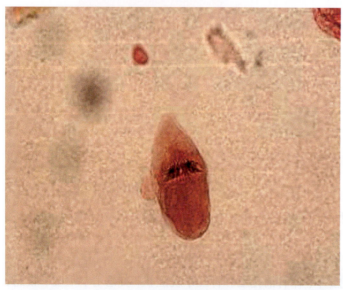

图 4-4-18　细粒棘球绦虫原头蚴

椭圆形，大小为 170 μm×122 μm，其顶突和吸盘内陷，内有数十个小钩

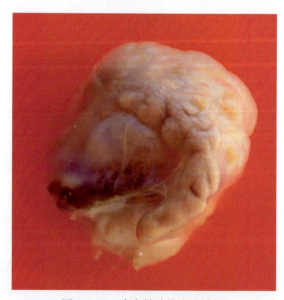

图 4-4-19　多房棘球绦虫泡球蚴

淡黄色囊泡状团块，由数个小囊泡聚集成硬块状，囊泡腔内含少量胶状物

细粒棘球绦虫引起的棘球蚴病呈全球性分布，主要在犬和偶蹄类食草动物之间进行循环。目前流行较严重的是非洲、南美洲和中东地区，亚洲见于中国、日本、土耳其和印度等国。在我国西部牧区，甘肃、新疆、青海、宁夏、内蒙古、西藏、四川等地流行较严重。迄今为止全国已有 23 个省（区、市）发现本病流行。据 2001～2004 年第二次全国重要寄生虫病调查显示，棘球蚴病血清阳性率为 12.04%，患病率为 1.08%，由此推算我国现有病人约 38 万，受威胁人口约 6600 万人。流行的主要原因包括：①虫卵污染环境。牧区养犬普遍，但犬的感染率很高，犬粪中可排出大量虫卵污染环境，且虫卵可存活很长时间。②人与家畜密切接触。人和犬、羊的接触，或食入被污染的食物或水均可感染。③病畜内脏处理不当。流行区居民用病畜内脏喂犬，或乱抛后被野犬、狼等吞食，使传播范围扩大。

多房棘球绦虫分布较细粒棘球绦虫局限，主要流行在北半球高纬度地区，如美国阿拉斯加、加拿大北部、俄罗斯西伯利亚等地。在我国主要流行在宁夏、新疆、青海、甘肃和四川，自 1958 年报道首例泡球蚴病例以来，已累计报道近 400 例，但实际感染人数应远超此数。在自然界，多房棘球绦虫循环于狐狸、野狗和多种啮齿动物之间，患者主要因捕猎、饲养狐狸，加工皮毛等而受感染。囊型棘球蚴病是细粒棘球绦虫的幼虫寄生于人体引起的疾病。临床类型分为肝囊型棘球蚴病、肺囊型棘球蚴病、脑囊型棘球蚴病和其他部位囊型棘球蚴病。治疗以手术切除囊型棘球蚴病变为主。不能手术者采用阿苯达唑治疗。多房棘球蚴病由多房棘球绦虫的泡球蚴寄生于人体引起的疾病。临床类型可分为肝多房棘球蚴病、肺泡多房棘球蚴病和脑多房棘球蚴病。早期行手术切除病灶，但不易根除，常需使用阿苯达唑治疗。

文献

1. 蒋次鹏. 棘球绦虫 // 吴观陵主编. 人体寄生虫学. 第 3 版. 北京：人民卫生出版社，2005，540-555.
2. 唐崇惕. 包虫病 // 汤林华，许隆祺，陈颖丹主编. 中国寄生虫病防治与研究（上）. 北京：北京科学技术出版社，2012，475-527.
3. Gockel-Blessing EA. Clinical Parasitology，a Practical Approach. 2nd ed. Philadelphia：Elsevier，2013.
4. Gerald DS，Larry SR. Foundations of Parasitology. 8th ed. New York：McGraw-Hill，2008.

6. 微小膜壳绦虫　*Hymenolepis nana*

微小膜壳绦虫（*Hymenolepis nana* V.Siebold，1852）也称短膜壳绦虫，隶属于膜壳科、膜壳属，成虫主要寄生于鼠类，偶可寄生人体引起微小膜壳绦虫病。国内首例人体感染病例是由 Faust 于 1921 年在湖北发现。

微小膜壳绦虫的生活史可不经中间宿主而完成。其成虫（图 4-4-20、图 4-4-21）寄生在鼠或人的小肠里，

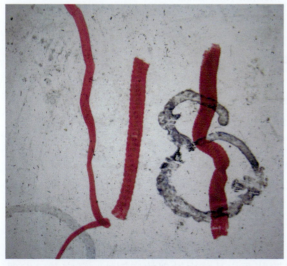

图 4-4-20　微小膜壳绦虫成虫
体长 5～80 mm。虫体分头节、颈部和链体三部分。头节呈球形，具 4 个吸盘和 1 个顶突。顶突上有 20～30 个小钩，排成一圈。颈部纤细，链体由 100～200 个节片组成，所有节片均宽大于长并由前向后逐渐增大

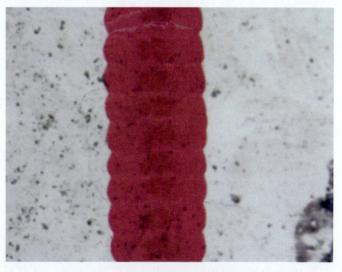

图 4-4-21　微小膜壳绦虫成节
有 3 个较大的圆球形睾丸，横列在节片中部，储精囊较发达。卵巢呈分叶状，位于节片中央。卵黄腺椭圆形，在卵巢后方的腹面

脱落的孕节（图 4-4-22）或虫卵（图 4-4-23）随粪便排出体外被另一宿主吞食后，虫卵在其小肠内孵出六钩蚴，钻进肠绒毛发育为似囊尾蚴。4 ~ 6 天后似囊尾蚴破肠绒毛而出，进入肠腔吸附在肠壁上发育为成虫。若孕节在宿主消化道内被消化而释放出虫卵，也可直接孵出六钩蚴继续生活史而不需排出体外，造成自体内重复感染。此外，多种蚤类如印鼠客蚤、犬蚤、致痒蚤等及其幼虫，多种面粉甲虫等均可作为微小膜壳绦虫的中间宿主。当这些昆虫吞食虫卵后，六钩蚴可在昆虫血腔内发育为似囊尾蚴，鼠和人误食含似囊尾蚴的中间宿主也可感染本病。

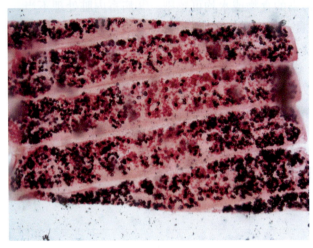

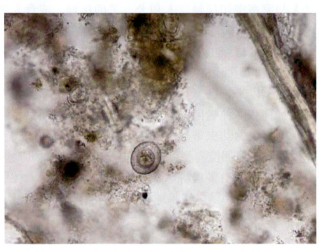

图 4-4-22　微小膜壳绦虫孕节

大小为（0.15 ~ 0.30）mm ×（0.8 ~ 1.0）mm，各节片生殖孔均位于虫体同侧，孕节内子宫呈袋状，其中充满虫卵并占据整个节片

图 4-4-23　微小膜壳绦虫卵

近似圆球形，大小为（48 ~ 60）μm ×（36 ~ 48）μm，无色透明。卵壳很薄，其内有透明胚膜，胚膜两端略凸起并由该处各发出 4 ~ 8 根丝状物，弯曲地延伸在卵壳和胚膜之间，胚膜内含有一个六钩蚴

　　微小膜壳绦虫分布于全世界，鼠的感染非常普遍。国内各地人群感染率一般低于 1%，各年龄组人群都有感染，其中 10 岁以下儿童感染率较高。该病的流行主要和卫生习惯不良，虫卵经手 - 口方式误食有关。

文献

1. 崔巍，谷宗藩 . 膜壳绦虫 // 吴观陵主编 . 人体寄生虫学 . 第 3 版 . 北京：人民卫生出版社，2005，556-561.
2. 孙新 . 膜壳绦虫病 // 汤林华，许隆祺，陈颖丹主编 . 中国寄生虫病防治与研究（上）. 北京：北京科学技术出版社，2012，580-584.
3. Gerald DS，Larry SR. Foundations of Parasitology. 8th ed. New York：McGraw-Hill，2008.

7. 克氏假裸头绦虫　*Pseudanoplocephala crawfordi*

　　克氏假裸头绦虫（*Pseudanoplocephala crawfordi* Bayl'is，1927）隶属于膜壳科，假裸头属，最早在斯里兰卡的野猪体内发现本虫，后在印度、中国和日本的猪体内也有发现。1980 年在我国陕西户县首次发现由薛季德等首次发现 10 例人体感染病例。

　　克氏假裸头绦虫成虫寄生在终宿主猪、野猪、褐家鼠和人小肠内，虫卵（图 4-4-24）或孕节随粪便排出体外后，被中间宿主赤拟谷盗吞食后在消化道内孵出六钩蚴，后者穿过消化道壁在血腔内发育为似囊尾蚴。当猪食入含成熟似囊尾蚴的中间宿主后，经 10 天左右可在小肠内发育为成虫。赤拟谷盗常在厨房、粮仓等处活动，人体感染是误食赤拟谷盗引起。

　　克氏假裸头绦虫分布在亚洲的日本、印度、斯里兰卡和我国。国内在上海、陕西、甘肃、福建、广东等 10 余个省、市的猪和野猪体内曾发现该虫。人体感染除陕西户县首次发现的病例外，辽宁营口发现 5 例，河南发现 1 例。轻度感染者常无明显症状，感染虫数较多时可有脐周隐痛、腹泻、恶心、呕吐、食欲减退、消瘦、失眠和情绪不安等症状。驱虫药物有巴龙霉素、甲苯达唑或氯硝柳胺加硫氯酚。

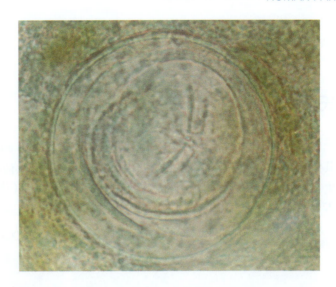

图 4-4-24　克氏假裸头绦虫卵

近圆形，棕黄色，直径 84 ～ 108 μm。卵壳已
破裂，内层为胚膜，与卵壳间充满胶质体。
胚膜内含一六钩蚴

文献

1. 崔巍，谷宗藩. 克氏假裸头绦虫 // 吴观陵主编. 人体寄生虫学. 第 3 版. 北京：人民卫生出版社，2005，564-565.
2. 孙新. 膜壳绦虫病 // 汤林华，许隆祺，陈颖丹主编. 中国寄生虫病防治与研究（上）. 北京：北京科学技术出版社，
　2012，583-584.

8. 线中殖孔绦虫　*Mesocestoides lineatus*

　　线中殖孔绦虫（*Mesocestoides lineatus* Goeze，1782）隶属于中殖孔可、中殖孔属，其生活史尚不清楚，
成虫寄生于犬、狐、猫等食肉野生动物宿主的小肠内，孕节随粪便排出体外。第一中间宿主可能是粪食
性昆虫或甲螨类，第二中间宿主如两栖类、爬行类、鸟类或哺乳动物，在这些动物体内幼虫发育为四盘蚴。
终宿主食入虫卵（图 4-4-25）或六钩蚴不会感染，必须食入含四盘蚴的宿主动物（蛙、蛇等）才会感染。
线中殖孔绦虫的人体感染极为罕见，迄今为止仅在北美、欧洲、非洲和亚洲的朝鲜等报道过 20 余例。我
国仅有黑龙江和吉林两例人体感染报道。

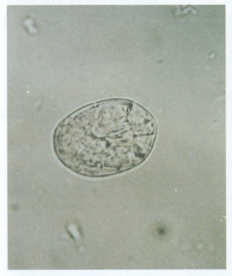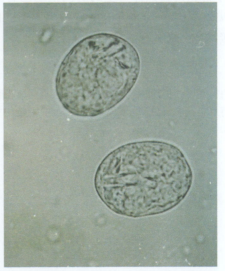

图 4-4-25　线中殖孔绦虫卵

为椭圆形，大小为（40 ～ 60）μm ×（35 ～ 43）μm，无色透明，具有两层薄膜，内含六钩蚴

文献

1. 包怀恩. 线中殖孔绦虫 // 吴观陵主编. 人体寄生虫学. 第 3 版. 北京：人民卫生出版社，2005，568-569.

2.包怀恩, 牟荣.线中殖孔绦虫病//汤林华, 许隆祺, 陈颖丹主编.中国寄生虫病防治与研究(上).北京: 北京科学技术出版社,
 2012, 586-587.

9. 司氏伯特绦虫　*Bertiella studeri*

　　司氏伯特绦虫 [*Bertiella studeri*（Blanchard, 1891）Stiles and Hassall, 1902] 隶属于裸头科、伯特属,
是猴和其他灵长目动物常见的寄生虫, 偶可感染人体。本虫最初由 Blanchard 于 1891 年在黑猩猩体内发现。
成虫寄生在终宿主人和其他灵长目动物的肠内, 孕节和虫卵（图 4-4-26）随粪便排出体外。虫卵被中间宿
主螨类吞食后, 卵内六钩蚴发育为似囊尾蚴。人因误食含似囊尾蚴的螨类而感染。成虫在人体肠内寄生
时可无症状, 少数出现腹痛和呕吐等胃肠炎症状。驱虫药物为米帕林。

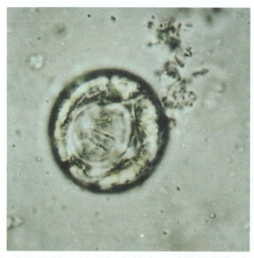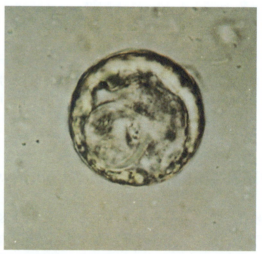

图 4-4-26　司氏伯特绦虫卵

司氏伯特绦虫卵为不规则的卵圆形, 大小为（45 ~ 46）μm ×（49 ~ 50）μm。卵壳透明, 其下有一层蛋白膜包绕的梨形结构,
此结构一端具双角形突起, 突起尖端可达卵壳, 内含六钩蚴

　　全世界迄今为止的在人体寄生的病例报道已有近 70 例, 患者多为 14 岁以下的儿童, 且大多有与灵
长目动物接触史。我国于 2006 年在一 3 岁半男童的体内首次发现了司氏伯特绦虫的人体感染, 该男童在
2 岁时即经常接触他父母饲养的马戏团猴子。

文献

1. 包怀恩.司氏伯特绦虫//吴观陵主编.人体寄生虫学.第 3 版.北京: 人民卫生出版社, 2005, 569-570.
2. 孙新.司氏伯特绦虫病//汤林华, 许隆祺, 陈颖丹主编.中国寄生虫病防治与研究（上）.北京: 北京科学技术出版社,
 2012, 589-590.

五、医学节肢动物

1. 恙螨 Chigger mite

恙螨属于真螨目，前气门亚目，恙螨总科，恙螨科、列螨科和无前螨科。全世界已知约 3000 余种。我国记录约 500 余种。恙螨成虫和若虫营自生生活，幼虫营寄生生活。恙螨幼虫寄生人体，以刺吸宿主组织液为食，引起恙螨性皮炎（trombidosis）。

生活史有卵、前幼虫、幼虫、若蛹、若虫、成蛹和成虫 7 个期。从卵发育为成虫约需 3 个月。孳生地多见于温暖潮湿地区，以江河沿岸、溪边、山坡、山谷、森林边缘及荒芜田园等杂草丛生的地区最多；也可见于村镇附近的农作物区、菜园、瓦砾堆、墙角处。幼虫活动以早晚较多，活动范围很小，孳生地常孤立分散，点状分布，称为螨岛。幼虫喜群集于草、树叶、石头或地面物体尖端，有利于攀登宿主。幼虫在水中能生活 10 天以上，因此洪水及河水泛滥等可促使恙螨扩散。幼虫也可随宿主动物而扩散。恙螨幼虫（图 4-5-1）宿主范围很广泛。包括哺乳类、鸟类、爬行类、两栖类，有些种类也侵袭人。大多数恙螨幼虫寄生在宿主体表，多在皮薄而湿润处，如鼠的耳窝、会阴部等。在人体寄生在后头发缘、颈

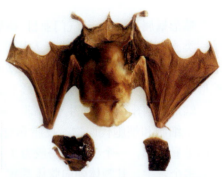

图 4-5-1 恙螨幼虫寄生在蝙蝠体外

恙螨幼虫多呈椭圆形，橘红、土黄或乳白色。颚体着生躯体前方，有螯肢及须肢各 1 对，螯肢基节三角形，端节称螯肢爪，呈弯刀状。须肢圆锥形，分 5 节。躯体背面前端有盾板，形状因种而异。盾板中部有 2 个圆形的感器基，由此生出呈丝状、羽状或球杆状的感器。幼虫有足 3 对，分为 6 节或 7 节，末端有爪 1 对和爪间突 1 个

和肩部，少量寄生在前臂、腋下、腹股沟等处，以刺吸宿主组织液为食。幼虫刺叮皮肤时，先以螯肢刺入皮肤，然后注入唾液（内含溶组织酶）溶解周围组织，造成凝固性坏死，刺吸过程中一般不更换部位或转换宿主。由于恙螨幼虫的唾液能够溶解宿主皮下组织，被叮处有痒感并出现红色丘疹，继而形成水疱，之后形成黑褐色焦痂，焦痂脱落后形成浅表溃疡。

恙螨幼虫刺叮皮肤除可引起恙螨皮炎外，还可传播恙虫病和肾综合征出血热。灭鼠是防制恙螨的重要措施。野外作业人员的着装应注意扎紧袖口、裤腰、裤腿。外露皮肤涂抹邻苯二甲酸二甲丁酯等驱避剂。

2. 革螨 Gamasid mite

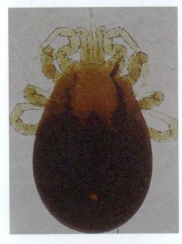

图 4-5-2 柏氏禽刺螨

革螨属于寄螨目、中气门亚目。世界已知约 800 余种。我国记录有 630 余种，与医学相关的属于皮刺螨总科中厉螨科、巨刺螨科和皮刺螨科。在我国，有重要医学意义的革螨有柏氏禽刺螨（图 4-5-2）。

革螨生活史分为卵、幼虫、前若虫、后若虫和成虫五个时期。多数营自生生活，少数营寄生生活。多数寄生于宿主体外，少数寄生于体内（鼻咽腔，呼吸道和肺等）。宿主包括小型哺乳类，鸟类和爬行类，其中以啮齿类动物常见，也可侵袭人。寄生螨食性，有的专性吸血，生活史各期均吸血；有的兼性吸血，除血食外，也可捕食小节肢动物及其他有机物。

革螨刺叮吸血可造成革螨皮炎，偶可侵入人体引起肺螨病。革螨对肾综合征出血热、立克次体痘、森林脑炎、Q 热等动物源性疾病起到贮存、传播作用。防制原则同恙螨。

文献

1. Gockel-Blessing EA. Clinical Parasitology，a Practical Approach. 2nd ed. Philadelphia：Elsevier，2013.

2. 温廷桓. 恙螨 // 汤林华，许隆祺，陈颖丹主编. 中国寄生虫病防治研究（下）. 北京：北京科学技术出版社，2012，932-935.

3. 蠕形螨　Demodex mite

　　蠕形螨属真螨目、前气门亚目、擒螨总科（cheyletoidea）、蠕形螨科（Demodicidae）、蠕形螨属（Demodex），是一类永久性寄生螨，寄生于人与哺乳动物毛囊、皮脂腺内，也可寄生在腔道和组织内。寄生人体的有毛囊蠕形螨（图 4-5-3）（*Demodex folliculorum*）和皮脂蠕形螨（*D.brevis*），是一种条件致病寄生虫。由蠕形螨寄生后所导致的疾病称为蠕形螨病。

　　蠕形螨（图 4-5-4）寄生于面部、头部、颈、肩背、胸、乳头、外阴部和肛周等处，其中以面部感染率最高，以宿主细胞和细胞代谢物、皮脂和皮脂腺分泌物、角质蛋白等为食。毛囊蠕形螨寄生于毛囊，以其颚体朝向毛囊底部，一个毛囊内一般为 3 ～ 6 个，最多记录 25 条。皮脂蠕形螨常单个寄生于皮脂腺和毛囊中，偶有多个寄生，其颚体朝向腺体基底。蠕形螨属于负趋光性，多在夜间爬出，在皮肤表面求偶。

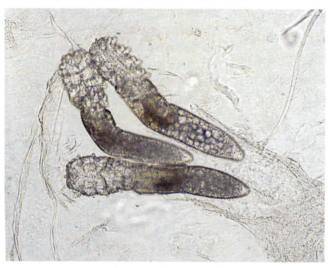

图 4-5-3　毛囊蠕形螨

成虫乳白色，较细长（0.29 mm），体长 0.1 ～ 0.4 mm，分为颚体、足体、末体。末体约占虫体全长的 2/3 以上，末端较钝圆，色深

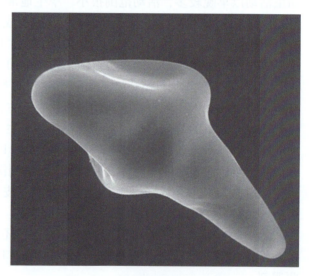

图 4-5-4　毛囊蠕形螨卵（电镜图）

卵为蘑菇形，长约 0.1 mm

　　蠕形螨感染普遍。国内人群感染率为 4.43% ～ 86.6% 不等。感染率随年龄增长而增高。感染以毛囊蠕形螨多见，皮脂蠕形螨次之，部分患者存在双重感染。人体蠕形螨可通过直接或间接接触而传播。预防感染，要尽量避免与病人接触，不用公共盥洗器具，毛巾、枕巾、被褥等物要勤洗勤晒。目前缺乏理想的治疗药物，常用的治疗药物有：口服甲硝唑、伊维菌素、维生素 B_6 及复合维生素 B，外用甲硝唑霜、苯甲酸苄酯乳剂、二氯苯醚菊酯霜剂、10% 硫磺软膏、桉叶油以及百部、丁香和花椒煎剂等。

文献

1. 刘素兰，孙建华. 蠕形螨 // 吴观陵主编. 人体寄生虫学. 第 3 版. 北京：人民卫生出版社，2005，1034-1039.

2. 温廷桓. 蠕形螨 // 汤林华，许隆祺，陈颖丹主编. 中国寄生虫病防治研究（下）. 北京：北京科学技术出版社，2012，918-920.

4. 尘螨　Dust mite

　　尘螨隶属于真螨总目、疥螨目、羽螨总科（Analgoidea）、麦食螨科（Pyroglyphidae）。孳生于人类居住和工作环境的屋尘中的尘螨，也称为屋尘螨（house dust mite）。屋尘螨主要分属于其中的 6 属 14 种，最常见的是尘螨属（*Dermatophagoides*）的不同种，主要包括户尘螨（图 4-5-5）（*Dermatophagioides pteronyssinus* Trouessart，1897）、粉尘螨（*Dermatophagoides farina* Hughes，1961）和微角尘螨（*D. microceras* Griffiths *et* Cunnington，1971）。此外，欧尘螨属（Euroglyphus）的埋内欧尘螨（*Euroglyphus maynei* Cooreman，1950）也是有些地区的优势螨种。尘螨的分泌物、排泄物、尸体都是强烈的变应原，能引起人体变应性皮炎、过敏性哮喘、过敏性鼻炎和慢性荨麻疹等多种变态反应性疾病。

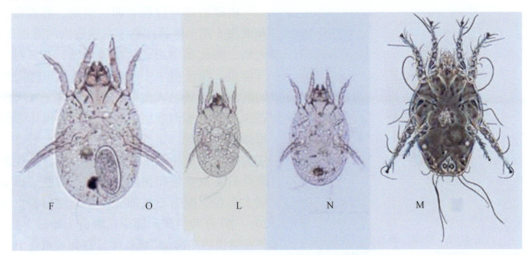

图 4-5-5 户尘螨（*D. pteronyssinus*），又名欧洲尘螨，是最早发现在欧亚大陆上优势的致敏性螨种
F：雌螨；O：体内含卵；L：幼螨；N：若螨；M：雄螨
雌螨（290 ~ 380）μm ×（210 ~ 260）μm，体形较扁。足Ⅳ短小，足Ⅲ粗长。交合囊小，腹部可见虫卵
雄螨（240 ~ 280）μm ×（155 ~ 210）μm。足Ⅰ与Ⅱ等粗，足Ⅳ短小，足Ⅲ粗长

尘螨分布广泛，主要孳生于卧室内，其次生活居室内，在枕头、被褥、软垫家具及不常洗涤的地毯、厚质窗帘、长毛玩具上，甚至空调过滤网内。尘螨是一种啮食性的自生螨，除以人和动物脱落的皮屑为食外，也能以粉末性物质为食，如面粉、粮食等，此外还以真菌孢子、花粉颗粒为食。一个成人平均每天可以脱落 0.5 ~ 1g 皮屑，这为尘螨提供了大量的食物来源。

尘螨在国内分布极为广泛。以温暖潮湿的地区为多。20 世纪 80 年代我国大陆螨性哮喘患病率为 3% ~ 5%，特应性皮炎为 7% ~ 10%，过敏性鼻炎 12% ~ 15%。近年来患病率显著升高，这些过敏患者对螨敏感者平均约占 80%，螨性过敏症状发作与螨春秋季节出现繁殖高峰有平行关系。

对于尘螨引起的疾病，预防原则主要是控制尘螨孳生，减少室内尘螨密度，降低过敏原量及注意个人卫生；治疗措施主要包括多次注射尘螨抗原的脱敏疗法和抗过敏药物对症治疗。

文献

1. 温廷桓 . 人体寄生虫学 . 第 3 版 . 北京：人民卫生出版社，2005，1039-1045.
2. 沈莲，孙劲旅，陈军 . 家庭致敏螨类概述 . 昆虫知识，2010，47（6）：1264-1269.
3. 孙劲旅 . 尘螨过敏的诊断与治疗 . 中国实用医学杂志，2012，32（2）：92-94.

5. 疥螨 *Sarcoptes scabiei*

疥螨（*Sarcoptes scabiei*）属真螨目，粉螨亚目，粉螨总科，疥螨科（Sarcoptidae），疥螨属，是一种永久性寄生螨。疥螨寄生于人和哺乳动物的表皮角质层内，在临床上引起以剧烈瘙痒为特征的接触传染性皮肤病，即疥疮。虫体寄生时掘筑的皮肤"隧道"是疥螨在宿主体表的寄居与繁殖场所，也是疥螨特有的皮损形态表现之一。寄生于人体的疥螨称为人疥螨。

疥疮是一个很古老的疾病。在我国，早在东汉（公元 25 ～ 220 年），王充《论衡，商虫篇》已明确指出本病与疥虫的关系。到隋（公元 581 ～ 618 年），巢元方《诸病源候论》首次对本病及其病原作了详尽的描述。在西方，据考古学及埃及象形文字记载人类对疥疮的认识至少有 2500 年的历史。欧洲人对它的描述是"痒、粟粒疹"。Celcus，一个古罗马的内科医生，第一个用"scabies"来描述这一症状与体征；scabies 来源于拉丁语"scratch"。对疥螨的认识早在公元 1100 年，但螨与疥疮的关系则是在 500 年后才发现的。

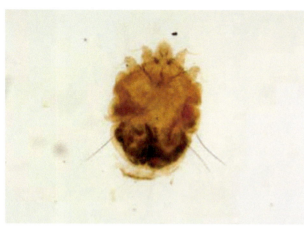

图 4-5-6　疥螨（雌）

疥螨体近圆形，背面隆起。雌螨体长 0.3 ～ 0.5 mm，雄螨略小。颚体短小，位于前端。螯肢钳状，尖端有小齿。体表遍布波状横纹。身体背面有许多圆锥形皮棘及成对的粗刺和刚毛。足短圆锥形，分前后两组。前 2 对末端均有具长柄的吸垫；后 2 对足末端雌雄不同，雌螨均为长鬃，而雄螨的第 4 对足末端是具长柄的吸垫

疥螨的发育过程有卵、幼虫、前若虫、后若虫和成虫 5 期。雌螨产卵于宿主皮内的隧道中，3 ～ 4 天后，孵化出幼虫；幼虫很活跃，有 3 对足，可离开隧道，爬至宿主皮肤表面，然后可经毛囊或毛囊间的皮肤等处钻入皮肤。幼虫经 3 ～ 4 天蜕皮为前若虫。若虫形似成虫，有 4 对足，但体形较小，生殖器尚未显现。雄性若虫只有 1 期，经 2 ～ 3 天蜕皮为雄螨；雌性（图 4-5-6）有 2 期。新生的雄螨与雌性后若虫夜晚爬出隧道，在人皮肤表面交配。雄螨大多在交配后不久即死亡，雌性后若虫在交配后 20 ～ 30 分钟内爬回隧道，蜕皮为雌螨，3 ～ 5 天后即在隧道内产卵。疥螨从卵发育到成虫需 10 ～ 14 天。交配受精后的雌螨最为活跃，每分钟可爬行 2.5cm，以其钳状的螯肢啮食角质层组织，逐渐形成蜿蜒的隧道。此时也是最易感染新宿主的时期。疥螨寄生于人体皮肤较柔软嫩薄之处，常见于指间、手背、腕屈侧、肘窝、腋窝、脐周、腹股沟、阴囊、阴茎、乳房下等处；儿童全身均可被侵犯。

疥螨流行广泛，多发生于学龄前儿童及卫生条件差的家庭和集体住宿的人群中。其感染方式主要是通过人与人直接接触传播，如与患者握手、同床睡眠等。疥疮的治疗以外治为主，常用药物有硫黄软膏、25% 苯甲酸苄酯乳剂、30% 硫代硫酸钠溶液等，一般可以治愈。预防疥螨，要避免与病人接触，不用公共盥洗器具，毛巾、枕巾、被褥等生活用品要勤洗勤晒。

文献

1. 徐业华，孙建华. 疥螨 // 吴观陵主编. 人体寄生虫学. 第 3 版. 北京：人民卫生出版社，2005，1028-1033.
2. 温廷桓. 疥螨 // 汤林华，许隆祺，陈颖丹主编. 中国寄生虫病防治研究（下）. 北京：北京科学技术出版社，2012：917-918.
3. Gockel-Blessing EA. Clinical Parasitology，a Practical Approach. 2nd ed. Philadelphia：Elsevier，2013.

6. 虱　Louse

虱属于昆虫纲虱目。寄生人体的虱有人虱（图 4-5-7）（*Pediculus humanus*）和耻阴虱（图 4-5-8）（*Pediculus pubis*）。人虱有两个亚种，人头虱（*Pediculus humanus capitis*）和人体虱（*Pediculus humanus corporis*）。

虱生活史为不全变态，有卵、若虫、成虫三个时期。人头虱寄生在头部，体虱生活在贴身内衣皱褶内。耻阴虱以阴毛处多见，常因隐匿于外阴部皮肤表面角质层下，以致洗澡不能将其除掉。虱无论若虫或成虫，均以吸血为生。虱耐饥力不强，每日至少吸血 1 次。如吸不到血，只能生存 2 ～ 10 天。人体虱对温度敏感，当宿主患病发热体温升高或死亡后变冷，或运动时体表温、湿度增高，都驱使虱迅速离开并寻找新的宿主。人虱的传播是由于卫生不良和人与人之间接触传播；耻阴虱寄生人体引起阴虱病，通过性接触传播，

是性传播的寄生虫病之一。虱还可传播疾病，如流行性回归热、流行性斑疹伤寒、战壕热。对人头虱和耻阴虱可剃去毛发，用二氯苯醚菊酯、百部酊等涂擦毛发灭虱。

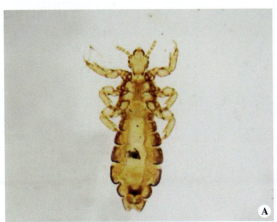
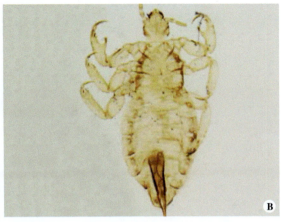

图 4-5-7　人虱

A.雌虫，B.雄虫。虫体灰白色，雌虫大于雄虫。身体分为头、胸、腹三部分。刺吸式口器。胸背部两侧有气门1对，足3对，末端有1个强大的爪。腹部膜质，可见8节，各节侧缘向两侧突出。雌虫（A）末端呈"W"形凹陷，雄虫末端钝圆（B），常见一交合刺伸出。头虱和体虱形态区别微小

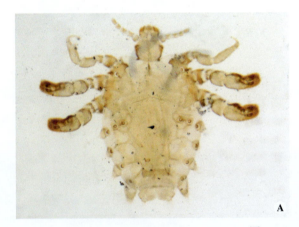
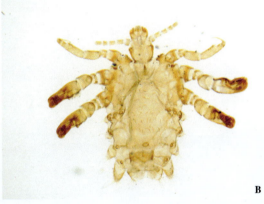

图 4-5-8　耻阴虱

A.雌虫，B.雄虫。虫体灰白色，体型宽短似蟹状，长 1.5～2 mm。头部短而窄，胸部宽而断。前足及爪细小，中后足胫节和爪明显粗大。腹部宽短，前4节融合，V～Ⅷ节侧缘各具1对锥形突起，上有刚毛。根据尾端呈"W"形或"V"形可区分雌雄

文献

1. Gockel-Blessing EA. Clinical Parasitology，a Practical Approach. 2nd ed. Philadelphia：Elsevier，2013.
2. 陈兴保，王雪梅.虱 // 汤林华，许隆祺，陈颖丹主编.中国寄生虫病防治研究（下）.北京：北京科学技术出版社，2012，954-956.